이것이 알고 싶다
당뇨병 진료

이것이 알고 싶다
당뇨병 진료 Ver. 3

첫째판 1쇄 인쇄 2019년 8월 10일
첫째판 1쇄 발행 2019년 8월 20일

편 저 Hideaki Iwaoka, Shinichi Kuribayashi
감 역 안지현
발 행 인 김성태
발 행 처 우리의학서적
출판사등록 제 25100-2013-000018호(2012.3.12)

주 소 서울시 서대문구 충정로2가 191 골든타워빌딩 1210호
대표전화 Tel. 070-7763-6606 Fax. 02-2235-6606
홈페이지 www.wooripub.co.kr

KOKOGA SHIRITAI! TONYOBYO SHINRYO HANDBOOK VER. 3
by Hideaki Iwaoka, Shinichi Kuribayashi

* 잘못된 책은 교환하여 드립니다.
ISBN 979-11-85658-47-6

정가 36,000원

이것이 알고싶다!

Diagnosis and Treatment of diabets

Ver. 3

이것이 알고 싶다
당뇨병진료

편저

Hideaki Iwaoka

Shinichi Kuribayashi

감역

안 지 현

우리의학서적

제3판 서문

2015년 2월에 '이것이 알고 싶다! 당뇨병 진료 핸드북 제2판'을 출간했는데, 제1판보다 더 많은 호평을 받으며 판매부수는 1만 부를 돌파했습니다.

최근 출판시장의 불황 속에서 의학전문서로 1만 부를 달성한다는 것은 매우 놀라운 일이라고 생각합니다.

이 책은 최신 데이터와 가이드라인에 근거해서 증례도 함께 제시하면서 '반드시 해야 할 것, 해서는 안 될 것'을 구체적으로 서술하고 있는 점이 다른 여러 책들보다 훌륭한 점이라고 생각합니다.

또한 '제2판'을 출간한지 불과 2년 만에 '제3판'을 여러분께 당당히 선보일 수 있어서 편저자 중 한 사람으로서 매우 기쁘게 생각합니다.

제3판에서는 목차구성 및 집필진은 그대로지만 최근 2년 동안 발전을 거듭하며 업데이트된 내용으로 새롭게 개정을 하였습니다.

주요 개정 포인트는 다음과 같습니다.

1) 새로 발매된 약제를 추가했습니다.
   인슐린 제제, GLP-1 수용체 작용제, SGLT2 억제제, 복합제 등이 그것입니다.
   주 1회 주사제의 발매가 늘고 있는 것도 최근 2년간의 특징입니다.
2) 새로운 데이터와 가이드라인에 근거해서 해설하고 있습니다.
   구체적으로는 ADA(미국당뇨병학회)의 새로운 진료가이드라인, 일본당뇨병학회에 의한 노인 당뇨병 환자의 혈당 조절 목표, 커다란 반향을 일으킨 대규모 연구인 EMPA-REG OUTCOME, LEADER 연구 등입니다.
3) 새로운 항암제인 면역 체크포인트 억제제에 의한 예상치 못한 중대한 부작용(전격성 제1형 당뇨병을 포함한 제1형 당뇨병의 발병)처럼 새롭게 나타난 부작용 및 주의사항에 대해서도 해설하고 있습니다.

4) 그 밖에도 2년 동안 발전해온 내용과 함께 본문은 제2판에서 18장 늘어나서 361페이지가 되었습니다.

이 책은 당뇨병을 진료하는 종합병원 의사(가정의) · 일반내과의 · 각 과의 의사 · 수련의 뿐만 아니라 간호사 · 영양사 · 약사 · 임상병리기사 등 각 의료 종사자에게도 바로 도움이 되는 최신 진료핸드북으로 지속적인 사랑을 받기를 희망합니다.

그리고 이 책이 전국의 당뇨병 환자들의 원활한 혈당조절과 합병증 예방에 도움이 된다면 더 없는 기쁨이 될 것입니다.

시리즈 도서인 '이것이 알고 싶다! 내분비질환 진료핸드북'도 함께 애독해 주시기 바랍니다.

마지막으로 바쁘신 와중에 신속하게 집필에 참여해 주신 집필자 여러분, 기획 단계부터 아낌없는 지원해 주신 출판사 여러분께도 깊이 감사의 말씀을 드립니다.

2017년 1월

저자

들어가며

2009년 말 DPP-4 억제제의 등장 이후, 제2형 당뇨병의 진료는 커다란 변환기를 맞고 있습니다.

그 한편으로는 다수의 경구혈당강하제, 각종 인슐린 제제, GLP-1 수용체 작용제 등이 있고, 그 적용법이나 사용법에 어려움이 있다는 목소리도 들립니다.

따라서 '일상의 진료에서 즉시 도움이 되는 실용적인 핸드북'으로서 이 책을 기획하게 되었습니다.

이 책의 주요 특징은 다음과 같습니다.

1) 총론이나 병태생리는 가능하면 생략하고 각론, 특히 '약물요법의 실제'와 '합병증의 치료와 관리'를 중심으로 최신 내용을 구체적으로 서술했습니다.
2) 기본이 되는 '생활요법(식사요법, 운동요법)'에 대해서는 클리닉에서도 실천할 수 있는 구체적인 내용을 서술했습니다.
3) 전체 항목에서 특히 중요한 포인트는 '이것이 중요!'라는 코너에서 간결하게 서술했습니다.
4) 전체 항목에서 특별히 해서는 안 되는 것이나 주의해야 하는 것을 '이것은 금물!'이라는 코너에서 간결하게 서술했습니다.
5) 각 항목에서 전형적인 사례나 교훈적인 사례를 '증례 제시'에서 알기 쉽게 설명했습니다.
6) 집필자 전원은 임상경험이 풍부하고 현재도 의료 현장에서 눈부신 활약을 하고 있는 임상의들입니다.
7) 언제나 가볍게 손에 들고 다닐 수 있는 크기로, 보기 편한 2색 컬러로 도표도 다수 수록했습니다.

이 책은 주요 대상 독자로 당뇨병을 전문으로 진료하지 않는 의사들을 상정하고 있지만, 구체적인 최신 내용을 담고 있기 때문에 상주하는 의사, 수련의, 당뇨병 교육자를 비롯한 의료 종사자에게도 충분히 도움이 될 것이라고 자부하고 있습니다.

역자 서문

우리나라 성인 10명 중 한 명은 당뇨병을 갖고 있습니다. 진료실에서 언제든 당뇨병 환자를 만날 수 있습니다. 만성질환 관리사업 시대에는 당뇨병을 세부전공하지 않았더라도 의료진은 누구나 당뇨병에 익숙해야 합니다.

인류와 함께한 당뇨병의 역사가 긴 것 같아도 인슐린이 소개된지 채 100년이 되지 않았습니다. 최근 10년 전후로 개발된 약제들은 이전 약제들을 물리치고 우선순위에 올라섰습니다. 그래서, 당뇨병은 끊임없이 공부해야 하는 질병입니다.

이 책은 당뇨병 환자의 여러 상황을 실제 증례와 함께 상세히 설명하고 있습니다. 여러 가이드라인으로 해결되지 않는 궁금증을 이해하고 실제 임상에 적용하는데 큰 도움이 될 것입니다. 다만 일본의 의료상황을 바탕으로 했기 때문에 출시 약제나 한약제 처방 등 우리의 진료 현실과 다른 부분은 감안하시기 바랍니다.

바쁘신 가운데 내용이 잘 전달될 수 있도록 조언해 주신 유선종, 이우석, 김지은 선생님께 감사드립니다. 무엇보다 연구소라는 이름에 걸맞게 연구와 집필에 힘껏 지원해 주시는 (재)한국의학연구소 김순이 이사장님께 깊은 감사의 말씀을 드립니다.

2019년 8월

안지현 드림

목차 Contents

제1장 초진시와 추적검사(follow up)를 위한 접근법

제2장 치료의 실제

B. 주치의(단골의사)를 위한 운동요법의 포인트

C. 기타 생활상의 원 포인트 어드바이스

3. 약물요법의 실제

A. 경구혈당강하제

2. 만성 합병증

제5장 다른 약물과 상호작용

제6장 주치의와 전문의의 연계 및 팀 의료

제 1 장
초진시와 추적검사(follow up)를 위한 접근법

1. 당뇨병을 진료할 때

이 책은 일상적인 진료에 도움이 되는 실천적인 당뇨병 진료 핸드북을 목표로 했기 때문에 당뇨병의 진단 · 분류 · 병력청취 등 교과서에 통상적으로 기재되어 있는 총론적인 내용은 일부러 생략했다.

여기에 대해서는 「당뇨병 치료 가이드 2016~2017」(일본당뇨병학회 편, 문광당)를 참고하기 바란다.

또한 당뇨병 진료에 대한 자료와 그 근거가 되는 논문은 「당뇨병 진료 가이드라인 2016」(일본당뇨병학회 편, 남강당)을 참고하기 바란다. 이 두 권의 책은 이 책과 함께 진료할 때나 진료하기 전후에 일독하면 도움이 될 것이라고 생각한다.

1 외래진료에서 특히 중요한 포인트

여기서는 외래에서 당뇨병 환자를 진료할 때 특히 중요한 포인트를 설명하기로 한다.

구체적으로 이 책의 각 항목을 참고하기 바란다.

1) 우선 인슐린에 의존적인 상태인지, 비의존적인 상태인지 판단한다.
2) 급격한 혈당 조절의 개선이 필요한 것은 '고혈당 위기'(당뇨병성 케톤산증, 고삼투압성 고혈당 증후군), '감염을 발병하는 경우', '급격한 수술이 필요한 경우'이다.
3) 상기 이외의 경우는 수개월에 걸쳐 서서히 혈당 조절을 개선하면 된다.
4) 경구혈당강하제는 원칙적으로 단일 제제로는 저혈당을 일으키지 않는 약을 반드시 소량으로 시작한다.
5) 반드시 조기에 안과 진료를 받도록 한다(일본당뇨병협회의 '당뇨병 수첩'을 활용한다).
6) 혈당 조절뿐만 아니라 혈압과 지질의 조절, 체중관리, 금연 교육도 중요하다.
7) 노인의 혈당 조절은 당뇨병학회 · 노년의학회에 의한 '노인의 혈당 조절 목표(HbA1c 수치)'에 따라 저혈당을 피하도록 한다.
8) 급격하게 혈당 조절이 악화된 환자는 암, 특히 췌장암의 발병을 의심하고, 반드시 조기에 복부 초음파를 시행한다.
9) 혈당 조절의 악화는 불규칙한 식생활뿐만 아니라 암의 발병, 정신적 스트레스(불면, 우울 등)도 중요한 원인이다.
10) 운동요법은 명백한 고혈당(공복혈당 ≥ 250 mg/dL), 증식성 망막병증에 의한 신선한 안저 출혈이 있는 경우, 신부전, 허혈성 심질환, 급성 감염, 골 · 관절질환, 당뇨병 괴저에서는 금지하도록 한다.
11) 당뇨병 진료는 특히 팀 의료가 중요하며, 간호사, 영양사, 약사, 임상병리기사와 협력이 필수적이다.

2 노인의 혈당 조절 목표

「혈당 조절 목표치」는 환자의 연령, 기대여명, 장기장애나 발병질환의 유무와 그 중요도, 지원체제 등에 따라 환자마다 개별화해서 설정해야 한다.

「당뇨병 치료 가이드라인 2016~2017」에서는 혈당 조절의 목표가 2013년부터 다음과 같이 개정되었다. 보통 합병증을 예방하기 위해 HbA1c 7.0% 미만을 목표로 하고, 치료를 강화하기 어려울 때에는 8.0% 미만을 목표로 한다(그림 1)[1].

2016년 5월 일본당뇨병학회 · 일본노년의학회는 「노인 당뇨병의 혈당 조절 목표치(HbA1c 수치)」를 공개했다(그림 2)[2]. 이 가이드라인의 특징은 노인을 인지기능과 일상생활능력(activities of daily living, ADL)의 측면에서 3개 범주로 분류하고, 「중증 저혈당이 우려되는 약물(인슐린 제제, 설폰요소제, 글리나이드)」를 사용할 경우에는 「목표로 한 HbA1c 수치를 하한으로 설정」하도록 한 것이다. 노인의 혈당 조절 목표에 대해 이 책은 2012년 초판 때부터 줄곧 강조해 왔지만 일본은 이제 겨우 미국당뇨병학회(ADA) 또는 국제당뇨병연맹(IDF)의 기준과 비슷해졌다고 할 수 있다.

이 가이드라인의 기본 입장은 다음과 같다.

① 혈당 조절 목표는 환자의 특징이나 건강상태 즉, 연령, 인지기능, 신체기능[기본적 ADL (basic ADL, BADL) 또는 도구적 ADL (instrumental ADL, IADL)], 발병질환, 중증 저혈당의 위험, 남은 수명 등을 고려해서 개별적으로 설정할 것.

② 중증 저혈당이 우려될 경우에는 목표 하한치를 설정하고 보다 안전한 치료를 시행할 것.

③ 노인은 이들 목표치나 목표 하한치를 참고하면서도 환자 중심의 개별성을 중시한 치료를 한다는 관점에서, 표면으로 내세우는 목표치를 하회 또는 상회하는 설정을 유연하게 할 수 있도록 할 것.

따라서, 노인은 저혈당을 일으킬 위험성이 있는 설폰요소제 · 글리나이드의 사용을 최대한 피해야 하고, metformin, DPP-4 억제제, 글루코시다아제 억제제를 우선 사용한다. 설폰요소제를 사용할 경우에도 4차선택약제제 이후로 하고, gliclazide 또는 glimepiride를 최소량으로 사용해야 한다.

노인은 엄격한 혈당 조절을 목표로 하기보다 혈압 조절 · 지질 조절 · 금연 교육 등 통합적인 치료를 더욱 중시해야 한다.

목표	조절 목표치[주4)]		
	혈당 정상화를 목적으로 할 때의 목표[주1)]	합병증 예방을 위한 목표 [주2)]	치료를 강화하기 어려울 때의 목표 [주3)]
HbA1c(%)	〈 6.0	〈 7.0	〈 8.0

치료목표는 연령, 유병기간, 장기장애, 저혈당의 위험성, 지원체제 등을 고려해서 개별적으로 설정한다.

주1) 적절한 식사요법이나 운동요법만으로 달성할 수 있는 경우, 또는 약물치료 중이라도 저혈당 등의 부작용 없이 달성 가능한 경우에 목표로 한다.
주2) 합병증 예방이란 관점에서 HbA1c의 목표치를 7% 미만으로 한다. 상응하는 혈당 수치로 공복혈당 130 mg/dL 미만, 식후 2시간 혈당 180 mg/dL 미만을 대략적인 기준으로 한다.
주3) 저혈당 등의 부작용, 기타 이유로 치료를 강화하기 어려운 경우에 목표로 한다.
주4) 모두 성인을 대상으로 한 목표치이며, 임신한 경우는 배제한다.

그림 1 혈당 조절 목표(일본당뇨병학회 편, 당뇨병 치료가이드 2016~2017. 문광당 : 2016. p.27)

<table>
<tr><th colspan="2" rowspan="2">환자의
특징 · 건강상태[주1)]</th><th colspan="2">범주 I</th><th>범주 II</th><th>범주 III</th></tr>
<tr><td colspan="2">① 인지기능 정상 (또한)
② ADL 자립</td><td>① 경도 인지장애~경도의 치매
② IADL 저하, BADL 자립</td><td>① 중등도 이상의 치매 또는
② BADL 저하 또는
③ 많은 동반질환이나 기능장애</td></tr>
<tr><td rowspan="2">중증 저혈당이 우려되는 약물(인슐린 제제, 설폰요소제, 글리나이드 등)의 사용</td><td>없음
주2)</td><td colspan="2">〈 7.0%</td><td>〈 7.0%</td><td>〈 8.0%</td></tr>
<tr><td>있음
주3)</td><td>(65~74세)
〈 7.5%
(하한 6.5%)</td><td>(75세 이상)
〈 8.0%
(하한 7.0%)</td><td>〈 8.0% (하한 7.0%)</td><td>〈 8.5% (하한 7.5%)</td></tr>
</table>

치료목표는 연령, 유병기간, 저혈당의 위험성, 지원체제 등과 함께 노인의 경우는 인지기능이나 BADL, IADL, 동반질환 등도 고려하여 개별적으로 설정한다. 다만 연령이 높아짐에 따라 중증 저혈당의 위험성이 높아진다는 것에 주의한다.

주 1: 인지기능이나 BADL (옷입기, 이동, 목욕, 화장실 사용 등), IADL (쇼핑, 식사 준비, 복약 관리, 금전 관리 등)의 평가에 관해서는 일본노년의학회 홈페이지(http://www.jpn-geriat-soc.or.jp/)를 참고한다. 임종 상태에서는 현저한 고혈당을 예방하고 그에 따른 탈수나 급성 합병증을 예방하는 치료를 우선한다.

주 2: 노인 당뇨병에서도 합병증 예방을 위한 목표는 7.0% 미만이다. 다만 적절한 식사요법이나 운동요법만으로 달성 가능한 경우 또는 약물치료의 부작용 없이 달성 가능한 경우의 목표치는 6.0% 미만, 치료를 강화하기 어려운 경우의 목표 수치는 8.0% 미만으로 한다. 하한을 두지 않는다. 범주 III에 해당하는 상태이고 여러 약물을 병용함으로써 유해작용이 우려되는 경우, 중증의 동반질환을 가지고 있고 사회적 지원이 부족한 경우에는 8.5% 미만을 목표로 하는 것도 허용된다.

주 3: 당뇨병 유병기간도 고려하여 합병증 발생 · 진행 저지를 우선할 경우에는 중증 저혈당을 예방하는 대책을 강구하면서 노인마다 개별적인 목표나 하한을 설정해도 좋다. 65세 미만부터 이들 약물로 치료 중이거나 혈당 조절 상태가 그림의 목표치나 하한선을 밑도는 경우에는 기본적으로 현 상태를 유지하지만 중증 저혈당에는 주의한다. 글리나이드는 종류 · 사용량 · 혈당 수치 등을 감안하여 중증 저혈당이 우려되지 않는 약물로 분류되는 경우도 있다.

【중요한 주의사항】

당뇨병 치료제의 사용에서 일본노년의학회가 작성한 「노인의 안전한 약물치료 가이드라인」을 참고하기 바란다. 약물을 사용할 때에는 여러 약물을 병용하지 않고 부작용이 나타나는 것에도 주의한다.

그림 2 노인 당뇨병의 혈당 조절 목표(HbA1c 수치) (노인 당뇨병의 치료향상을 위한 일본당뇨병학회와 일본노년의학회의 합동위원회. 노인 당뇨병의 혈당 조절 목표. 제59회 일본당뇨병학회 연차 학술집회. 2016)

3 제2형 당뇨병에서 일차선택약제

제2형 당뇨병에 경구혈당강하제는 어떤 약을 첫 번째로 선택할지에 대해 「당뇨병 치료 가이드라인 2016~2017」, 「당뇨병 진료 가이드라인 2016」에는 아직까지 구체적인 설명이 되어 있지 않다.

"혈당강하제는 합병증 억제의 근거, 병태생리에 따른 작용기전, 금기하지 않는 것 등을 고려해서 선택하고, 환자에 대한 설명과 동의하에 시작해야 한다."라는 기존 입장에는 변함이 없다[3].

반면에 ADA와 EASD (유럽당뇨병학회)의 2015년 공동성명에서는 "금기가 아닌 한 일차선택약제는 metformin이다."라고 명시하고 있다[4](그림 1 참고). 또한 국립국제의료 연구센터병원의 「당뇨병 표준 진료 매뉴얼」에서는 혈관 합병증의 일차선택약제는 metformin, 이차선택약제는 설폰요소제(gliclazide, glimepiride), 알파-글루코시다아제 억제제, DPP-4 억제제 중에서 선택하도록 하고 있다[5].

우리도 금기가 아닌 경우에 일차선택약제로 metformin을 사용한다. 구체적인 내용은 '경구혈당강하제 선택의 접근법'을 참고하기 바란다.

이 책에서는 구체적인 약물 선택의 순위, 그 사용법과 주의할 점에 대해 증례를 함께 알기 쉽게 설명한다.

보다 이해를 높이기 위한 원 포인트!

※ 일상적인 임상에서 도움이 되는 환자에 대한 설명용어

Q: HbA1c의 목표치는?

A: 평소 체온과 같다. 37.0℃ 미만, 7.0% 미만이라는 것을 기억하자.

Q: 공복혈당의 정상치는?

A: 편의점 이름과 똑같다. 세븐일레븐, 70~110 mg/dL이라고 기억하자.

Q: 당뇨병의 생활적인 측면에서 중요한 5가지는?

A: ABCDE를 기억하자.

A는 Alcohol, 적당한 음주

B는 Body Weight, 적절한 체중

C는 Cigarette Smoking, 금연

D는 Diet, 균형적인 식사

E는 Exercise, 적절한 운동

Q: 당뇨병에서 중요한 검사는?

A: A, B, C이다. A1c, Blood Pressure, Cholesterol.

Q: 간식에서 주의할 것은?

A: 3가지이다. 단 것, 기름기가 있는 것, 알코올.

Q: 당뇨병의 3대 합병증은?

A: 신경병증, 망막병증, 신증이다. 합병증은 괴저, 뇌경색, 협심증(또는 허혈성 심질환)이 중요하다.

Q: 저혈당의 증상은?

A: 배가 고프고, 식은땀이 나며, 몸이 떨리고, 이상한 행동을 하며, 방치하면 혼수상태에 빠지게 된다.

참고문헌

1) 日本糖尿病学会，編．糖尿病診療ガイドライン 2016．南江堂；2016. p.27-9.
2) 日本糖尿病学会，編．糖尿病治療ガイド 2016-2017．文光堂；2016. p.97-8.
3) 日本糖尿病学会，編．糖尿病診療ガイドライン 2016．南江堂；2016. p.83-4.
4) Inzucchi SE, et al. Management of hyperglycemia in type 2 diabetes, 2015: a patient-centered approach: update to a position statement of the American Diabetes Association and the European Association for the Study of Diabetes. Diabetes Care. 2015; 38(1): 140-9.
5) 糖尿病標準診療マニュアル（一般診療所・クリニック向け）．国立国際医療研究センター病院；
http://ncgm-dm.jp/center/diabetes_treatment_manual.pdf

〈岩岡秀明〉

2. 외래 추적검사에 필수적인 검사와 설명

이것이 중요!

① 혈당, HbA1c, 소변검사, 체중, 혈압은 가능하면 매월 정기적으로 측정해 평가한다.
② 지질 대사나 간기능, 신기능, 빈혈 등의 혈액검사도 정기적으로 실시한다.
③ 안과검사를 권장하고, 신증 확인을 위한 소변 알부민과 eGFR의 정기적인 평가는 필수이다.
④ 발을 자주 확인하고, 1년에 한 번은 아킬레스건 반사 등 신경의 간이검사도 실시한다.
⑤ 대혈관 합병증, 암, 치주질환 등도 합병하기 쉽기 때문에 증상이 있으면 정밀검사, 증상이 없어도 1년에 한 번은 검진이나 입원 건강검진을 권장한다.
⑥ 자신이 근무하는 병의원에서 할 수 없는 검사는 적극적으로 타 시설로 의뢰한다(지역의료 연계 등을 활용한다).

Key Words

당 조절 지표, 체중 · 혈압 · 지질 관리, 동맥경화 확인, 암 검진

보다 이해를 높이기 위한 원 포인트!

※ 외래 당뇨병 관리에서 최소한 필요한 것

당뇨병은 의사라면 누구나 진료할 수 있는 질환이다. 하지만 거기에는 조건이 있다. ① 당뇨병이라는 질병에 대해 환자에게 충분히 설명할 것, ② 환자의 개인별 병태생리를 파악할 것, ③ 각 환자에 맞는 식사 및 운동을 지도하거나 권장할 것, ④ 각 환자에게 맞는 적정한 약물을 선택할 것, ⑤ 일상에서 필수적인 검사를 적절하게 시행하거나 권장할 것 등이다. ①~④에 대해서는 이 책을 정독하기 바란다. 여기에서는 ⑤에 대해 설명하기로 한다. 최소한 필요한 검사는 그림 1과 같다. 혈당 조절 지표로서 평균적인 혈당 조절 지표(보통 HbA1c), 소변검사, 체중, 혈압, 지질은 모두 보통 1~2개월에 한 번은 실시한다. 각종 합병증의 확인도 보통 수개월~1년에 한 번은 확인한다. 이들 중에는 당뇨병성 합병증인 망막병증, 신증, 신경병증, 동맥경화, 감염, 일반적으로 발병하는 질환의 확인 외에 중장년 이상에서는 암 검진, 치주질환이 의심될 경우는 치과검진을 권장한다. 자신의 병의원에서 실시할 수 없는 검사에 대해서는 타 시설로 보내는 것도 권장할 필요가 있다.

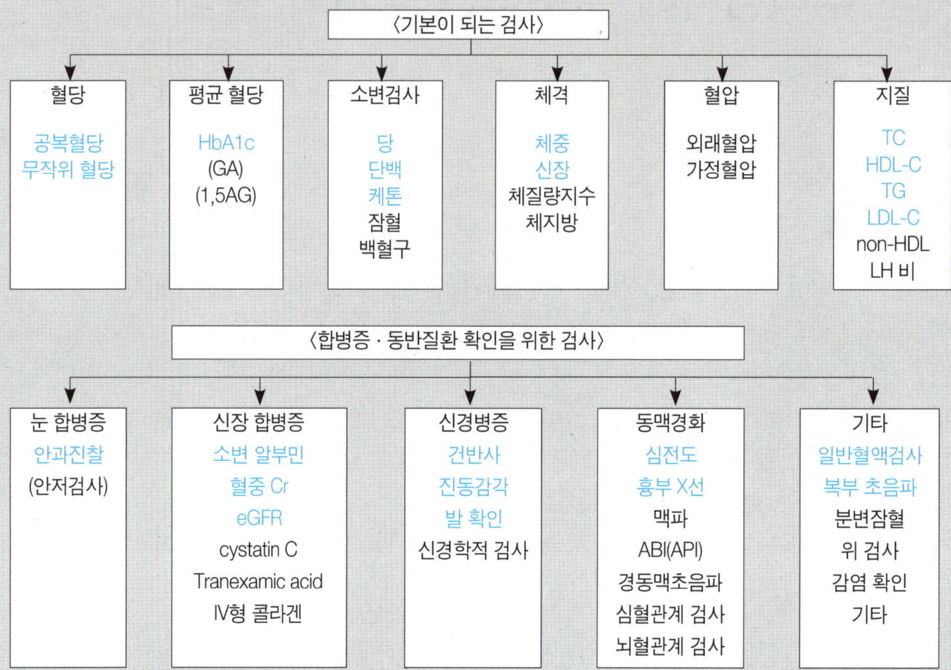
〈기본이 되는 검사〉
혈당
공복혈당
무작위 혈당
평균 혈당
HbA1c
(GA)
(1,5AG)
소변검사
당
단백
케톤
잠혈
백혈구
체격
체중
신장
체질량지수
체지방
혈압
외래혈압
가정혈압
지질
TC
HDL-C
TG
LDL-C
non-HDL
LH 비
〈합병증 · 동반질환 확인을 위한 검사〉
눈 합병증
안과진찰
(안저검사)
신장 합병증
소변 알부민
혈중 Cr
eGFR
cystatin C
Tranexamic acid
Ⅳ형 콜라겐
신경병증
건반사
진동감각
발 확인
신경학적 검사
동맥경화
심전도
흉부 X선
맥파
ABI(API)
경동맥초음파
심혈관계 검사
뇌혈관계 검사
기타
일반혈액검사
복부 초음파
분변잠혈
위 검사
감염 확인
기타

파란색은 필수검사

그림 1 일상적인 임상에서 경과 관찰 시의 검사

1 혈당 관리를 위한 검사

외래에서 혈당을 관리하기 위해 일반적으로 혈당 수치와 HbA1c를 측정한다. GA나 1,5AG는 HbA1c의 대용으로 측정된다. 특히 GA는 임신 중이거나 치료방침에 변경이 생긴 경우의 특정 시기에 HbA1c와 동시에 측정하여 평가하는 경우가 있다.

a) 혈당

혈당으로 측절할 수 있는 것은 어디까지나 그 시점의 순간적인 혈당의 농도이다. 측정시간에 따라 '공복혈당', '식후 ㅇㅇ시간 혈당', '무작위 혈당' 등으로 표현한다.

이 가운데 공복혈당은 당대사를 표시하는 지표로서 비교적 안정적인 지표이다. 하지만 매회 공복시에 내원하도록 하는 것은 환자에게 스트레스를 주고, 인슐린 투약 중인 환자에게는 조절에 혼란을 줄 수도 있다. 또한 아침에 모든 환자를 채혈하면 외래는 사람들로 붐벼서 외래 환자를 못 보게 될 수도 있다. HbA1c 등을 측정할 수 있는 현대사회에서는 혈당 조절을 위한 것만큼 공복혈당 측정의 역할은 크지 않지만, 인슐린이나 C-펩티드와 함께 측정해서 인슐린분비능 또는 인슐린저항성을 확인할 경우, 지질을 공복 시에 평가하지 않을 경우에는 의미가 있다.

b) 무작위 혈당

공복 외에 측정한 혈당은 일반적으로 식후혈당을 가리킨다. 식후혈당은 식사시간, 식사의 양과 질, 치료법, 채혈까지 활동의 질과 양, 스트레스 등으로 변하기 쉽다. 식후 측정에서 지질은 역동적으로 변동하고, 식후 이상지질혈증을 발견하는데 도움이 된다. '식후 2시간(또는 식후 1시간)' 혈당은 심혈관질환의 위험성과 관련이 있는 것으로 알려졌다. 또한 공복 시뿐만 아니라 식후 2시간 C-펩티드의 비율(C-펩티드 지표)을 측정해서 인슐린의 분비능을 평가하기도 한다. 최근에는 평균 혈당은 HbA1c로, 혈당 변동은 무작위 혈당으로 관찰하는 일이 많다.

c) 당화혈색소(glycohemoglobin, HbA1c)

생명체의 다수의 구조체는 단백질로 만들어진다. 반면에 포도당이나 과당 등의 알데히드를 가지거나 체액 속에서 변환하여 알데히드기를 가지는 당류는 단백질과 화학적으로 결합하여 당화(glycation)를 일으킨다. 적혈구 안에서 산소를 운반하는 혈색소도 혈액 내 포도당과 비효소적으로 결합(단백당화)하고 변성하여 활동을 상실한다. HbA1c는 모두 혈색소 속의 당화한 혈색소의 비율을 나타내는 것으로, 과거부터 현재까지 일정기간의 평균 혈당을 추정한 것이다. 적혈구 수명이 약 120일이기 때문에 과거 1~2개월의 평균 혈당을 반영한다. 정상치는 4.6~6.2%(NGSP값)이며, 장기적인 관찰에 도움이 되고, 당뇨병의 진단에도 이용된다. HbA1c 값은 환자별 편차가 적고, 시설 간 또는 JDS 값에서 NGSP 값으로 변경됨으로써 국가 간의 비교에도 이용된다.

한편 반감기가 약 30일로 길기 때문에 감수성이 떨어지고, 예를 들어 1주일 이내에 일어난 급격한 혈당 변화를 반영하기 어려운데다 어디까지나 평균적인 지표이기 때문에 저혈당을 포함해 하루 동안의 혈당 변동을 파악할 수 없다. 또한 단백의 당화에 시간이 걸리기 때문에 단기간의 고혈당은 반영할 수 없으며, 설령 HbA1c 값이 정상 범위에 있더라도 식후 고혈당이 없다고는 말할 수 없다. 또한 혈색소병증을 포함한 개인차, 용혈, 출혈, 신부전, 임신 등 적혈구의 수명이나 대사이상에 영향을 받기 때문에 HbA1c 값이 혈당과 차이가 있을 때에는 주의해야 한다(그림 2).

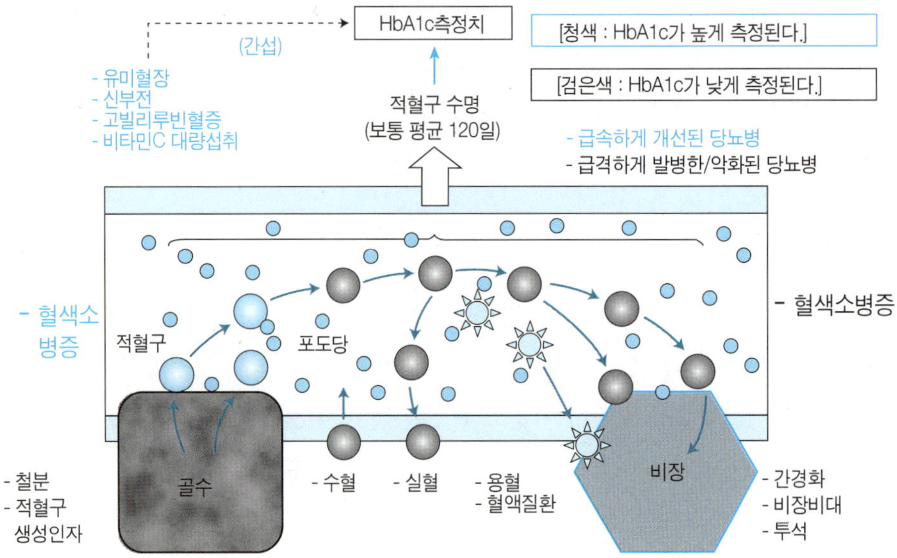

그림 2 HbA1c 측정치에 영향을 주는 상황

d) 당화알부민(glycoalbumin, GA)

혈중 포도당과 혈청 알부민의 당화산물을 전체 알부민에 대한 비율로 표시한 것으로 정상은 11~16%이다. 과거 약 2주일간의 평균 혈당(반감기는 약 17일)를 반영한다. 안정된 환자는 HbA1c와 상관관계에 있으며 HbA1c (NGSP값)는 GA의 약 1/3이 된다. 지표로는 HbA1c보다 민감하고, 치료법을 변경할 때 효과 판정에 사용될 뿐만 아니라 불안정형 당뇨병이나 임신성 당뇨병에서 경과 관찰에 적합하다. 또한 혈당 조절 지표로서 HbA1c는 평가하기 어려운 경우에 지표가 되기도 한다. 다만 알부민의 반감기와 관련한 병태생리에 영향을 받기 때문에 신증후군(nephrotic syndrome)처럼 체외로 단백질이 빠져나가는 상태나 갑상선기능항진증에서는 수치가 내려가고, 갑상선기능저하증에서는 수치가 올라간다.

증 례 제 시

[병력]

현재 77세 여성, 주부. 당뇨병은 36세 때 진단을 받았다. 다른 병원에 입원하여 고혈압, 이상지질혈증 등을 치료를 받았다. 1993년 11월 이후 해당 병원에서 지속적인 외래진료를 받고 있는 중이다. 입원 당시부터 식사요법과 매 식사 후의 운동 및 gliclazide 20 mg만으로 HbA1c 6.2~6.8%(평균 6.6%)의 변화를 보였고, 간혹 측정하는 1,5AG 수치도 11~12 μg/mL로 변화했다. 하지만 2007년 여름부터 HbA1c는 거의 변동이 없지만 1,5AG 수치만 명백하게 저하되었다.

[기존 병력]

직장용종, 허혈성 심질환

[가족력]

특기할 만한 사항 없음. 당뇨병 없음

[검사 소견]

(2007년 2월 당시: 69세): 신장 149.0 cm, 체중 44.5 kg (체질량지수 20.0), 혈압 134/84 mmHg, HbA1c 6.8%, 무작위 혈당 111 mg/dL, 당뇨병(-), 소변 케톤(-), 요단백(-), 혈구 성분 · 간기능 정상, Cr 0.71 mg/dL, eGFR 62 mL/min, TC 166 mg/dL, LDL-C 91 mg/dL, HDL-C 66 mg/dL, TG 61 mg/dL, 아킬레스건 반사 소실, 진동각 저하, 비증식성 망막병증, 요중 알부민 4.1 mg/gCr, 식후 C-펩티드 4.9 ng/mL, 심전도 이상 없음, 흉부 X선 이상 없음, 경동맥 죽상반 있음.

[임상 경과]

HbA1c는 거의 변동이 없었지만 1,5AG는 점차 저하되고 2008년 2월에 6.3 μg/mL까지 저하되었다. 병력청취상 작년 5월경부터 오른발의 저림과 통증이 있고, 계속하던 식후의 운동을 하지 않게 되고, 단 것을 먹는 일이 많아졌다고 한다. 즉시 생활을 재점검할 필요성을 전달하고 voglibose 0.6 mg을 처방하자 HbA1c는 약간 낮아졌지만 1,5AG는 순식간에 상승하여 정상화되었다. 그 후 몇 년간 순조롭게 경과가 진행되었지만 2013년부터 남편의 간병 때문에 집에 있는 일이 많아지면서 스트레스로 단 것의 섭취가 증가했다. 최근에는 HbA1c가 5.9~6.0%인데도 1,5AG는 다시 낮은 수치가 되었다(그림 3).

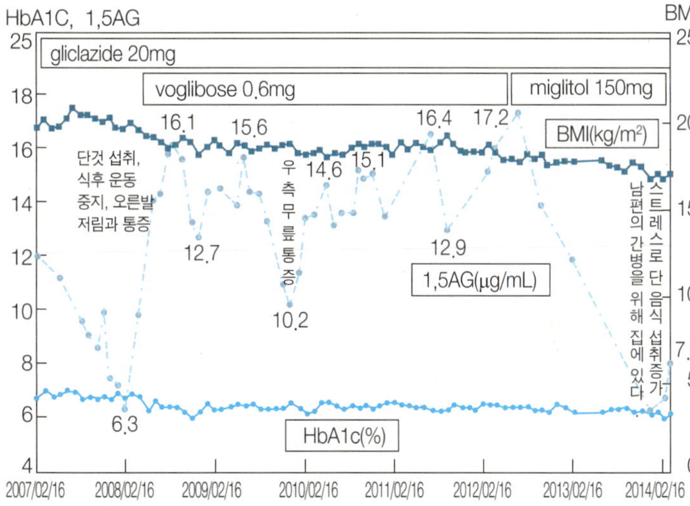

그림 3 1,5AG에서 나타난 HbA1c 불변의 마이너스 생활변화

e) 1,5-anhydroglucitol (1,5AG)

1,5AG는 포도당과 유사한 구조체이며, 요당 배출의 정도에 따라 재흡수되지 않고 소변으로 배출된다. 요당 배설량과 반비례 관계에 있으며 혈당이 상승하면 저하된다. 기준치는 14.0 μg/mL 이상이지만, 개인차가 크고 절대적인 평가는 어렵다. 하지만 증례와 같이 경과를 평가할 경우라면 당대사 상황의 급격한 변화를 나타내는 것 외에도 혈당 변동도 나타내는 우수한 지표가 된다. 이용법으로 ① HbA1c 10% 미만인 경우의 치료 효과를 판정하거나 약물 투여량을 조절할 때의 혈당 조절 지표, ② 혈당의 일중 변동 파악, ③ 경도의 혈당 변동도 파악할 수 있기 때문에 HbA1c 수치가 낮을 때에서 혈당 관리, ④ 식후 고혈당의 파악에 이용된다. 요당 배설에 영향을 받기 때문에 신장성 당뇨(glycosuria), SGLT2 억제제 처방 시, 임신 후기, 장기간의 고칼로리 수액, 중증의 간경화, 스테로이드 투여 예에서는 수치가 낮아지고, 인삼영양탕, 가미귀비탕 등의 한약제 등으로 수치가 올라간다. 또한 1,5AG는 식사에서 유래하기 때문에 저영양 상태에서는 평가할 수 없다.

이것은 금물!	HbA1c만으로 당뇨병 조절을 판단해서는 안 된다. 혈당 수치를 참고하거나 간혹 1,5AG나 GA로 확인한다!

2 당뇨병의 관리상 중요한 검사

당뇨병은 전신에 걸쳐 나타나는 질병이며 혈당 관리만으로 충분하지 않다. 특히 생명 예후와 관련이 깊은 대혈관 합병증을 예방하거나 진행을 저지한다는 관점에서 체중관리, 혈압 관리, 지질 관리는 매우 중요하다.

a) 체중측정(체성분 측정 · 체성분 분석)

혈당 관리에서 중요한 것 중 하나가 체중관리이다. 가능하면 환자 개인별로 목표로 하는 체중을 유도하는 것이 좋다. 목표로 하는 체중으로 표준체중(신장^2 ×22)이나 20세 무렵의 체중, 체성분을 이상으로(ideal) 한 체중을 참고로 하여 결정한다. 가능하면 비만은 개선하고 치료에 따른 체중증가 또는 체중감소의 유발은 피해야 한다. 혈당 관리와 마찬가지로 가능하면 매회 측정하는 것이 좋다. 또한 가능하면 체성분도 평가하는 것이 의미가 있다. 기종에 따라 정밀도가 낮은 것이 있으며 부종이 있는 경우는 정확하게 평가되지 않는다. 이런 한계를 인식한 후에 환자 개개인의 경과를 관찰하면 환자 요양의 질적 차이도 알 수가 있다. 특히 운동요법을 할 경우에는 체중 중

체지방량(체중 ×체지방률/100)의 감소만 뚜렷하게 나타나고 제지방량(체중 - 체지방량)은 감소하지 않거나 증가하는 것을 확인할 수 있다. 일부 시설에서 체성분 분석도 실시하고 있다.

b) 혈압 측정

혈압 관리도 중요하다. 당뇨병에서 혈압 관리가 얼마나 중요한지는 이미 UKPDS에서 증명된 상태다. 혈압은 대혈관 합병증뿐만 아니라 망막병증, 신증, 신경병증, 치매 등의 합병증에도 크게 영향을 미친다. 당뇨병이 있는 경우, 혈압은 130/80 mmHg 미만을 목표로 한다. 진찰 시 혈압뿐만 아니라 가정혈압을 권장하며 특히 이른 아침에 혈압을 측정하도록 하고 수첩에 기록하여 외래 시 보여주는 것이 중요하다. 또한 24시간 혈압 측정(ABPM)이 가능하다면 그것을 이용하는 것도 의미가 있다.

c) 지질 관리

지질 관리도 중요하다. 총콜레스테롤(TC), HDL-콜레스테롤(HDL-C), LDL-콜레스테롤(LDL-C), 중성지방(TG) 중 보험에서는 3개 항목만 측정할 수 있지만 모두 중요하다. 최근 LDL-C의 직접 측정법은 문제가 있다고 하여 일반진료에서는 LDL-C는 Friedewald 공식(LDL-C = TC - HDL-C - TG/5)으로 구하고, TG ≥ 400 mg/dL인 경우에는 non-HDL (TC - HDL-C)을 관리 지표의 참고로 할 것을 권장했다. non-HDL은 LDL-C, VLDL, VLDL remnant, small dense LDL 등을 확인하는 지표로 사용된다. 또한 LH 비(LDL-C/HDL-C)도 평가하면 좋다. 또한 apo B를 측정하고 LDL-C/apo B의 비율이 낮은 경우는 LDL 크기 가 작은(small dense LDL이 많음) 것으로 예측할 수 있다. 모두 정상 범위는 공복 시가 되는데, 모든 환자에 대해 매회 공복 시 채혈하는 것은 현실적이지 않다. 또한 당뇨병에서는 식후 이상지질혈증도 합병하는 경우가 많아 그 치료도 중요하다. 따라서, 수시로 채혈하여 평가하는 것도 의미가 있다.

3 당뇨병성 합병증을 파악하기 위한 검사

합병증을 저지한다는 필요성에 따라 그 진행 상태를 확인하는 것은 당뇨병을 관리하는 차원에서 중요하다. 합병증으로 망막병증, 신증, 신경병증이라는 소위 3대 합병증 외에 대혈관 합병증, 치주질환, 암, 치매 등이 있다. 이들 모든 질환을 한 시설에서 확인할 수 없기 때문에 자신이 근무하는 의료기관에서 실시할 수 없는 경우는 타 병원, 타 시설에서 진료와 검진을 권장한다. 또한 이들을 확인하는 과정에서 이상 소견을 발견하는 즉시 정밀검사나 치료가 가능한 의료기관에 의뢰하는 것도 잊어서는 안 된다.

a) 망막병증 검사

과거에는 무산동카메라로 안저 사진을 촬영하여 망막병증을 판정하는 일이 종종 이루어졌지만 망막병증은 일반적으로 망막 주변부에서 시작되는 경우가 있기 때문에 이런 방식으로 촬영할 수 없는 경우도 많다. 따라서, 망막병증의 진단은 안과 의사에게 의뢰하는 것이 원칙이다. 또한 이것으로 실명 원인의 1위를 차지하는 녹내장이나 기타 안과질환의 진행도 파악할 수 있다. 초진 환자나 조절 불량 환자를 치료할 때에는 안과 진료를 반드시 해야 한다. 또한 혈당을 조기에 개선해야 하는 경우에 재진료를 받도록 하고, 치료 중이라도 망막병증이 악화되지 않았는지 확인한다. 망막병증이 없고 안정적으로 조절되는 환자라도 6개월이나 1년에 한 번은 안과 진료를 권장하고, 이미 망막병증이 있는 경우는 안과 의사의 지시에 따라 추적검사를 한다.

b) 신증 검사

신증에 대한 조기 중재는 당뇨병성 합병증을 관리하는 데 가장 중요한 항목 중 하나이다. 보통 소변의 정성검사는 매회 실시한다. 요단백의 유무를 확인할 수 있을 뿐만 아니라 비뇨의학과질환이나 부인과질환을 발견하는 기회가 되기도 한다. 소변 알부민은 정성검사에서 단백뇨가 보이지 않아도 상승하는 경우가 있다. 현성 신증(지속적 단백뇨)에 이른 환자를 관리하기는 어렵지만 소변 알부민이 나타나기 시작한 조기 신증이라면 중재의 효과는 크다. 따라서, 당뇨병 환자는 최소 3개월~1년에 한 번은 소변 알부민을 확인하고 평가해야 한다. 크레아티닌, 혈액요소질소(blood urea nitrogen, BUN), 요산 등도 1~3개월에 한 번은 채혈한다. 최근에는 eGFR을 구하는 계산식도 확립되어 있어 알부민뇨(albuminuria)와 함께 만성 콩팥병 중증도 분류도 동시에 할 수 있게 되었다. 개정된 당뇨병성 신증 병기 분류는 표 1과 같다.

표 1 당뇨병성 신증의 병기 분류와 만성 콩팥병 중증도 분류와의 관계

<table>
<tr><td colspan="3">알부민뇨 분류</td><td>A1</td><td>A2</td><td>A3</td></tr>
<tr><td colspan="3">소변 알부민 정량</td><td>정상 소변</td><td>미세알부민뇨</td><td>현성 알부민뇨</td></tr>
<tr><td colspan="3">소변 알부민/Cr 비(mg/gCr)</td><td>〈 30</td><td>30~299</td><td>≥ 300</td></tr>
<tr><td colspan="3">(요단백/Cr 비)(g/gCr)</td><td></td><td></td><td>(≥ 0.50)</td></tr>
<tr><td rowspan="6">GFR 분류(mL/min/1.73m²)</td><td>G1</td><td>≥90</td><td rowspan="4">제1기(신증 전기)</td><td rowspan="4">제2기
(조기 신증기)</td><td rowspan="4">제3기
(현성 신증기)</td></tr>
<tr><td>G2</td><td>60~89</td></tr>
<tr><td>G3a</td><td>45~59</td></tr>
<tr><td>G3b</td><td>30~44</td></tr>
<tr><td>G4</td><td>15~29</td><td colspan="3" rowspan="2">제4기(신부전기)</td></tr>
<tr><td>G5</td><td>〈15</td></tr>
<tr><td></td><td colspan="2">(투석요법 중)</td><td colspan="3">제5기(투석요법기)</td></tr>
</table>

(일본당뇨병학회 편. 당뇨병 치료가이드 2016-2017. 문광당 : 2016. p.83)

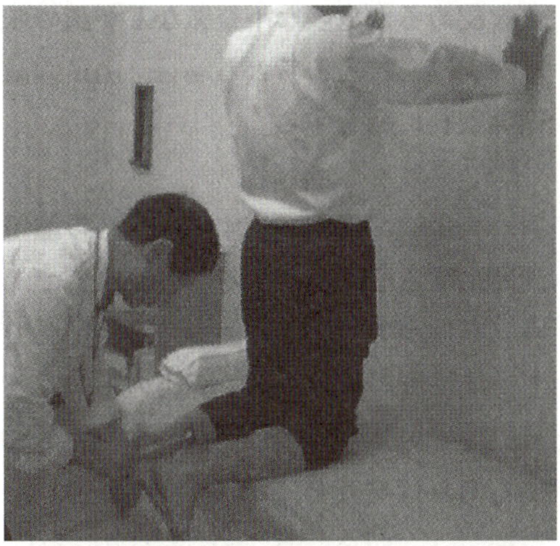

(방법)

1. 침대 위에서 양 무릎을 대고 선다.
2. 벽에 양손을 대고 떠받치듯이 한다.
3. 발목을 안정시킨다.
4. 발바닥을 가볍게 두드리고 아킬레스건을 쭉 편다.
5. 발목이 아니라 하퇴삼두근의 수축을 관찰한다.

(판정)

정상 : 반사를 확실하게 확인할 수 있다.
저하 : 겨우 확인할 수 있다.
소실 : 전혀 확인할 수 없다.
→ 양측 저하 또는 소실 : 이상

(주의사항)

※ 망치는 바빈스키형을 사용한다.
※ 반사가 조금 약해지는 정도면 '저하'라고는 하지 않는다.

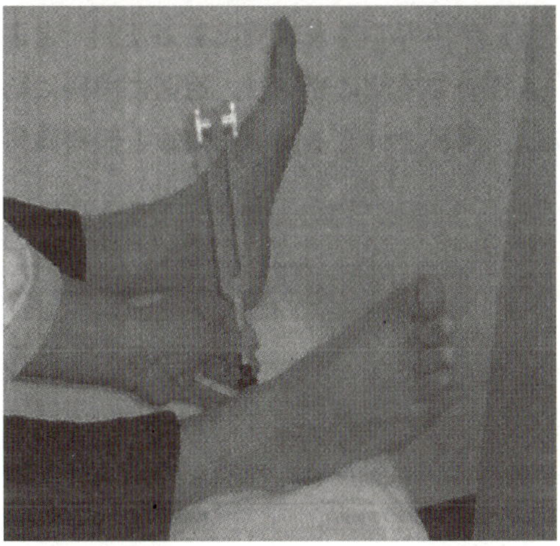

(방법)

1. 자신의 손바닥으로 소리굽쇠를 두드려서 진동시킨다.
2. 진동시켰을 때를 0초라고 한다.
3. 손잡이 부분을 발목 안쪽(관절융기)에 댄다.
4. 진동이 느껴지지 않게 된 시점을 말하게 한다.
5. 양측에서 실시한다(적어도 초회 평가는).

(판정)

진동이 느껴지지 않을 때까지 시간 측정
정상 : 10초보다 긴 경우
저하 : 양측 모두 10초 이내인 경우

(주의사항)

※ C128 소리굽쇠를 사용한다.
※ 발에 댔을 때가 아니라 진동시켰을 때부터 계산한다.
※ 정상이고 10초 이상의 경우라도 20초까지는 세어본다('저하'는 10초를 포함하기 때문에).

그림 4 간단하게 실시할 수 있는 아킬레스건 반사(위)와 진동감각(아래)의 검사법

c) 신경병증 검사

신경병증은 당뇨병성 합병증 중에서 가장 먼저 나타나는 것으로 알려져 있다. 이것을 정확하게 평가하는 것은 환자의 예후 판정을 위해 필요하다. 진단은 원시적이긴 하지만 병력청취와 간단한 검사가 일반적이다. '당뇨병성 신경병증을 생각하는 모임'이 제시한 다발신경병증의 간이 진단기준에 따르면 우선 ① 당뇨병이 있는 경우, ② 척추질환, 뇌혈관장애, 하지의 순환장애 등 다른 말초신경병증을 배제하는 것을 필수항목으로 정하고 있다. 그 다음에 ① 특유의 자각 증상(양측 하지의 발끝에서 시작해서 좌우 대칭성으로 천천히 진행되다가 주로 밤 중의 안정 시에 느끼는 통증, 저림, 감각이상 등)이 있는 경우, ② 양측 아킬레스건 반사 저하 또는 소실이 나타난 경우,

③ 양쪽 내측 관절융기의 진동감각 저하가 나타난 경우 중 2개 항목 이상의 조건을 충족한 경우에 다발신경병증으로 진단할 수 있다. 또한 아킬레스건 반사나 진동감각의 판정방법은 그림 4와 같다.

d) 대혈관장애 검사

대혈관 합병증은 당뇨병이 없는 사람에서도 나타날 수 있지만 당뇨병이 있으면 대혈관 합병증을 합병하기 쉽고 중증이 되기 쉽다. 심전도, 흉부 X선 외에 동맥경화의 정도를 관찰하는 검사로는 혈압 맥파검사장비에 의한 맥파전달속도(pulse wave velocity, PWV) 또는 심장발목혈관지수(cardio ankle vascular index, CAVI)가 있다. 이들 기기로 발목상완지수(ankle-brachial pressure index, ABI)를 측정할 수 있고, 하지동맥의 협착 및 폐색상태를 판정할 수 있으며, 말초동맥질환(peripheral artery disease, PAD)의 합병 유무도 확인할 수 있다. 경동맥초음파를 실시하면 내중막 두께(intima-media thickness, IMT)의 비후나 죽상반(plaque)을 확인할 수 있다. 흉부 증상이 있는 경우나 심전도, 24시간 심전도에서 허혈성 변화를 보이거나 위험한 부정맥 등이 나타나는 경우, 경동맥초음파에서 불안정 죽상반이 보이는 경우, ABI의 수치가 낮은 경우는 정밀검사가 가능한 순환기내과로 의뢰한다.

e) 암 검사, 기타

당뇨병은 전신질환이라 할 수 있을 정도로 다양한 합병증을 일으킨다. 많은 종류의 약물이 사용되기 때문에 동시에 부작용도 확인해야 한다. 일반검사에서 빈혈의 유무, 간 기능도 확인한다. 빈혈이 있으면 분변잠혈검사를 하고 가능하면 1년에 한 번은 복부 초음파를 시행하여 지방간, 담석, 췌장염의 유무뿐만 아니라 복부에 생기는 악성종양을 간과하지 않도록 한다. 암의 합병은 매우 많기 때문에 증상이 조금이라도 나타나면 검사하고, 없으면 암 검진이나 건강검진을 권장하며, 1년에 한 번은 시행하고 있는지 확인한다.

또한 치주질환도 당뇨병의 합병증으로 많이 발생한다. 방치하면 저작기능이 떨어지고 식사요법도 충분히 할 수 없기 때문에 조기 발견하여 적절하게 치과에 의뢰하고 치료해야 한다.

제 2 장
치료의 실제

1. 초진 시 병태에 따른 치료방침의 계획

이것이 중요!

① 제1형 당뇨병, 급성 합병증, 임신성 당뇨병, 임신 중에 발견된 당뇨병은 반드시 전문의에게 의뢰한다.
② 초진 시 우선 '인슐린의 절대적 적응증'에 대해 판단하고 그 경우 빨리 전문의에게 의뢰한다.
③ 다음으로 '인슐린의 상대적 적응증'에 대해 판단한다. 인슐린에 적응하지 않는 경우에는 '혈당 조절 평가'를 한다.
④ 혈당, HbA1c뿐만 아니라 소변 케톤체의 유무, 전신 상태를 확인하는 것도 중요하다.
⑤ 인슐린 치료에 익숙하지 않은 경우 인슐린 치료 시작을 늦추지 말고 조기에 전문의에게 의뢰한다.
⑥ 외래에서 인슐린을 시작할 경우에는 BOT로 시작하면 쉽게 받아들일 수 있다.

Key Words

전문의와 연계, 인슐린의 절대적 · 상대적 적응증, BOT, metformin, DPP-4 억제제.

이 책에서는 당뇨병이 전문이 아닌 의사들이라는 가정 하에 초진 시 병태생리에 따른 당뇨병의 치료지침에 대해 설명하기로 한다.

1 당뇨병 전문의와 연계가 필요한 경우

가장 우선 당뇨병 전문의와 연대가 필요한 경우에 대해 설명하기로 한다.

최근 수년간 당뇨병 치료법은 크게 변화를 보이고, 그에 따라 전문의와 연대의 중요성도 늘고 있다. 환자가 아래와 같은 증상 및 병태생리를 보이는 경우 전문의와 상담하는 것이 필요하다.

1) 제1형 당뇨병

췌장 베타세포가 파괴되고 절대적 인슐린 결핍에 이른다. 발생 시 갈증, 다음, 다뇨, 권태감, 체중감소, 고혈당, 소변 케톤체 양성이 나타난다.

2) 급성 합병증(고혈당 위기)

고혈당(대개 300 mg/dL 이상)이고 탈수 소견이 있으며 소변 케톤체가 양성인 경우는 당뇨병성 케톤산증(diabetic ketoacidosis, DKA)일 가능성이 있다. 또한 소변 케톤체가 음성이라도 탈수 징후가 명백한 경우는 고삼투압성 고혈당 증후군(hyperosmolar hyperglycemic syndrome, HHS)일 가능성이 있다. 급성기에는 입원치료가 필요하다.

3) 인슐린 치료의 시작

제2형 당뇨병에서 인슐린요법은 조기에 시작하면 인슐린 중단이 가능한 경우도 많다. 또한 인슐린은 제제 및 디바이스(device)의 종류도 많고 주사 회수도 다양하다. 인슐린 치료에 익숙하지 않으면 당뇨병 전문가와 상의한다.

4) 고령자 이외에 HbA1c가 8.0% 이상인 경우

여러 약물을 사용하고 있더라도 원칙적으로 HbA1c가 8.0% 이상 지속될 경우에는 약물의 변경 및 추가, 인슐린요법으로 변경, 식사요법의 재교육, 필요에 따라 입원 등이 필요하며 전문의에게 의뢰한다. 일본당뇨병학회의 홈페이지에는 전국의 당뇨병 전문의의 이름과 근무처를 지역별로 검색할 수 있는 기능이 있다[2]. 연계할 곳을 찾지 못했다고 당황하지 말고 반드시 활용하기 바란다.

5) 임신

임신성 당뇨병, 임신 중 발견한 당뇨병은 당뇨병 전문의사와 산부인과 의사, 안과 의사와 연대하는 것이 필요하다.

2 초진 치료 시 주의할 점과 순서

새로 치료를 시작하는 환자가 초진 시 치료방침을 정하기 위하여 확인해야 하는 중요한 포인트는 다음과 같다.

(1) 혈당(고혈당의 정도와 그 지속시간)

(2) 체중과 그 추이(특히 급격한 체중감소의 유무)

(3) 소변 케톤체의 유무(고혈당이 있고 소변 케톤체도 양성인 경우는 조속히 인슐린 치료가 필요)

새로 경구혈당강하제를 투여할 경우에는 단독으로 저혈당을 일으키지 않는 약물을 선택하고, 반드시 소량으로 시작한다. 보통 2주 이내에 다시 내원하도록 하고, 혈당 또는 당화알부민(glycated albumin)의 자료를 바탕으로 약물에 대한 반응성을 관찰하면서 투여량을 조절하거나 인슐린으로 변경을 고려한다. 치료목표는 원칙적으로 HbA1c를 7.0% 미만으로 하지만 목표치는 환자의 연령, 유병기간, 발병질환의 유무, 일상생활능력(ADL), 지원체제 등에 따라 개별적으로 설정해야 한다. 노인은 노인 당뇨병의 혈당 조절 목표에 따라 목표를 설정한다(그림 1 참고). 약물의 추가 및 변경은 보통 동일한 약물로 2~3개월간 경과 관찰한 후 실시한다. 대개 HbA1c 8.0% 이상이 지속될 경우에 약물의 추가나 변경을 검토한다. 또한 경구혈당강하제를 이용할 경우에도 식사 및 운동요법을 병행하여 실시하는 것이 중요하다.

3 인슐린의 절대적 · 상대적 적응증을 판단한다.

새로운 당뇨병 환자가 내원하면 우선 '인슐린의 절대적 적응증' 상태인지 아닌지를 판단하는 것이 중요하다. (1) 제1형 당뇨병(의증), (2) 당뇨병 혼수(또는 발생할 가능성이 높은), (3) 중증의 간기능장애 · 신기능장애, (4) 중증 감염 및 중등도 이상의 외과 수술, (5) 당뇨병을 합병한 임신은 인슐린요법의 적응증이며, 특히 (1), (2)는 상근하는 전문의가 있는 병원으로 조속히 의뢰하여 이송한다.

중증인 경우는 생리식염수의 지속 정맥투여를 시작하고, 속효성 인슐린의 지속 정맥투여도 시작한 후 이송하는 것이 최선이다.

인슐린에 절대적 적응증이 보이지 않는 경우는 다음으로 '인슐린의 상대적 적응증(명백한 고혈당)' 상태인지 아닌지를 검토한다. (1) 공복혈당 ≥ 250 mg/dL, (2) 무작위 혈당 ≥ 350 mg/dL, (3) 소변 케톤체 양성(+) 이상 중 어느 것에 해당하거나 1개월에 1~2 kg 이상의 체중감소가 있으면 인슐린의 상대적 적응증이라고 판단하고, 인슐린 치료 시작이 익숙치 않은 경우에는 전문의에게 의뢰한다. 또한

(4) 스테로이드제를 사용 중인 경우, (5) 중심정맥영양(central venous nutrition)을 실시하는 중이라도 인슐린에 적응한다.

4 인슐린 치료 시작의 실제

인슐린의 상대적 적응증을 보이고 전신 상태도 양호해서 입원치료가 필요 없는 경우, 외래에서 인슐린을 시작할 때 핵심 포인트에 대해 설명하기로 한다.

a) Basal supported oral therapy (BOT)

이 방법은 경구혈당강하제를 복용하는 환자이고 혈당 조절이 불량한 경우에 외래에서 인슐린을 시작하기 쉬운 방법이다.

경구혈당강하제는 그 상태에서 복용을 지속하며 지속성 인슐린 제제(glargine 또는 degludec)를 환자가 가장 편한 시간대(가령 취침 전 또는 저녁 식전)에 1일 1회 주사하는 방법이다.

측정한 체중을 기준으로 0.1단위/kg으로 시작한다(체중이 60 kg인 경우는 6단위부터 시작). 1~2주마다 내원하게 하고 이른 아침 공복혈당을 보면서 사용량을 조절한다. 보통 인슐린을 2단위씩 증량(또는 감량)하고, 이른 아침 공복혈당을 80~120 mg/dL을 목표로 한다.

자가혈당측정(self-monitoring of blood glucose, SMBG)도 교육할 수 있으면 가정에서 이른 아침 공복혈당도 확인하도록 한다.

이 방법은 1일 1회 주사법이기 때문에 환자가 받아들이기도 쉽고 저혈당의 위험도 적어서 최근 널리 보충되고 있다.

인슐린요법에는 이외에도 (1) 혼합형 제제의 1일 2~3회 주사법, (2) 초속효성 인슐린의 각 식사 직전의 3회 주사법, (3) 강화인슐린요법(초속효성 인슐린을 각 식사 직전에, 일정한 시간에 지속성 인슐린을 주사하는 1일 4회 주사법) 등이 있다. 환자의 병태생리 및 혈당 조절 상황에 따라 취사선택한다. 여기에 대한 구체적인 설명은 '인슐린요법'을 참고하기 바란다.

5 혈당 조절이 불량한 환자의 진료(보통 HbA1c 8.0% 이상)

인슐린의 절대적 · 상대적 적응증에 해당하지 않는 경우의 다음 단계는 혈당 조절의 평가이다.

(1) 공복혈당 ≥ 160 mg/dL, (2) 식후 2시간 혈당 ≥ 220 mg/dL, (3) HbA1c ≥ 8.0% 중 어느 하나가 적용될 경우는 보통 식사요법 · 운동요법과 동시에 경구혈당강하제를 투여한다.

다만 진행성 당뇨병성 망막병증(비증식성 망막병증 · 증식성 망막병증)이 있는 경우에는 혈당 조절의 급격한 개선은 망막병증의 악화 및 진행을 일으키는 경우가 있으므로 경구혈당강하제를 사용하기 전에 반드시 안과에서 진료를 받아야 하고, 안저검사를 하는 것이 중요하다. 진행성 망막병증이 발견된 경우에는 안과와 면밀하게 협진하면서 저혈당을 일으키지 않는 약물(비구아나이드, DPP-4 억제제)을 선택하여 몇 개월에 걸쳐 천천히 혈당 조절을 개선할 필요가 있다.

일차선택약제는 표 1의 기준에 따라 선택해야 한다.

2007년 티아졸리딘디온(thiazolidinedione)계 약물인 rosiglitazone에 관한 메타분석에서 본 약물의 사용군은 심근경색증이 증가하고 심혈관 사망도 늘어난다는 충격적인 결과가 발표되었다. 이 결과 이후, 2008년부터 미국 FDA는 모든 새로운 혈당강하제에 대해 승인 전후에 '심혈관계 합병증을 증가시키지 않는다는 사실을 증명할 것'을 의무화했다.

또한 2008년 ACCORD 연구에서 유병기간이 길고 심혈관 병변의 위험이 높은 제2형 당뇨병 환자는 엄격한 혈당 조절군에서는 보통 치료군보다 총 사망률을 상당히 증가하였다.

엄격한 혈당 조절군에서는 중증 저혈당의 빈도가 높고 체중증가도 있었기 때문에 경구혈당강하제가 저혈당과 체중증가를 일으키지 않는 것이 특별히 중요한 조건이 되었다.

이상과 같이 표 1의 7개 항목을 모두 충족하는 약물은 이상적이다. 이런 조건에서 볼 때, metformin은 3이 우려될 뿐 모든 것을 충족하며, 일차선택약제의 유력한 후보라고 할 수 있다(부작용에 대해서는 나중에 설명).

한편 현재 일본에서 가장 많이 사용되고 있는 DPP-4 억제제는 현 시점에서 5가 불명확하고 6이 문제이다.

오랫동안 널리 사용되어 온 설폰요소제는 1, 2, 5의 측면에서 일차선택약제가 될 수 없고, 티아졸리딘디온은 2, 3, 5, 6이 문제다. 또한 알파-글루코시다아제 억제제는 3, 6, 7이 문제다. SGLT2 억제제는 3, 6이 문제다.

02 치료의 실제

표 1 제2형 당뇨병의 일차선택약제가 되기 위한 조건

1. 저혈당을 일으키지 않는다.
2. 체중증가를 일으키지 않는다.
3. 부작용이 적다.
4. 공복 시 고혈당뿐만 아니라 식후 고혈당도 개선한다.
5. 심혈관계 합병증을 감소시키는 증거가 있다.
6. 가격이 저렴하다.
7. 복약 준수율이 높다.

또한 2015년에 개정된 미국당뇨병학회(ADA)와 유럽당뇨병학회(EASD)가 합동으로 발표한 제2형 당뇨병 치료에 관한 공동성명에서는 약물을 선택할 경우에 유용성(HbA1c의 강하 정도), 저혈당의 위험, 체중에 대한 영향, 주요 부작용, 비용이란 측면에서 선택하도록 서술하고 있으며, '금기가 아닌 경우는 metformin이 일차선택약제'이라고 명시하고 있다[3](그림 1).

그림 1 ADA/EASD의 공동성명(2015)

저혈당을 일으키지 않기 위한 제2형 당뇨병 치료권고(미국당뇨병학회와 유럽당뇨병학회의 공동성명에서)

	건강한 식사, 체중 조절, 신체활동의 증가, 당뇨병 교육

단독요법		metformin
	효과	강함
	저혈당	저위험
	체중	증가 안 함/감소
	부작용	위장관 증상/젖산산증
	비용	저렴

3개월 이내에 각자의 HbA1c 목표치에 도달하지 않는 경우, 2제 병용요법을 실시한다.

2제 병용요법						
	metformin	metformin	metformin	metformin	metformin	metformin
	+	+	+	+	+	+
	설폰요소제	티아졸리딘디온	DPP-4 억제제	SGLT2 억제제	GLP-1 수용체 작용제	인슐린(주로 기초)
효과	강함	강함	중간 정도	중간 정도	강함	가장 강함
저혈당	중간 위험	저위험	저위험	저위험	저위험	고위험
체중	증가	증가	증감 없음	감소	감소	증가
부작용	저혈당	부종/심부전/골절	드묾	탈수	위장관 증상	저혈당
비용	저가	고가	고가	고가	고가	다양

3개월 이내에 각자의 HbA1c 목표치에 도달하지 않는 경우, 3제 병용요법을 실시한다.

3제 병용요법						
	metformin	metformin	metformin	metformin	metformin	metformin
	+	+	+	+	+	+
	설폰요소제	티아졸리딘디온	DPP-4 억제제	SGLT2 억제제	GLP-1 수용체 작용제	인슐린(주로 기초)
	+	+	+	+	+	+
다음 중 하나	티아졸리딘디온	설폰요소제	설폰요소제	설폰요소제	설폰요소제	티아졸리딘디온
	DPP-4 억제제	DPP-4 억제제	티아졸리딘디온	티아졸리딘디온	티아졸리딘디온	DPP-4 억제제
	GLP-1 수용체 작용제	GLP-1 수용체 작용제	인슐린(주로 기초)	DPP-4 억제제	인슐린(주로 기초)	GLP-1 수용체 작용제
	인슐린(주로 기초)	인슐린(주로 기초)		인슐린(주로 기초)		

3제 병용요법을 실시해도 3개월 후에 목표 HbA1c에 도달하지 않은 경우는 주사제와 병용요법으로 진행한다.
1) GLP-1 수용체 작용제에 기저 인슐린을 추가하거나
2) 적절하게 조절된 기저 인슐린에 GLP-1 수용체 작용제 또는 식전에 추가 인슐린을 추가한다.

복합 주사치료				
		metformin		
		+		
	기저 인슐린 +	초속효성 인슐린	또는	GLP-1 수용체 작용제

이상과 같이 금기가 아닌 경우에 보통 metformin을 일차선택약제로 사용한다.

Metformin의 장점은 심혈관 사망을 감소시키는 근거가 된다는 점(서구뿐만 아니라 같은 아시아인인 중국인 자료도 있음), 단독으로 저혈당을 일으키지 않는다는 점, 체중을 증가시키지 않는다는 점, 식욕억제 작용이 있다는 점, 중성지방이나 LDL-콜레스테롤을 떨어뜨리는 작용이 있다는 점, 가격이 저렴하다는 점, 최근에는 암 억제 작용도 주목을 받고 있다.

한편 주의해야 할 부작용으로 젖산산증이 유명한데, 발생빈도는 1년에 10만 예 중 3예로 매우 드물며, 금기인 증례에만 사용하지 않으면 안전하다. 금기시 되는 것은 심부전, 신부전, 간부전, 호흡부전, 알코올 중독자, 전신 감염이 있는 증례이다.

일본에서 2010년에 metformin의 최대 사용 가능 용량이 2,250 mg이 된 후 보고된 젖산산증 발생수는 50예, 이 중 사망 예는 10예이다. 사망 예는 금기 예(수술 직후, 간경화, 신기능저하, 감염, 80대의 누워 지내는 노인 등)에 대한 사용이었다. 그동안 metformin의 추정 처방 수는 약 150만 명, 젖산산증의 발생빈도는 1년에 10만 명 중 1.9예였다[4]. 따라서, 적정 사용만 준수하면 안전성에는 문제가 없는 약물이다.

비교적 많은 부작용으로 위장관 증상(구역 및 구토, 식욕부진, 설사, 복부팽만 등)이 있으며, 1일 500 mg으로 사용을 시작하고 점차 늘려가면 된다. Metformin의 사용상의 주의점은 표 2와 같다.

Metformin이 금기시되는 경우에는 DPP-4 억제제 또는 알파-글루코시다아제 억제제를 이차선택약제로 사용한다. DPP-4 억제제는 단독투여로는 저혈당의 위험이 거의 없으며, 1일 1회 복용(식전 또는 식후)으로 간단하기 때문에 복약 순응도이 좋고, 체중이 증가하지 않는 것이 특징이다. 다만 심혈관질환을 억제하는 증거가 불확실하고 비싸다는 단점이 있다.

기존에 일본에서 널리 사용해 온 설폰요소제는 저혈당을 일으킬 위험성이 있고, 체중증가를 일으키기 때문에 4번째 또는 이후 추가할 약물로서 최소량으로 다른 약물과 병용하는 것이 바람직하다.

6 혈당 조절이 불량하지 않은 환자의 진료(보통 HbA1c ≤ 7.9%)

이 경우에는 보통 식사요법과 운동요법으로 당분간(2~3개월 정도) 치료한다. 식사교육을 자신의 병의원에서 하기 어려운 경우, 지역의 주요 병원의 영양사에게 의뢰하는 것도 한 방법이다.

HbA1c가 8% 미만이고 식사 및 운동요법을 실시해도 식후 고혈당이 지속되는 경우에 금기가 아니면 metformin을 일차선택약제로 사용한다.

표 2 조절지표(일본당뇨병학회 편, 당뇨병 치료 가이드 2016-2017, 문광당 : 2016, p28)[1)]

항목	목표
표준체중의 유지	체질량지수 22 전후
혈압	< 130/80 mmHg
LDL-콜레스테롤	< 120mg/dL (관상동맥질환이 있을 때는 < 100mg/dL)
중성지방(이른 아침 공복 시)	< 150mg/dL
HDL-콜레스테롤	≥ 40mg/dL

어떤 약물을 사용하더라도 고령자 외에는 원칙적으로 HbA1c 7.0% 이상, 공복혈당 140mg/dL이상, 식후 2시간 혈당 200 mg/dL 이상 지속될 경우에는 약물의 증량, 변경, 병용이 필요하다. 또한 당연하지만 혈당 조절뿐만 아니라 혈압 조절, 지질 조절, 체중 조절, 금연교육도 중요하다(표 2).

또 2016년 12월 15일에 공개된 미국당뇨병학회의 2017년판 Standards of Medical Care in Diabetes에는 제2형 당뇨병의 약물요법에 대해 추가로 다음과 같은 권고사항이 있다.

① Metformin의 장기투여로 빈혈이나 말초신경병증을 합병한 환자는 정기적으로 비타민 B_{12}을 측정하고 필요한 경우에는 보충해야 한다.

② 이환기간이 길고 조절이 불량하며 동맥경화성 질환의 과거 병력을 가진 환자에게는 SGLT2 억제제인 empagliflozin(자디앙) 또는 GLP-1 수용체 작용제인 liraglutide의 투여를 검토해야 한다.

EMPA-REG OUTCOME 연구와 LEADER 연구에서 표준 치료에 추가함으로써 심혈관사망 및 총사망의 위험이 상당히 감소했기 때문이다. 다만 이 두 개의 약물에서 확인된 효과가 다른 동일계 약물에서도 기대할 수 있는지, 심혈관 위험이 낮은 환자에게도 기대할 수 있는지는 아직 명확하지 않다.

이것은 금물! 새로운 환자는 혈당과 HbA1c만으로 안 된다! 반드시 소변검사에서 소변 케톤체도 확인할 것!

참고문헌

1) 日本糖尿病学会, 編. 糖尿病治療ガイド 2016–2017. 文光堂; 2016. p.28.
2) 日本糖尿病学会サイト「専門医・認定施設の検索」. http://www.jds.or.jp/
3) Inzucchi SE, et al. Management of hyperglycemia in type 2 diabetes, 2015: a patient-centered approach: update to a position statement of the American Diabetes Association and the European Association for the Study of Diabetes. Diabetes Care. 2015; 38(1): 140–9.
4) 村上ちひろ, 他. メトグルコ錠　リスク最小化策の実施と評価方法に関する検討. 医薬品医療機器レギュラトリーサイエンス. 2014; 45(7): 561–71.
5) American Diabetes Association. Standards of Medical Care in Diabetes－2017. Diabetes Care. 2017; 40: Supplement 1.

〈岩岡秀明〉

2. 비약물요법(생활요법의 실제)

A. 주치의가 할 수 있는 실천적인 식사 교육

이것이 중요!

① 식사요법은 당뇨병의 기본요법이며 항상 치료의 근간을 이룬다는 사실을 전달하고 충분한 이해를 얻는다.

② 섭취 칼로리는 비만이 있으면 제한한다. 목표체중에 도달한 때의 섭취 칼로리는 그 때마다 소비에너지에 알맞게 조정한다. 이 경우 '먹고'→ '움직이고'→ '휴식한다'는 리듬을 준수하면 혈당은 관리하기 쉬워진다.

③ 본문 중의 '주의사항'이나 '원 포인트 어드바이스'를 참고한다.

④ 환자 자신의 생활습관이나 식생활을 파악하여 각자에게 맞고 할 수 있는 내용으로 조언한다.

⑤ 영양상담은 끝이 없다. 계속 상담을 받고 싶다는 생각이 들도록 만드는 것이 요령이다.

Key Words

생활 활동 강도, 지시에너지량, 영양균형, 식품교환표

증 례 제 시

[병력]

54세 남성, 시간제 노동자.

9년 전부터 당뇨병을 조심하라는 말을 들었지만 방치.

2010년 5월 오른쪽 눈으로 보면 사물이 일그러져 보여 안과 진료를 받았고 당뇨병이 치료되지 않아 본원으로 의뢰되었다.

[과거력] 45세부터 고혈압을 치료하는 중이다. 음주 및 흡연습관이 있다.

[가족력] 특기할 만한 사항 없음.

[검사 소견]

- 신장 161.4 cm, 체중 86.7 kg (체질량지수 33.3), 체지방률 28.8%, 혈압 122/74 mmHg, HbA1c 9.7%, 무작위 혈당 196 mg/dL, HDL-C 62 mg/dL, TG 222 mg/dL, ALT 35U/L, γGTP 99U/L, Cr 0.83 mg/dL, eGFR

76 mL/min, 소변 알부민 41.3 mg/gCr, 식후 2시간 CPR 9.4 μU/mL, HOMA-IR 2.78, 아킬레스건 반사 소실, 증식성 망막병증(B2, 광응고술 후) + 녹내장, 심전도 · 흉부 X선 이상 없음, 경동맥 죽상반(+)

[임상 경과]

- 독신으로 형과 지내고 있으며, 실직 후에 시간제로 일을 하고 있다.
- 음주 습관이 있고, 단 음식이나 과자도 자주 먹었다. 식사요법의 필요성과 기본을 설명하며 주식으로 채소를 적정량 섭취하고 간식을 줄이도록 촉구했다.
- 혈당 개선과 함께 간식에 대한 욕구가 줄어들고 외식이나 조리식품이 줄었으며 스스로 조리해서 채소를 많이 섭취하게 되었다.
- 그 결과 4년간 약물치료는 전혀 필요하지 않고 HbA1c 5%대를 유지하고 있다(그림 1). 경과 중에 망막병증의 악화는 전혀 보이지 않았다.

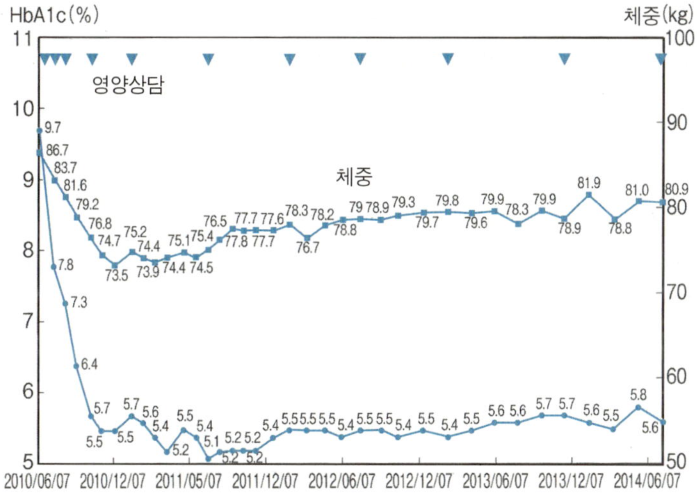

그림 1 식사요법만으로 치료를 계속하고 있는 남성 사례

1 식사요법의 목적과 의의

식사요법에는 당뇨병 환자가 건강한 사람과 같은 일상생활을 영위하는데 필요한 영양소를 섭취하면서 대사이상을 개선하고, 혈당, 지질, 혈압을 양호하게 유지하며, 합병증의 발생을 예방하거나 진행을 억제하는 목적이 있다. 식사를 적절하게 하면 체중도 관리되고, 인슐린 요구량이 감소하여 인슐린 작용 부족도 해소되고 식후혈당을 낮출 수도 있다. 또한 3대 영양소의 에너지 비율을 적절하게 유지하여 동물성 지방이나 염분의 과다 섭취를 없앰으로써 혈당뿐만 아니라 지질, 혈압의 조절로 이어진다.

2 섭취 에너지량의 결정법과 영양배분

보통 성인인 경우는 표준체중(kg)(= 신장(m)^2 ×22)과 신체활동량에서 에너지 섭취량(=신체활동량×표준체중)을 구할 수 있다. 신체활동량은 표준체중 1 kg에 해당하며, 앉기 등의 약한 활동은 20~25 kcal, 책상에서 업무 등 가벼운 노동은 25~30 kcal, 서서 일하는 것처럼 보통의 노동은 30~35 kcal, 육체노동이 많은 힘든 노동은 35 kcal 이상을 기준으로 한다. 비만인 경우는 표준체중 1 kg당 25 kcal로 하고, 고도비만이라도 20 kcal는 섭취한다. 비만인 사람에게는 에너지 섭취량이 에너지 소비량을 초과하지 않도록 지시한다. 체중 1 kg의 증감은 6,000~7,000 kcal의 에너지 축적 및 소비에 해당한다는 것도 설명한다. 한편 체중을 유지할 때에는 에너지 소비량과 에너지 섭취량을 동일하게 하고, 활동상황에서 에너지 섭취량도 유연하게 대응하도록 교육한다.

일반 성인의 3대 영양소의 섭취에너지 비율 중 탄수화물은 50~60%로 과거보다 그 범위가 넓어졌다(당뇨병 식사요법을 위한 식품교환표, 제7판). 여기에는 최근 식생활의 변화와 저당질식이 일정한 평가를 얻은 것과 관련이 있다. 지질이나 단백질을 섭취한 에너지 비율과 지방산 섭취비율을 적절하게 하고, 비타민, 미네랄, 식물섬유도 적정량으로 하며, 콜레스테롤, 염분은 줄이고, 합병증이나 동반질환이 있으면 제한을 강화한다. 또한 성, 연령, 생애주기, 혈당, 합병증의 유무도 고려한다(구체적인 내용은 다른 책 참고).

이것은 금물! 신체활동량을 무시한 식사제한이나 환자에게 현실적으로 불가능한 식사법을 강요하지 않는다(환자에게 마음의 상처를 입으면 두 번 다시 영양상담을 받지 않게 된다)!

3 어떤 도구를 사용해서 영양지도를 할까?

경험이 있는 영양사의 영양상담이 가장 이상적이지만, 의사나 다른 의료인이 교육하는 경우, 도구에는 다음과 같은 것이 있다. 어느 도구를 사용하더라도 혈당과 관계가 있는 주식의 양은 환자 자신이 저울로 측정해서 확인하도록 해야 한다.

1) 식품교환표 사용법

저울로 식재료를 계량하고 식품교환표를 이용해 칼로리를 계산하는 기존의 방법이다. 하지만 현재의 생활환경에서는 대응할 수 있는 사람은 적다.

2) 6개의 식품군으로 분류하는 방법(그림 2)

식품교환표에서 인용한 것으로, 주식이나 메인 반찬, 보조 반찬의 각 그룹을 확인하고 같은 그룹에서만 교환할 수 있도록 한다. 계량이나 계산까지는 하지 않지만 어느 정도 식사에 대한 의식이 높은 사람에게 적합하다.

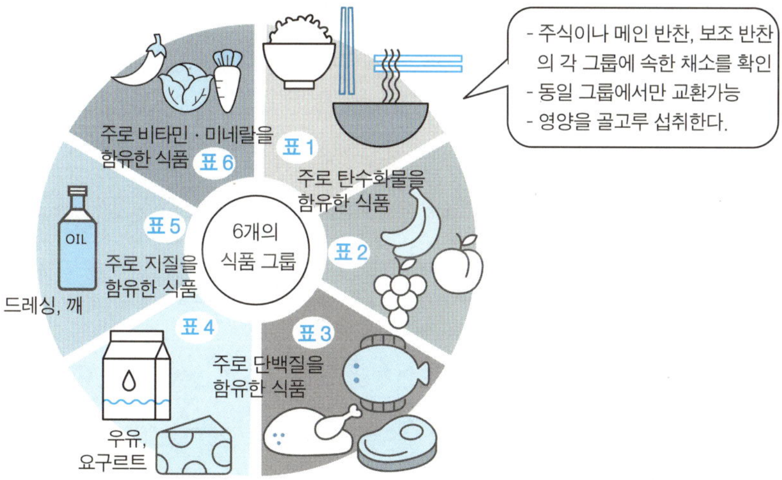

그림 2 6개의 식품군

3) 손대중 영양법(그림 3)

단백질은 1일 양손 가득, 채소는 생것으로 한 손 가득, 밥은 양 손으로 감쌀 정도의 밥공기 한 그릇으로 설명하는 방법이다. 외식 중심인 사람, 계량이 귀찮은 사람에게 적합하다.

4) 가장 간단한 방법

주식(표 1: 밥, 빵, 우동 등), 주채소(표 3: 생선, 고기, 두부제품, 계란, 치즈 등), 부채소(표 6: 채소, 해조류, 버섯 등)를 구별하고, 이들을 매 식사(아침, 점심, 저녁) 때마다 반드시 섭취하도록 하는 방법, 독신자, 노인, 번거로운 것을 싫어하는 사람에게 최소한의 내용만 전하고 싶을 때 한다.

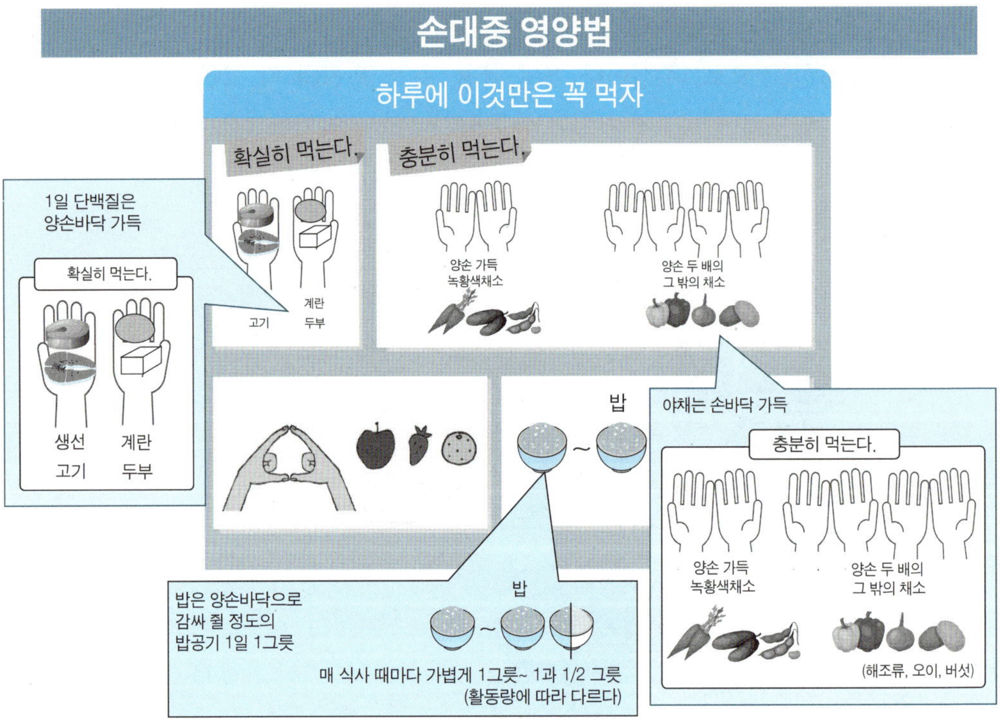

그림 3 손대중 영양법

이 손대중 영양법은 단백질은 양손바닥 가득이 1일 양이고, 밥은 양손으로 감싸 쥘 정도의 밥공기 1그릇을 매 식사 때마다, 채소는 날 것으로 손바닥 가득한 양을 매 식사 때마다 섭취하는 등 계량하지 않아도 기준량이 제시되어 있고, 외식이 많은 사람도 활용할 수 있다. 다만 주식에 대해서는 반드시 적정량을 계산하도록 권장한다.

보다 이해를 높이기 위한 원 포인트!

※ 식사법의 연구

잘 씹고 천천히 먹으면 약간 상승한 혈당은 포만중추(satiety center)를 자극하여 식욕을 억제한다. 또한 잘 씹으면 저작정보가 뇌 내의 히스타민이나 세로토닌의 신경계를 활성화하고 식욕억제에 작용하는 것으로 알려져 있다. 식물섬유가 많은 식재료나 탄력성이 있는 식재료, 껍질이 있는 식품을 선택하고 조리법(써는 법, 가열, 혼합법)을 연구하면 먹는 시간이 길어지고 포만감을 줄 수 있다. 주식도 잡곡이나 현미, 납작보리 등을 권장한다.

먹는 순서를 고려하는 것도 중요하다. 식물섬유가 많은 채소부터 우선 먹는 것이 식후 인슐린 과잉분비를 없애고, 식후혈당도 개선된다. 또한 주채소로 단백질 식품을 주식보다 우선 섭취하는 것이 인크레틴 효과(incretin effect)를 높이고, 인슐린의 초기분비가 개선된다. 생선류의 다가불포화지방산은 식욕억제에 작용하는 GLP-1을 다량으로 분비시키지만, 고기 등에 함유된 포화지방산이나 단일불포화지방산은 GIP를 분비하기 때문에 내장지방도 축적되기 쉽다. 지방조직에서 분비되는 렙틴(leptin)은 위에서 분비되고 섭식항진작용을 하는 그렐린(ghrelin)에 길항하여 섭식억제 효과를 발휘하지만 비만이 되면 렙틴저항성이 나타나고 식욕이 억제되기 어려워진다(그림 4).

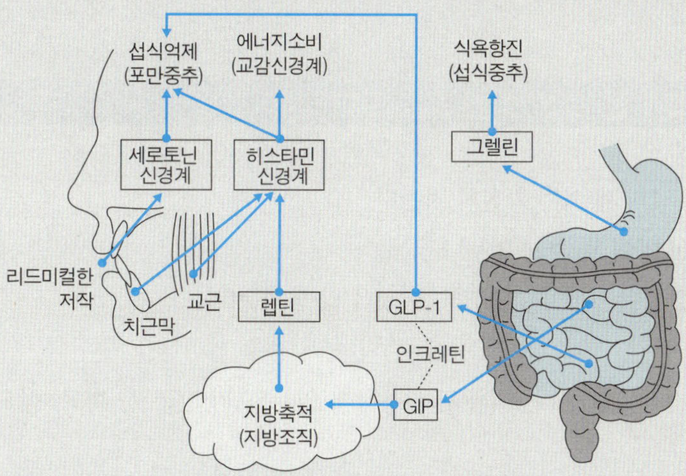

그림 4 식욕과 저작 · 위장관호르몬

4 주의사항

- 음주는 알코올 불내증, 알코올 중독, 간기능장애, 췌장염, 고중성지방혈증, 고요산혈증인 사람은 피하도록 교육한다. 알코올 자체나 안주 때문에 섭취 칼로리가 과잉이 되기 쉽고, 당뇨병 치료제의 종류와 음주 방법으로 저혈당이나 젖산산증을 일으킬 가능성이 있는 것도 전달해 둔다.

- 인슐린 치료 중에 저혈당을 예방하기 위해 '간식'을 지시하는 경우가 있는데 불필요한 '간식은 가능하면 피하도록 한다.
- 외식이나 인스턴트식품(중식)은 비교적 양이 많고 기름기와 탄수화물이 많으며, 칼로리가 많은 대신 채소 등의 식물섬유가 매우 적다. 즉, 영양학적으로 불균형적이고, 게다가 진하게 맛을 내다보니 염분, 지방, 과당, 설탕이 많다. 이들은 각각 고혈압, 고콜레스테롤혈증, 고중성지방혈증 고혈당으로 이어지기 쉬우며, 내장비만을 조장하고 인슐린저항성을 일으키기 쉽다. 외식의 경우, 일부는 남기고 채소도 추가해서 섭취한다. 조리식품인 경우 성분을 고려해서 직접 요리를 준비하여 균형을 맞춘다.
- 탄수화물 제한식은 탄수화물 섭취에 따른 혈당 상승과 그에 따른 과잉의 인슐린 분비를 억제함으로써 혈당이나 비만을 개선할 수 있다. 당뇨병 환자에게는 '극단의 탄수화물 제한'을 해서는 안 되지만, 칼로리를 제한하기 어려울 때에는 '경도의 탄수화물 제한'을 허가하는 경우가 있다. 하지만 합병증이 진행된 환자, 임신부, SGLT2 억제제를 복용 중인 환자에게는 권장해서는 안 된다.

5 영양사 이외에 할 수 있는 원 포인트 어드바이스

- 아침, 점심, 저녁의 세 끼는 확실히 먹는다.
- 천천히 잘 씹고 양이 덜 차게 먹는다.
- 채소(감자류나 호박은 배제), 해조류, 버섯을 많이 먹는다.
- 기름이 많은 튀김, 라면, 카레 등에 주의하고 기름 섭취량을 줄인다. 특히 동물성 지방을 많이 함유한 식품을 피한다. 기름을 사용하지 않는 요리법(굽고, 찌고, 삶고, 데치는 것 등)을 활용한다.
- 진한 맛에는 좋지 않은 성분이 다량으로 들어있기 때문에 싱거운 맛에 익숙해지도록 한다.
- 알코올, 채소류, 주스 등은 칼로리가 많은 대신 영양의 균형이 나쁘기 때문에 삼간다.
- 과일의 과잉섭취에 주의한다.
- 건강을 생각해서 섭취한 음식, 음료, 영양보조제도 주의한다.
- 여름철 스포츠음료와 아이스크림, 겨울철 목캔디에 주의한다.

B. 주치의(단골의사)를 위한 운동요법의 포인트

이것이 중요!

① 운동을 권유하는 의료인은 운동이론을 충분히 이해하고 있고 건강을 위해 무리하지 않는 운동을 평소에 실천하고 있으면 환자에게도 운동요법을 권유하기 쉽다.

② 운동에 대한 입장을 알아보고 변화단계에 맞는 운동으로 대응한다.

③ 운동을 지시하기 전에 각 환자에게 건강상태를 측정한다. 가급적 체력측정을 하는 것이 바람직하다.

④ 운동처방은 운동의 종류, 강도, 시간, 빈도, 시간대를 구체적으로 결정하고 환자와 상담하면서 정하지 않으면 실천할 수 없게 된다.

⑤ 운동할 때 각종 주의사항을 준수하도록 지시한다.

Key Words

운동이론, 변화단계, 건강상태측정, 운동처방

증 례 제 시

[병력]

58세 남성, 무직. 1년 전에 퇴직한 후 집에서 지내며 체중이 증가했다.

건강검진에서 전년도에는 HbA1c가 6.5%였지만, 1년 후 10.2%로 상승하여 내원했다.

[과거력] 고혈압, 요관결석, 흡연습관 있음.

[가족력] 부친이 당뇨병, 고혈압

[검사 소견]

신장 164.4cm, 체중 78.4kg(BMI 29.0), 체지방률 32.4%, 혈압 122/80mmHg, HbA1c 10.2%, 무작위 혈당 167mg/dL, 소변 케톤(-), 요단백(-), 간기능 정상, TC 176mg/dL, LDL-C 132mg/dL, HDL-C 35mg/dL, TG 100mg/dL, Cr 0.98mg/dL, eGFR 62mL/min, 요중 알부민 7.3mg/gCr, 신경병증 없음, 망막병증 없음, 심전도 및 흉부 X선은 이상 없음, 경동맥 죽상반 있음.

[임상 경과]

- 주로 요리를 담당하는 아내와 함께 영양 상담을 하고 식사요법을 준수하는 것의 중요성을 이야기했다.
- 혈당이 개선되는 경향을 보이자 자연스럽게 운동에 대해서도 흥미를 갖게 되었고, 스스로 산책을 시작했다.
- 혈당 개선 및 비만개선효과를 실감하자 환자는 비오는 날에도 할 수 있는 운동이나 근력운동도 생각하게 되었다. 영양사의 권유도 있어서 운동처방 후 운동교실도 참가하기 시작했다.

- HbA1c는 3개월이면 5%대로 개선되었다. 혈당 개선과 비만개선에서 식사와 운동이 중요하다는 것을 알게 되었고, 그 후에도 이 둘은 지속했으며 이후 HbA1c는 5%대를 유지하고 있다.
- 체중은 감소(78.4→70.4kg)했지만 줄어든 것은 체지방량(5.4→16.8kg)뿐이고, 제지방량(53.0→53.6kg)은 유지되고 있다(그림 5).

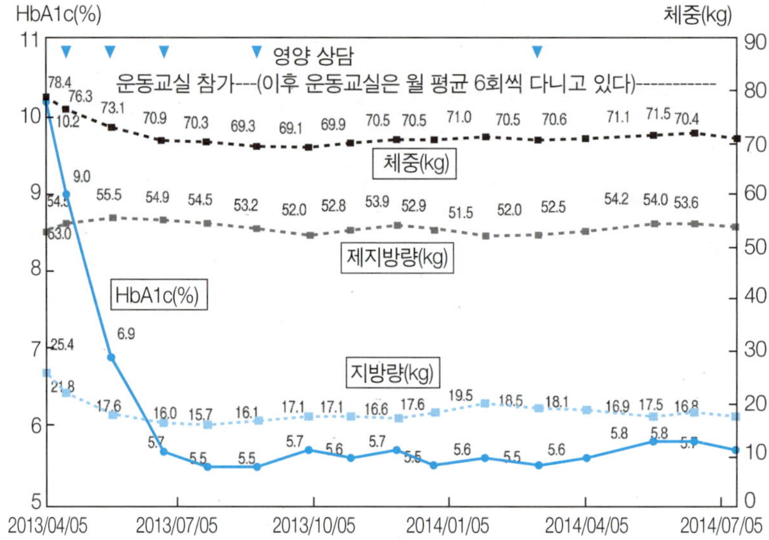

그림 5 운동을 요양에 활용하는 남성 예

1 운동과 생활 활동

1일 총 에너지 소비량은 기초대사량+식사유발 열생산(diet-induced thermogenesis, DIT)+신체활동량으로 나타내고, 신체활동량은 운동 + 생활활동으로 나타낼 수 있다. 생활활동은 비운동성 활동 열발생(non-exercise activity thermogenesis, NEAT)이라고도 불리지만, 일상의 비교적 통합된 신체활동뿐만 아니라 매우 짧고 가벼운 신체활동이나 약간의 동작도 NEAT로 간주할 수 있다. 그 결과 예를 들어 자세를 편하게 하는 것보다 바로 잡근 것이, 누워있는 자세보다 앉은 자세가, 앉은 자세보다 서있는 자세가 NEAT 측면에서 의미 있는 활동이다.

2 변화 단계

운동하는 것은 환자 본인이기 때문에 그때마다 환자의 생각을 듣는 것이 중요하며, 일반적으로 변화단계에 따라 이해한다(그림 6).

- 고려 이전 단계: 운동의 필요성이 인시되지 않거나 운동을 회피하는 상황이다. 이 단계에서는 운동에 대한 환자의 생각을 경청하고 운동효과를 전달한다.
- 고려 단계: 운동의 필요성을 인식하고 있지만 아직 고민하는 상황이다. 자동차를 사용하지 않고 계단을 이용하는 등 생활 활동을 늘릴 것을 권유한다. 무리하지 않는 걸음수로 시작해서 1,000보 늘리는 등 간단한 목표를 세우며 조금씩 시작한다. 단거리도 좋다고 설명해서 이 정도는 할 수 있다는 자신감을 가지도록 한다.

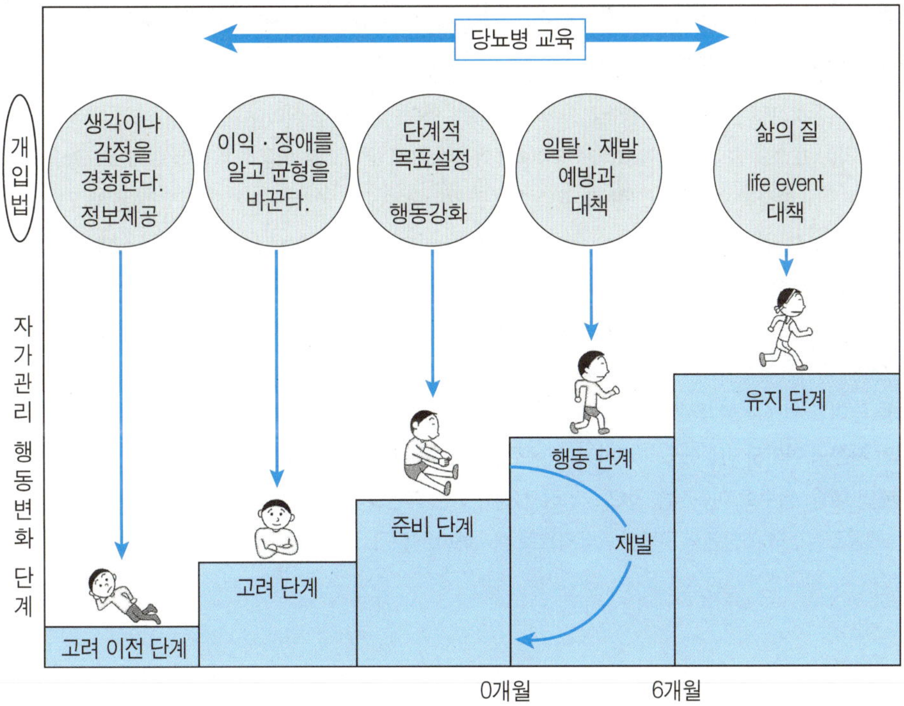

그림 6 자가관리 행동에서 변화 단계

- 준비 단계: 운동요법의 이익을 인정하여 운동을 시작하려고 하거나 자기 나름의 운동을 하기 시작한 상황이다. 혈압 변화나 저혈당, 합병증이 악화되지 않도록 운동을 처방하고, 운동교실 등을 의뢰한다. 조금이라도 행동에 변화가 보였을 때에는 칭찬한다.

- 행동 단계: 운동의 유익성(장점)과 부담감(단점)을 뛰어넘어 운동을 하고 있지만 완전히 정착했다고는 볼 수 없는 상황을 말한다. 운동을 실천하고 있는 것, 신체활동량을 늘리고 있는 것을 높이 평가한다. 계단을 쉽게 오를 수 있었다는 자각효과를 인식시키고, 체중, 체지방량, 허리둘레, 혈당 조절이 잘 되고있는 것을 인식하도록 한다. 운동으로 얻을 수 있는 긍정적인 측면을 환자 자신이 알고 있는 것이 중요하다.
- 유지 단계: 정기적으로 운동을 하는 것이 습관화되어 6개월 이상 경과한 상황을 말한다. 현재 습관을 계속하도록 촉구한다. 하지만 사고나 상처로 장기간 운동을 하지 못한 경우도 있을 수 있다. 이런 경우에도 상황에 따라 초조해하지 않고 천천히 운동습관을 되찾도록 응원한다.

! 보다 이해를 높이기 위한 원 포인트!

※ 운동이론과 운동효과를 이해하자!

운동을 권장하려면 운동이론을 충분히 이해할 필요가 있다. 근육을 움직이면 근육세포 내의 에너지 소비에 따라 AMPK라는 효소가 활성화된다. 그러면 당수송체가 근육세포 표면으로 이동하여 혈액 속의 포도당을 흡수함으로써 운동 중에 혈당이 감소된다(그림 7). 운동 후에도 간 · 근육에서 사용된 지방 · 글리코겐 등 에너지 물질을 재보충하기 위해 혈당을 사용하고 서서히 감소한다. 운동을 지속하면 당수송체(GLUT4)가 근육 안에서 증가하고, 인슐린에 의존하지 않는 포도당 수송이 강화되며, 인슐린감수성이 높아진다. 또한 지방 연소 효과로 비만도 개선된다. 내장지방 감소는 아디포카인(adipokine) 분비 파괴의 개선을 통해 지질 대사 개선, 혈압개선, 인슐린저항성 개선, 항동맥경화작용으로 이어지고, 근육이나 간에 축적된 지방이 감소하면 이들 장기의 기능은 회복된다. 또한 심폐기능을 높이고 체력을 향상시켜 근위축이나 골다공증을 예방한다. 의지 · 의욕도 높여 스트레스를 해소시키고 긍정적인 자신의 이미지 형성에도 기여하며, 체온조절능력, 면역력, 환경에 대한 적응력도 길러진다. 최근에는 암이나 치매의 예방, 장수로 이어지는 것으로 알려져졌다. 이런 다면효과로 모든 생활습관병의 예방과 치료, 삶의 질 개선, 체온조절능력 예방에서 운동은 적극적으로 실시해야 한다.

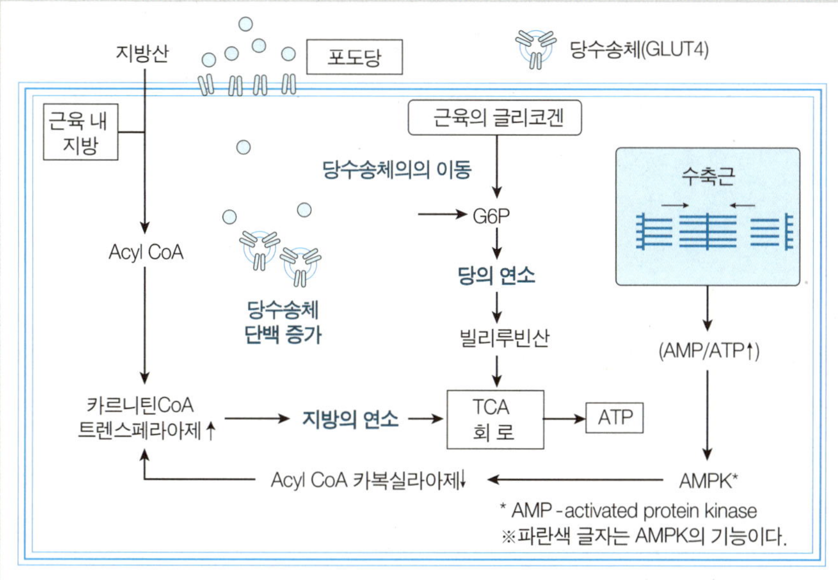

그림 7 운동과 근육 AMPK의 활동

3 운동의 목적을 명확히 한다.

당뇨병에서 기대되는 운동효과는 혈당 개선, 지질 대사 개선, 혈압 개선, 동맥경화 예방 등이며, 이것은 주로 인슐린저항성을 개선함으로써 달성할 수 있다. 이런 목적이라면 시간대는 상관없이 주 3~4회 정기적으로 실시하면 좋다. 또한 비만 개선을 위해서는 중등도 강도의 유산소운동을 중심으로 운동량(강도 ×시간)을 늘린다. 어느 시간대의 혈당을 낮추는 것도 가능하며, 일반적으로 식후 조기에 운동을 하면 식후 고혈당을 개선하기 쉽다. 근위축이나 누워지내는 것을 예방하려면 무리하지 않는 계획을 세워 유연성과 부족하기 쉬운 근력 강화에 중점을 둔다.

4 건강상태측정과 체력측정

운동에는 양날의 칼과 같은 측면이 있다. 시작 전에는 건강상태측정을 반드시 실시한다. 가장 먼저 제1형인지 제2형인지, 인슐린 의존 상태인지 아닌지, 혈당 조절 상황, 과거력, 비만 유무, 연령, 당뇨병성 합병증이나 동반질환의 유무와 그 정도, 정형외과상의 문제점 등을 총체적으로 점검한다. 안정 시 심전도에서 이상이 없는 경우라도 숨겨진 허혈성 심질환이 존재하는 경우는 많다. 본인이 강도 있는 스포츠나 노동을 희망하는 경우, 또는 안정 시 심전도, 경동맥초음파, ABI 등에서 동맥경화성 질환의 합병이 의심되는 경우에는 사전에 순환기적 정밀검사를 해야 한다. 체력측정에서 기초적인 체력이나 관절운동범위 등을 알고 무리한 종류나 강도의 운동으로 사고나 장애가 일어나지 않도록 하는 것이 바람직하다.

5 운동처방

운동처방이란 환자의 병상, 신체활동상황, 희망 등을 충분히 고려한 후에 운동의 종류, 강도, 시간, 빈도, 시간대를 구체적으로 정하는 것이다. 대사개선이나 인슐린저항성 개선이 주목적이기 때문에 유산소운동을 중심으로 하고, 그것을 안전하게 수행하기 위해서 근력운동(저항운동)이나 스트레칭 등의 유연성 운동도 함께 지시한다.

6 운동 시 주의사항

- 안전하고 효과적으로 운동하기 위해서는 건강상태측정은 필수적이다. 가능하면 체력측정도 시행한 후 개별적인 '운동처방'을 한다.
- 운동에는 장점과 단점이 있다. 운동의 안전영역을 무시한 강력한 활동으로 심혈관계의 장애가 일어나는 경우가 있다. 운동 중에 피해야 할 가장 중요한 문제는 강도를 제한하는 것이다. 건강상태측정에서 합병증이 없는 사람이나 운동습관이 있는 사람은 최대 강도의 60% 정도, 합병증이 비교적 진행되고 있는 사람이나 운동습관이 없는 사람은 40% 정도를 권장한다.
- 운동할 때의 강도에 적합한 맥박 수는 Karvonen 공식: [(220 − 연령(세)) − 안정 시 심박수(/(분)) ×운동강도(%) + 안정 시 심박수(/(분)로 구하지만, 여기에만 의존하지 않고 자각적 운동강도(rating of perceived exertion, RPE)에서 '그렇게 편하지는 않지만 심하게도 느껴지지 않는' 정도의 자각적

운동강도로 제한한다.

● 운동에 적합한 복장(기온변화에 옷입기와 탈의가 가능한 복장)과 발에 맞는 양말이나 워킹슈즈를 신고 땀을 닦을 수 있는 수건도 지참한다.

● 운동하는 환경(기후, 기온, 습도, 장소의 넓이 등)에 주의를 기울이고, 너무 춥거나 더운 환경을 피한다.

● 준비운동, 정리운동을 권장한다.

● 운동 전 · 중 · 후의 수분보충의 필요성을 충분히 설명한다.

● 망막병증이 불안정한 경우, 눈의 충혈을 변화시키는 호흡정지나 강한 운동, 머리를 아래로 숙이는 운동은 망막병증을 악화시킬 가능성이 있다.

● 인슐린 결핍 상태에서는 한층 더 고혈당이나 산증 등 대사 상태의 불안정화를 초래할 수 있다.

● 인슐린이나 인슐린분비촉진제를 사용할 경우에 저혈당은 운동 중이나 직후 또는, 한참 있다가 지속성 저혈당으로 나타나는 경우가 있다. 반드시 저혈당일 때를 대비해서 당류나 간식을 준비해 둔다. 운동시작 전의 인슐린은 원칙적으로 복벽에 주사한다. 운동량이 많은 경우는 미리 인슐린 용량을 감량하거나 운동 전 · 중에 간식을 먹는 등 주의가 필요하다.

● 운동은 그 날의 몸 상태에 맞게 가감한다. 몸 상태은 양호한지, 환경은 적절한지, 복장이나 신발은 적합한지, 맥박은 적당한지, 몸 상태에 변화는 없는지, 전후에 준비 · 정리운동을 하고 있는지 등 항상 자문자답하도록 한다.

● 신경병증이 있는 경우는 발에 부담이 없는 운동을, 요추나 하지에 정형외과질환이 있을 때에는 장애 부위에 부담을 주지 않는 수중보행 등의 운동을 권장한다.

● 운동은 언제, 어디서나 혼자서도, 또한 실내에서도 실시할 수 있는 운동이 기본이지만 합병증이 강한 사람, 노인, 인슐린 치료자, 저혈당 혼수의 기존 병력이 있는 사람은 가족, 친구 등과 함께 운동하는 것을 권장한다.

● 만보계나 소비 칼로리 측정기를 몸에 지니고 운동일지도 기입하면 자극이 되어 자신을 독려하는 효과가 있다.

● 식사요법이 동반되지 않으면 충분한 운동효과를 얻을 수 없고, 운동을 해도 소비하는 에너지는 그리 많지 않으며, 과잉으로 섭취한 에너지를 운동으로 소비하는 것은 쉽지 않다는 것도 전달한다.

이것은 금물! 건강한 사람에게 권장할 수 있는 운동을 그대로 환자에게 적용하지 않는다. 간단하다고 해도 반드시 건강상태측정을 한 후 환자 개개인에게 맞는 운동처방을 한다.

C. 기타 생활상의 원 포인트 어드바이스

이것이 중요!

① 식사나 운동의 문제 외에 모든 측면에서 생활개선은 필요하다.

② 양방향의 치주질환과의 관계로 볼 때 구강 관리의 개선도 필요하다.

③ 생활습관은 환자가 오랫동안 몸으로 익힌 태도이기 때문에 개선하기가 쉽지 않다. 행동변화를 촉구하기 위해서는 우선 환자의 생각을 들어보고 각 변화단계에 맞추어 천천히 중재할 필요가 있다.

Key Words
휴식 · 수면, 생활리듬, 스트레스 관리, 구강 관리, 생활요법

증 례 제 시

[병력]

20세 남성, 학생. 19세 때 건강검진에서 요당이 있는 것을 알게 되었지만 내과에서 재검 후 '이상 없음'으로 판정받았다.

20세 때 건강검진에서 당뇨병으로 진단 받았고, 다른 병원에서 진료를 받았다.

혈당 663mg/dL, HbA1c 16.3%이기 때문에 제1형 당뇨병의 가능성이 우려되어 본원으로 내원했다.

[기존 병력] 특기할 만한 사항 없음

[가족력] 모친 쪽 형제 5인 중 4명과 조부가 당뇨병이다.

[검사 소견]

신장 157.7 cm, 체중 53.8 kg, 체지방률 14.1%, 허리둘레 70 cm, 혈압 122/74 mmHg, HbA1c 15.4%, 공복혈당 273 mg/dL, 소변 케톤(3+), 요단백(-), ALT 58 U/L, TC 135 mg/dL, LDL 65 mg/dL, HDL 60 mg/dL, TG 36 mg/dL, Cr 0.66 mg/dL, eGFR 86 mL/min, 소변 알부민 2.4 mg/gCr, 공복 시 IRI 1.4 μU/mL, 공복 시 CPR 0.7 ng/mL, 식후 2시간 CPR 3.2 ng/mL, GAD 항체(-), IA2 항체(-), 신경병증(-), 청력: 정상, 망막병증(-), 식후 4.2 ng/mL, 심전도: 정상

[임상 경과]

- 젊은 나이에 발생했지만 췌장의 내분비기능은 내원 당시 비교적 잘 유지되고 있었고, 위의 다양한 검사 소견으로 볼 때 유전력이 강한 제2형 당뇨병으로 진단되었다.
- 영양상담과 동시에 강화인슐린요법을 실시한 결과, 일시적으로 HbA1c는 6.1% 전후까지 개선되었고 ALT도 정

상화되었다. 하지만 전문대에 다니면서 시작한 아르바이트로 귀가하는 시간이 늦어지고, 모임이나 음주기회가 늘어나면서 사람들 앞에서 인슐린 주사를 맞을 수 없는 경우도 발생했다.

- 저녁식사가 22시 경으로 늦어지고 인간관계에서 오는 스트레스도 있었다.
- 인턴 시절을 지나 회사에 채용되면서 업무시간은 길어졌고 수면도 3~4시간으로 줄었다. 그 무렵부터 원인 불명의 불쾌감이 증가했고 표정이 어두워지면서 점차 우울한 상태가 되었다.
- 혈당 관리가 불량해진 것이나 정신적으로나 신체적으로도 재점검이 필요하다고 판단되었기 때문에 당뇨병에 대한 교육과 함께 입원을 권장했다(그림 8).

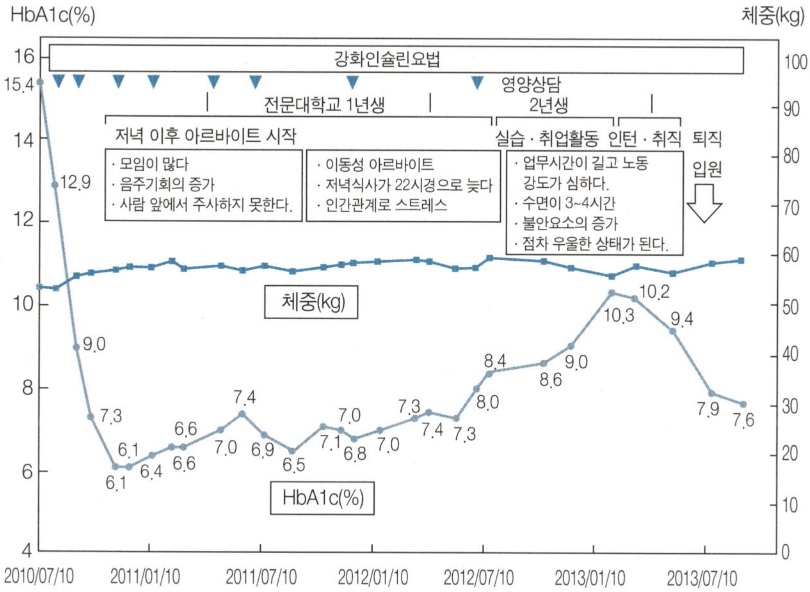

그림 8 환경의 영향으로 혈당 관리가 힘들어진 청년 남성의 예

보다 이해를 높이기 위한 원 포인트!

※ 스트레스와 건강장애

현대인의 생활은 과중한 스트레스에 노출되기 쉽다. 스트레스란 다양한 자극이 원인으로 일어나는 신체적 · 정신적 긴장감이다. 적정한 긴장감은 능률을 높이지만, 불쾌한 자극이나 오랫동안 이어지는 긴장감은 인간의 마음과 신체를 소모시키며 여러 폐해를 가져온다. 자율신경의 긴장이나 균형의 붕괴는 일반적으로 카테콜아민이나 코르티솔 등의 인슐린 길항호르몬을 분비해서 혈당 상승, 유리지방산 상승, 혈압 상승을 일으키고 당뇨병을 악화시키며 동맥경화를 진행시킨다. 또한 스트레스는 평상심을 잃게 하며, 불면, 불규칙한 식사, 음주 · 흡연 기회가 증가하고, 생활관리를 어렵게 만들며 만성적으로 이어지는 강한 스트레스는 우울 등의 정신적 장애나 뇌의 기질적 장애를 일으킬 가능성이 있다(그림 9).

당뇨병 환자는 생활사건이나 경제적 · 사회적 측면에서 발생하는 일반적 스트레스 요인과 더불어 다음과 같은 당뇨병 관련 스트레스 요인(stressor)도 추가된다. 당뇨병의 발생, 치료 · 요양상의 제한, 의료비, 생활관리의 어려움, 혈당 조절 상황의 악화, 합병증 진행, 예후의 악화, 사회적 입장의 상실 등이다. 따라서, 당뇨병은 우울 상태에 빠지기 쉽기 때문에 상황에 맞는 생활에 대한 조언이나 심리적 지원도 중요해진다.

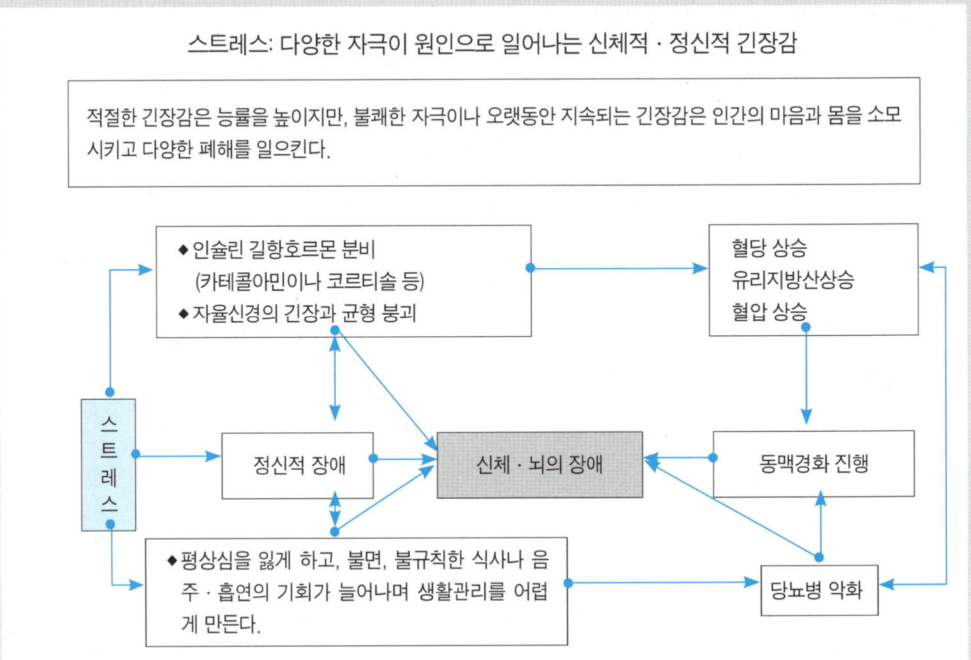

그림 9 스트레스와 건강장애

1 수면 · 휴식(그림 10)

휴식은 신체 피로를 풀고 원기를 회복하여 마음에 쌓인 피로를 덜어주고 의욕을 회복시키는 수단이다. 수면은 전신에 영양을 골고루 보충할 뿐만 아니라 기억을 정리하고 호르몬 균형을 개선하여 머리를 명료하게 하고 다음 날 안전하게 행동할 수 있게 하는 데 매우 중요하다. 수면시간의 길이는 너무 길거나 짧아도 당뇨병 발생의 위험도가 늘어나는 것으로 알려져 있다. 최근에는 증례에서 의뢰한 것처럼 업무 때문에 귀가시간이 늦어지고 수면이 부족한 젊은 사람들이 늘어나고 있다. 또한 텔레비전이나 컴퓨터게임을 하느라 밤 늦게까지 자지 않고 있는 사람도 적지 않다. 그러면 늦은 밤에 식사를 하거나 야식을 먹는 경우가 많아진다. 수면 전의 식사는 비만을 일으키기 쉬울 뿐만 아니라 아침을 먹지 않게 된다. 아침식사의 결식률은 현재 청년층, 특히 독신자에게 많은 것으로 알려져 있다. 아침식사의 결식 등 식사를 하지 않으면 전신의 세포에 영양이 부족해서 기운이 없고 뇌 세포에 영양을 주지 않아 두뇌 회전이 되지 않으며 세포 수준에서 생(省)에너지 모드가 되어 살찌기 쉬운 체질이 된다. 부적절한 식사나 운동부족과 마찬가지로 이런 상태는 대사증후군이나 제2형 당뇨병의 발생요인이 되며, 당뇨병에는 악화요인으로 작용한다. 따라서, 개선이 요구된다.

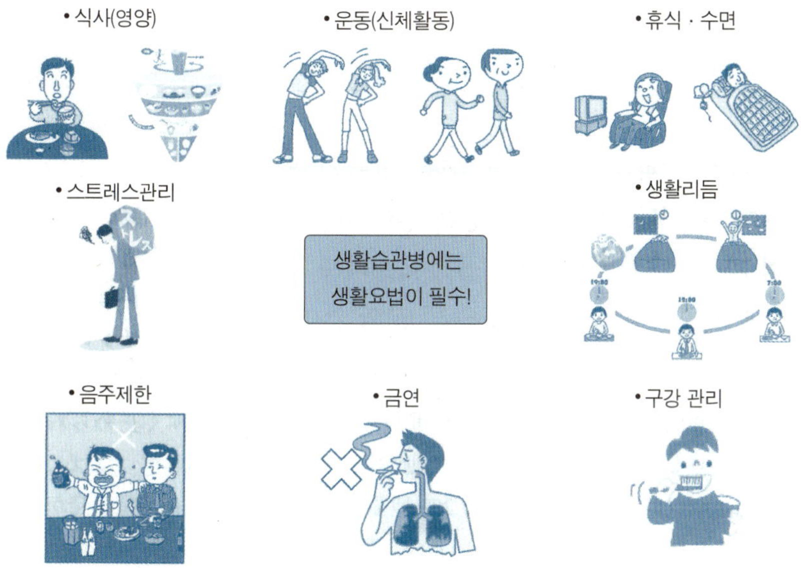
•식사(영양)
•운동(신체활동)
•휴식 · 수면
•스트레스관리
생활습관병에는
생활요법이 필수!
•생활리듬
•음주제한
•금연
•구강 관리

그림 10 생활습관병에 대한 치료 → '생활요법'

2 생활리듬

건강을 유지하기 위해서는 생활리듬이 중요하다. 아침에 목욕을 하고 하루 세 끼의 식사를 해서 생체시계 유전자가 유효하게 작동할 수 있도록 해야 한다. 그래야 뇌, 신경, 호르몬, 세포의 기능이 보다 원활하게 조절된다. 또한 식후에 안정을 취하면 혈당이 높아지기 쉽다. 식사를 끝낸 일정시간 후에는 신체활동을 하고 식후 충분한 시간이 지난 후에 휴식을 취하는 것이 혈당을 안정화시키는 데 도움이 된다. 이상적으로 환자마다 생활시간을 조사해서 일상생활을 파악하고 조언하는 것이 좋다.

3 구강 관리 습관

당뇨병과 치주질환 사이에는 확실히 상호관계가 있다. 생활습관은 대사증후군이나 당뇨병(발생 · 악화)과 관계가 깊고, 구강 관리 습관은 충치나 치주질환(발생 · 악화)과 관계가 있다. 하지만 그것뿐만 아니라 이들은 서로 연관되어 있다. 생활습관과 구강 관리 습관은 모두 평소의 생활태도나 소아기 때부터 길러 온 생활습관이 공통적으로 작용한다.

4 흡연습관

흡연은 폐암, 기타 암의 위험성을 높인다. 혈관의 노화(동맥경화)를 앞당기고 심장병을 일으키기 쉬울 뿐만 아니라 모든 세포기능을 떨어뜨리고 노화를 촉진한다. 폐기능은 저하되고 위는 황폐해지며 치주질환이 발생하기기 쉽고 목소리가 잠기게 된다. 지방세포에서 나오는 착한 아디포카인(adipokine)인 아디포넥틴(adiponectin)의 분비량이 감소하는 경우도 있고, 당뇨병이 발생하기 쉬우며 악화되기도 한다. 임신 중에는 태아에게 악영향을 준다. 또한 담배는 한 번 시작하면 습관이 되어 그만둘 수 없을 뿐만 아니라 주변 사람들에게는 간접흡연의 문제를 일으킨다. 담배 연기에는 약 4,000종류의 화학물질, 약 200종류가 유해물질, 약 40종류의 발암물질이 들어 있지만, 흡연자가 빨아들이는 연기(주류연)보다 불을 붙인 담배 끝에서 피어오르는 연기(부류연)가 그 양이 많은 것으로 알려져 있다.

5 생활요법과 생활처방

당뇨병을 비롯한 생활습관병에는 '생활요법'이 필수적이다(그림 10). 생활의 3대 요소라고 일컬어지는 '영양 · 식사', '운동 · 신체활동', '휴식 · 수면'과 이들 요소를 중심으로 한 '생활리듬', '구강 관리', '음주제한', '금연', '스트레스 관리'를 바람직한 방향으로 유도하는 것을 '생활요법'으로 정리할 수 있다. 또한 그것을 개선하는 방법을 '생활처방'으로 정의하면 생활처방의 첫 번째는 생활의 3대 요소의 양과 질을 재점검하는 것이다. 생활처방의 두 번째는 대사에 유익한 생활리듬을 고려해서 상황에 따라 영양 · 식사, 운동 · 신체활동, 휴식 · 수면의 순서를 변경하는 것이다. 인슐린 등의 약물을 사용할 경우에는 특히 중요해진다. 그리고 생활처방의 세 번째는 '음주제한', '금연',

'구강 관리', '스트레스 관리'의 각 항목에 대해 개입하는 것이다. 하지만 이들 모두를 관리하고 행동에 변화를 줄 수 있는 사람은 환자 자신이다. 따라서, 어디까지나 당뇨병 관리나 건강관리에서 바람직한 것은 어떤 상태인지 설명하고 환자가 충분히 이해하게 하여 충분히 납득한 후에 행동에 변화를 줄 수 있도록 한다.

 이것은 금물!	생활상의 문제는 오랫동안 생활습관, 직면한 사회환경, 정확한 건강정보의 결여, 잘못된 신념 등에 근거하여 환자의 몸과 마음에 깊숙이 젖어 있는 것이 많다. 무조건 부인하면 신뢰관계를 잃을 수 있으므로 금물이다!

3. 약물요법의 실제 → A. 경구혈당강하제

1. 경구혈당강하제 선택의 접근법

이것이 중요!

① 7개 계열의 경구혈당강하제를 그 작용기전에 따라 분류하고 이해한다.

② 인슐린의 상대적 적응증 예에서는 인슐린 치료 시작을 미루지 않는다.

③ 각 약물의 부작용을 숙지하고 심장 · 신장 · 간의 기능을 고려하여 구분해서 사용한다.

④ 금기가 아니면 metformin이 일차선택약제가 된다.

⑤ 두번째 약물로는 이차선택약제인 DPP-4 억제제 또는 알파-글루코시다아제 억제제를 사용한다.

⑥ 설폰요소제는 제4선택제 이후에 최소량으로 병용한다.

⑦ 신약인 SGLT2 억제제는 장기간 사용했을 때의 안전성이 확립되지 않았으므로 신중하게 사용한다.

⑧ 병용요법은 원칙적으로 3제 병용까지 하고, 3제 병용에서도 조절이 불량한 경우는 인슐린 치료 시작을 검토한다.

Key Words

DPP-4 억제제, 비구아나이드, 티아졸리딘디온, 설폰요소제, SGLT2 억제제

증 례 제 시

[증례]

68세 남성. 신장 180cm, 체중 80kg, 복부둘레 94cm

진단 : 제2형 당뇨병, 고혈압, 이상지질혈증

현재 병력 : 2004년부터 제2형 당뇨병으로 인근 병원에 내원 시작, 2006년 1월에 본원에 의뢰되어 초진. 당시

초진 시 당뇨병성 망막병증 없음, 당뇨병성 신증 없음, 흡연력 : 하루 평균 15개비 약 40년

초진 시 검사수치 : 식후혈당 265mg/dL, HbA1c 7.9%, TC 273mg/dL, TG 345mg/dL, HDL-C 39mg/dL, 혈압 190/110mmHg

[경과]

- 내원 후부터 2,000 kcal, 염분 6 g, 콜레스테롤 300 mg 이하의 식사 교육을 시작. 내복약은 인근 병원에서 처방받은 glibenclamide (1.25 mg) 2정 1회를 glimepiride (1 mg) 2정으로 변경하고, candesartan (4 mg) 2정, atorvastatin (10 mg) 1정을 추가하여 외래 진료를 지속했다.
- 하지만 외식도 많고 HbA1c가 8.2~8.7%로 혈당 조절이 불량하여 2008년 6월부터 metformin (250 mg)을 3정 #3를 추가했다. 또한 glimepiride도 (1 mg) 4정 #2로 증량했다. 식사 교육은 희망하지 않아 교육 입원도 부담스러워했다.
- 본 증례는 전형적인 대사증후군이며 특히 심혈관계 합병증을 예방하기 위해 엄격한 혈당 · 혈압 · 지질 조절과 함께 금연 교육이 중요하다.
- 2010년 3월부터 glimepiride를 2 mg으로 감량함과 동시에 DPP-4 억제제인 sitagliptin (50 mg) 1정 병용을 시작했다. 이 시점에서는 HbA1c 8.7%, 식후혈당 219 mg/dL, LDL-C 115 mg/dL, 체중 75 kg이었다. 1개월 후에는 HbA1c 8.0%, 식후혈당 101 mg/dL로 개선되었다.
- Glimepiride 1 mg, metformin 750 mg, sitagliptin 50 mg을 병용하여 HbA1c는 6.5%, 식후혈당은 140 mg/dL 전후로 혈당 조절이 양호하다. 체중도 75 kg으로 증가하지 않았고, 혈압은 130/80 mmHg대, LDL은 114 mg/dL로 양호하다. 또한 전체적으로 치료의 경과 중에 특별한 부작용은 나타나지 않았다.

1 기본사항과 주의점

현재 7개의 계열이 있는 경구혈당강하제의 특징, 부작용, 주의점, 사용법에 대해 설명하기로 한다. 우선 그림 1에 '당뇨병 치료 가이드 2016–2017'(일본당뇨병학회 편)에서 제2형 당뇨병의 병태생리에 맞는 7개 계열의 경구혈당강하제의 개요를 나타냈다[1].

제2형 당뇨병의 기본적인 병태생리는 그림 1의 좌측에 나타낸 것처럼 '인슐린분비능 저하'와 '인슐린저항성 증가' 중 하나 또는 이들 모두에 의해 '인슐린 작용 부족'이 발생하고, 초기에는 가장 먼저 '식후혈당'이, 진행되면 '식전 고혈당'이 발생한다. 지속적인 고혈당에 의한 '당독성(glucotoxicity)'으로 인슐린분비능의 저하와 인슐린저항성이 진행되다가 악화되는 '악순환'을 띠게 된다.

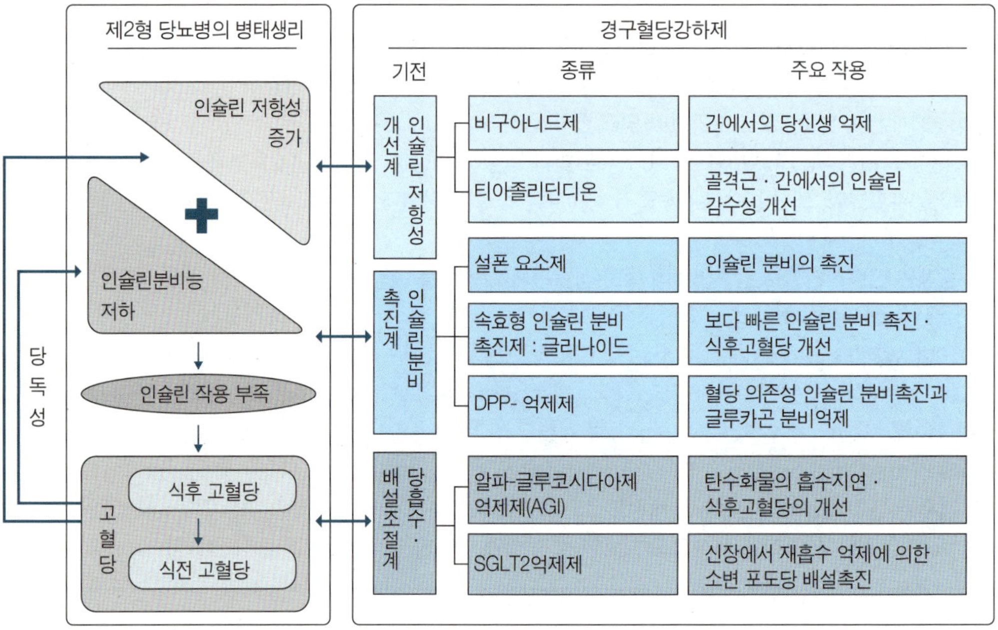

그림 1 병태에 맞는 경구혈당강하제의 선택(일본당뇨병학회 편. 당뇨병 치료 가이드 2016-2017, 문광당 : 2016. p.31)

a) 경구제의 작용기전에 의한 분류

7개 계열의 약물은 그림 1의 우측에 나타낸 것처럼 각 작용기전에 근거해서 '인슐린저항성 개선계', '인슐린분비촉진계' '당흡수 · 배설조절계'의 3군으로 분류된다.

식사요법 · 운동요법 등의 생활습관개선과 함께 우선 한 종류의 약물로부터 사용하고, 충분한 효과를 얻을 수 없는 경우는 작용기전이 다른 두 종류를 병용한다.

초진 시부터 경구혈당강하제를 사용하는 것은 인슐린요법의 절대적 적응증 및 상대적 적응증이 보이지 않는 경우이며, 원칙적으로 식후혈당 220 mg/dL 이상, 공복혈당 160 mg/dL 이상, HbA1c 8.0% 이상인 경우이다.

또한 인슐린의 상대적 적응증인 경우에는 조기에 악순환(당독성)을 해제하기 위해서도 인슐린의 시작을 늦추어서는 안 된다는 것을 특히 강조하고 싶다.

b) 경구제는 특히 부작용에 주의

제2형 당뇨병에 대한 약물치료에서는 부작용에 관한 지식의 부족으로 중증의 문제가 생기는 경우가 있으므로 각 약물의 부작용에 대해 설명하기로 한다.

표 1은 7개 계열의 경구혈당강하제의 대표적인 일반명, 상품명, 작용기전, 부작용을 나타낸 것이다. 주요 부작용을 설명한 후 각 환자의 심장 · 신장 · 간 기능을 고려해서 약물을 선택할 필요가 있다.

표 1 주요 경구혈당강하제의 작용기전과 부작용

분류	일반명	상품명	작용기전	부작용
비구아나이드	metformin	글루코파지 다이아벡스	간에서 당신생 억제	신기능저하 위장장애
티아졸리딘디온	pioglitazone	액토스	골격근 · 간에서 인슐린감수성 개선	부종, 심부전에는 금기
DPP-4 억제제	sitagliptin vildagliptin alogliptin linagliptin teneligliptin anagliptin saxagliptin	자누비아 가브스 네시나 트라젠타 테넬리아 가드렛 온글라이자	인슐린 분비촉진과 글루카곤 분비억제	
설폰요소제	glimepiride gliclazide glibenclamide	아마릴 디아미크롱 다오닐	인슐린 분비촉진	지속성 저혈당에 주의
속효성 인슐린 분비촉진제	nateglinide mitiglinide repaglinide	파스틱 글루패스트 노보넘	속효성 인슐린 분비촉진	저혈당
알파-글루코시다아제 억제제	voglibose miglitol acarbose	베이슨 그라이셋 글루코바이	탄수화물의 흡수지연	복부팽만
SGLT2 억제제	ipragliflozin dapagliflozin luseogliflozin tofogliflozin canagliflozin empagliflozin ertugliflozin	슈글렛 포시가 루세피 애플웨이디베르자 인보카나 자디앙 스테글라트로	근위세뇨관에서 포도당의 재흡수 억제	탈수 산증 요로감염 생식기감염 피부발진

[특히 중요한 부작용]

① 가장 먼저 주의해야 할 것이 설폰요소제에 의한 저혈당이다. 특히 노인 또는 경도의 신기능저하 환자에서 3~4일 지속되는 중증 저혈당을 일으키고, 사망 · 식물인간과 같은 사례도 다수 보고되고 있다.

② 노인에게는 가장 강력한 설폰요소제인 glibenclamide는 사용하지 않고, 설폰요소제를 사용할 경우에도 제4선택지 이후로 한다. Gliclazide 또는 glimepiride는 최소량으로 시작한다. 또한 '먹지

못할 때에는 약도 먹지 않도록' 환자 본인뿐만 아니라 가족에게도 충분히 교육한다.

③ 티아졸리딘디온의 pioglitazone에 의한 부종, 심부전도 주의해야 할 부작용이다. 부종은 특히 여성에게 많고(약 12%), 기타 당뇨병 유병기간이 5년 이상인 경우, 세포혈관장애를 가진 사례에 많다. 특히 사용 시작 후 6개월 이내는 체중증가에 엄중한 주의가 필요하다. 또한 심부전의 과거력이 있는 환자는 금기로 한다. 여성은 골절도 증가한다.

④ 비구아나이드의 metformin은 체중감소 효과도 있기 때문에 금기하지 않는 이상 일차선택약제로서 사용한다. 신기능의 악화, 위장장애(설사, 구역)에는 주의한다. 알코올 중독, 간 · 신장 · 호흡 · 심부전, 감염, 수술 전후에는 금기로 한다.

⑤ 알파-글루코시다아제 억제제의 voglibose, miglitol, acarbose는 복부팽만, 설사 또는 변비, 방귀 등으로 복약 지시를 따르지 않아 악화되는 경우가 있으므로 환자로부터 이런 증상의 유무를 잘 경청하는 것이 중요하다. 대장 수술 경험이 있는 예에서는 장폐색의 위험이 있으므로 금기로 한다. 또한 드물게 중증의 간기능장애를 일으키는 경우가 있으므로 사용 시작 후 6개월간은 간기능검사도 필요하다.

⑥ 속효성 인슐린분비촉진제인 nateglinide, mitiglinide, repaglinide는 저혈당에 주의한다.

⑦ DPP-4 억제제인 sitagliptin, vildagliptin, alogliptin 등은 위장장애(주로 변비)를 보이는 경우가 있다. 본 약물에 의해 췌장염, 췌장암의 발생이 증가할 것으로 우려되었지만, 현 시점에서는 대조군과 큰 차이를 보이지 않는다. 또한 빈도는 매우 드물지만 관절통 · 관절염이 보고되고 있다. 류마티스관절염의 발생이나 악화도 보고되고 있어 자가면역질환 환자에게 사용하지 않는 것이 안전하다.

⑧ SGLT2 억제제는 2014년 4월 판매가 시작된 새로운 작용기전의 약물이다. 신장의 근위세뇨관에서 요당의 재흡수를 억제함으로써 요당 배설을 증가시키고, 혈당을 낮춘다. 부작용으로 요로감염, 생식기감염, 탈수, 피부발진, 케톤산증, 뇌경색 등에 주의해야 한다. 신기능저하자, 노인, 마른 체형의 환자에게는 사용해서는 안 된다. 장기간의 안전성이 확인되지 않은 신약이므로 일상적으로 사용해서는 안 된다. 비만형이고 신기능이 정상인 젊은 층 또는 중년 환자에게 사용해야 한다.

c) 경구혈당강하제 선택의 포인트

금기가 아닌 경우에는 metformin을 일차선택약제로 사용한다.

metformin의 장점은 심혈관 사망을 줄인다는 것(서구뿐만 아니라 같은 아시아인인 중국인 자료도 있다), 단독으로 사용할 때에는 저혈당을 일으키지 않는다는 것, 체중을 증가시키지 않는다는 것,

식욕억제 작용이 있다는 것, 중성지방 또는 LDL-콜레스테롤을 낮추는 작용을 한다는 것, 저렴한 가격 이외에 최근에는 암 억제 작용도 주목을 받고 있다.

반면에 주의해야 할 부작용으로 젖산산증이 유명하지만 그 발생빈도는 1년에 10만 예 중 1.9예로 매우 드물며, 금기시 되는 증례에 사용하지 않으면 안전하다.

금기해야 하는 것은 심부전, 신부전, 간부전, 호흡부전, 알코올 중독자, 전신 감염이 있는 증례이다.

일본에서 2010년 metformin의 최대 사용 가능 용량이 2,250 mg이라고 알려진 후 보고된 중증의 젖산산증 50예 중 사망한 10예를 분석하면 모두 사용이 금지된 사례에 대한 투여이거나 80대 노인에 대한 투여였다.

따라서, 금기증인 예에는 사용하지 않고, 75세 이상의 후기 노인은 새로 사용하지 않는 것만 준수하면 특별히 문제가 없을 것으로 생각된다.

비교적 많은 부작용은 위장 증상(구역, 구토, 식욕부진, 설사, 복부팽만 등)이며, 1일 500 mg으로 사용하기 시작해서 점차 늘려 가는 것이 좋다.

Metformin의 사용 시 주의점은 표 2와 같다.

Metformin이 금기라면 DPP-4 억제제 또는 알파-글루코시다아제 억제제를 이차선택약제로 사용한다.

DPP-4 억제제는 단독으로 투여하면 저혈당의 위험이 거의 없으며, 1일 1회 복용(식전 또는 식후)으로도 효과가 좋기 때문에 복용 준수율이 양호하며, 체중증가를 일으키지 않는 것이 특징이다. 최근 1주일에 1회 복용으로도 효과적인 약물이 등장했기 때문에 특히 재택의료에 유용하다.

다만 심혈관 병변을 억제하는 근거가 불확실하고 고가인 점이 단점이다.

과거부터 일본에서 널리 사용되어 온 설폰요소제는 저혈당을 일으킬 위험성이 있고, 체중을 증가시키기 때문에 제4선택지 이후에 최소 용량으로 다른 약물과 병용하는 것이 바람직하다.

d) 경구혈당강하제 병용 시 주의점

어느 경구혈당강하제를 사용하더라도 목표는 노인 외에는 원칙적으로 HbA1c는 7.0% 미만으로 하고, 보통 동일한 약물에서 3개월 동안 경과 관찰한다. 그래도 HbA1c가 8.0% 이상 지속될 경우 약물을 추가하거나 변경을 고려한다.

두번째 약제는 이차선택약제에서 고른다: DPP-4 억제제 또는 알파-글루코시다아제 억제제.

병용요법은 안전 관리, 복약 순응의 문제, 의료비 측면에서 원칙적으로 3개 제제까지 병용하는데 그친다. 또한 많은 약물을 병용하는 상태에서 막연히 혈당 조절이 8.0% 이상인 상태를 지속하여 인슐린 치료 시작을 미루는 것도 신중해야 한다.

또한 신약인 SGLT2 억제제는 장기간 사용의 안전성이 확인되지 않았으므로 신중하게 사용해야 할 것이다.

[DPP-4 억제제의 사용 시 주의점]

DPP-4 억제제를 제2형 당뇨병 환자에게 사용한 경우의 HbA1c 저하는 약 1%이며, 투여 시작 전의 HbA1c가 높을수록 효과가 큰 것을 알 수 있다. 이번 증례에서도 sitagliptin 병용 후 1개월 만에 HbA1c는 8.7%에서 8.0%로 0.7% 감소했다. 24개월 후의 시점에서는 6.1~7.1%로 매우 양호한 경과를 보였다.

DPP-4 억제제는 포도당 의존성인 인슐린 분비촉진 작용을 하기 때문에 단독 처방으로 저혈당이 거의 나타나지 않았다. 하지만 설폰요소제를 병용할 경우에는 충분히 주의해야 한다. 실제로 sitagliptin 발매 당시 설폰요소제와 병용한 경우에 의식장애에 빠지는 중증 저혈당이 연이어 보고되었다. 2010년 4월 일본당뇨병학회의 '인크레틴(GLP-1 수용체 작용제와 DPP-4 억제제)의 적정 사용에 관한 위원회'가 권고사항을 내놓았다[2].

이번 증례에서도 2010년 3월부터 sitagliptin (50 mg) 1정을 병용 시작함과 동시에 glimepiride (1 mg)를 4정에서 2정으로 감량했다. 그 후 병용한 전체 기간 중에 저혈당은 나타나지 않았다.

2010년 4월 권고 이후에도 '인크레틴의 적정 사용에 관한 위원회'가 추가한 것이 있으므로 반드시 일독하기 바란다[2].

표 2 복합제(일본당뇨병학회 편. 당뇨병 치료 가이드 2016-2017, 문광당 : 2016. p.55에서 인용)

일반명	혈중 반감기(시간)	작용시간(시간)	1정 속의 함유량(mg)	1일 사용량(mg)
pioglitazone (Pio)/metformin (Met)	Pio 10.4		Pio 15 Met 500	15/300
pioglitazone (Pio)/metformin (Met)	Met 4.4		Pio 30 Met 500	30/500
pioglitazone (Pio)/glimepiride (Gli)	Pio 8.9		Pio 15 Gli 1	15/1
pioglitazone (Pio)/glimepiride (Gli)	Gli 7.5		Pio 30 Gli 3	30/3
Alogliptin (Alo)/pioglitazone (Pio)	Alo 18.3		Alo 25 Pio 15	25/15
Alogliptin (Alo)/pioglitazone (Pio)	Pio 9.2		Alo 25 Pio 30	25/30
Mitiglinide (Mit)/voglibose (Vog)	Mit 1.3 Vog -		Mit 10 Vog 0.2	30/0.6
Vildagliptin (Vil)/metformin (Met)	Vil 1.8 Met 3.6		Vil 50 Met 250	100/500
Vildagliptin (Vil)/metformin (Met)	Vil 1.9 Met 4.0		Vil 50 Met 500	100/1,000
Alogliptin Alo)/metformin (Met)	Alo 10.3 Met 4.0		Alo 25 Met 500	25/500

[복합제에 대하여]

현재 표 2와 같은 6종류의 복합제가 발매되고 있다.

복합제의 장점으로 각 단일 제제에 의한 병용요법에 비해 복약하는 제제의 종류 및 개수가 감소하여 환자의 복약 순응도 향상을 기대할 수 있다.

일차선택약제로 사용할 수는 없다. 또한 부작용으로 각 단독으로 약물을 복용할 때의 증상, 검사치의 이상에 주의해야 한다. 이들 중에서 metformin과 DPP-4 억제제의 복합제는 특히 유용하다.

이것은 금물!	신부전이나 간경화에서는 설폰요소제는 금기!

참고문헌

1) 日本糖尿病学会，編．治療方針の立て方．In: 糖尿病治療ガイド 2016–2017．文光堂；2016. p.29–34.
2) インクレチン（GLP–1 受容体作動薬と DPP–4 阻害薬）の適正使用に関する委員会．インクレチンと SU 薬の適正使用について（2011)．日本糖尿病協会．http://www.nittokyo.or.jp/kinkyu_incretin110223m.html
3) 岩岡秀明．連載　臨床講座　糖尿病診療　経口血糖降下薬使い分けのポイント．日経メディカルオンライン．2011. http://medical.nikkeibp.co.jp/leaf/mem/pub/series/iwaoka2/201103/518978.html
4) Inzucchi SE, et al. Management of hyperglycemia in type 2 diabetes, 2015: a patient-centered approach: update to a position statement of the American Diabetes Association and the European Association for the Study of Diabetes. Diabetes Care. 2015; 38(1): 140–9.

〈岩岡秀明〉

3. 약물요법의 실제 → A. 경구혈당강하제

2. 비구아나이드(biguanide)

이것이 중요!

① 인슐린저항성이 존재한다고 생각되는 비만 합병 제2형 당뇨병 치료의 일차선택약제로서 이용되고 있지만 다른 약물로 효과를 볼 수 없는 비만형 예에서도 효과적이다.

② 간에서 당신생 억제 작용이 중심이지만, 말초에서 인슐린감수성 증강 작용도 있고, 단독으로 저혈당이 잘 나타나지 않으며 체중증가 작용은 적다.

③ 신기능, 간기능, 심장기능 저하자, 노인, 알코올 중독자, 산증 상태에 있는 사람에게는 사용하지 않는다.

④ 조영제를 사용한 당일이나 전후 2일은 사용하지 않는다.

Key Words

인슐린저항성, 비만, 젖산산증

02 치료의 실제

증 례 제 시

[증례]

- 61세 남성. 2003년 건강검진에서 당뇨병 진단을 받았다.
- 이때 HbA1c는 6.3%, 근처 병원에서 식사요법을 교육받았지만 혈당은 서서히 높은 수치가 되어 2년 후 HbA1c가 7.6%가 되었다.
- 식사는 1,700 kcal로 하고, glimepiride는 1.5 mg으로 시작했다. 그 후 2006년 12월 본 병원에서 초진 진료를 했다. 초진 시 HbA1c는 8.1%였다.
- 신장 173 cm, 체중 84 kg, 체질량지수 28.1, 과거 최고 체중은 87 kg (54세)이었다. 가족력: 부친에게 당뇨병성 망막병증은 없었다.

[경과]

- 식사요법을 교육함과 동시에 glimepiride 1 mg에 6개월 후에는 HbA1c가 7.3%가 되었다.
- 그 후 더 이상 개선은 보이지 않았고 20개월 후 체중은 86.4 kg, HbA1c는 7.6%로 악화되었기 때문에 metformin 500 mg을 추가했다.
- 추가 후 10개월 만에 HbA1c는 6.7%, 체중은 84.8 kg으로 감소했다.
- 추가 후 12개월 만에 다시 혈당이 상승하여 33개월 만에 HbA1c는 8.6%가 되었고, metformin을 750 mg으

로 증량했다.

- 증량 3개월 만에 HbA1c는 6.5%, 체중은 81.9 kg까지 개선되었다.
- 이 시점에서 glimepiride를 0.5 mg으로 감량하였고, metformin을 1,000 mg으로 증량하여 현재에 이르고 있다.
- Metformin을 추가한 후 42개월 만에 HbA1c는 6.2%, 체중은 81.1 kg이 되었다. 경과표는 그림 1과 같다.

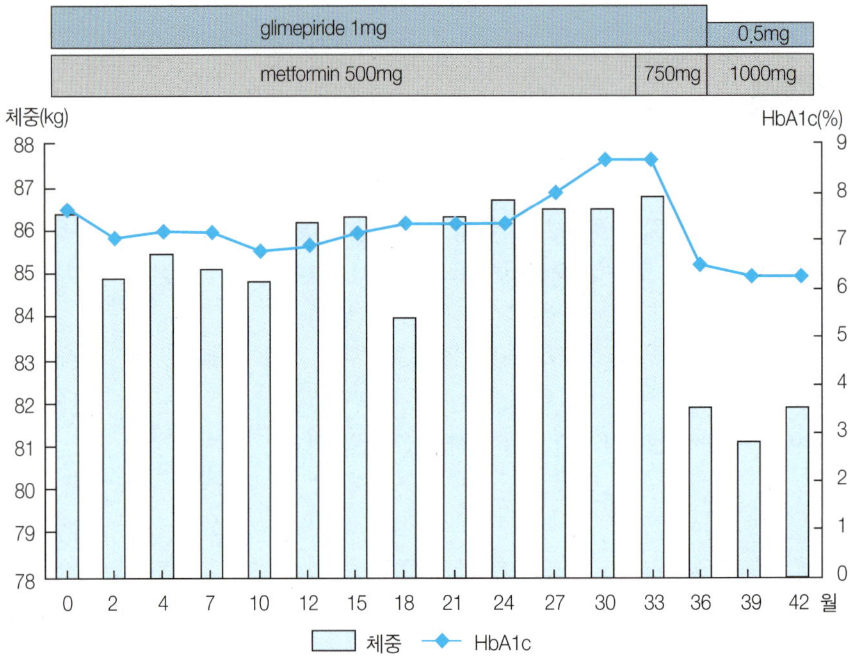

그림 1 경과표

1 작용기전

주요 혈당 강하 작용은 간에서 당신생 억제 작용이다. 이 작용은 LKB1, AMPK를 활성화하여 PGC1-α (peroxisome-proliferator activated receptor coactivator 1α)의 발현 상승을 통해 PEPCK (phosphoenolpyruvate carboxykinase) 등의 당신생계 효소의 발현 억제 작용을 매개로 한다는 것을 알 수 있었다. 또한 간이나 골격근 등에서는 역시 AMPK를 활성화하고, 당수송체 4(GLUT4)의 이동 항진이나 ACC (acetyl-CoA carboxylase)의 인산화를 통해 활성을 억제하여 베타 산화를 촉진한다. 또한 SIRT1을 매개로 PGC1-α를 활성화하고 인슐린저항성을 개선시키는 것으로 밝혀졌다. 또한 최근에는 간에서 글루카곤 작용에 길항하거나[1] 미토콘드리아에서 글리세롤 인산 탈수소효소 억제 작용으로 당신생을 억제하는 것으로 알려졌다[2].

보다 이해를 높이기 위한 원 포인트!

※ 약물의 특징

약물의 특징으로 혈당 강하 작용과 함께 대사 측면에서 다면효과가 나타난다는 점이다.

1) 지질 개선 작용

중성지방의 감소 작용이 나타난다. 그 작용기전으로서 이미 나타난 간에서 베타산화 촉진작용과 지방합성계 전사인자인 SREBP-1C (sterol regulatory element binding protein 1C)의 억제 작용을 생각할 수 있다. 또한 LDL-C 감소 작용도 있다는 보고가 있다.

2) 식욕억제 작용

Metformin이 위에서 분비되고 식욕 항진 작용을 하는 그렐린(ghrelin)을 억제하는 작용이 보고되고 있다. 또한 최근 화제가 되는 GLP-1 (glucagon-like peptide-1)의 상승 작용에 대한 보고가 있다.

이것은 직접 장관에서 분비항진과 분해효소 DPP-4 (dipeptidyl peptidase Ⅳ)의 억제 작용에 의한 것이다.

3) PAI-1 (plasminogen activator inhibitor 1) 억제 작용

섬유소용해계(fibrinolytic system)에 관여하는 PAI-1은 당뇨병 환자나 비만으로 생성이 상승하고, 섬유소용해계 저하의 원인이 되며, 혈전 형성을 조장하여 동맥경화를 촉진한다. Metformin은 이 PAI-1 활성을 감소시키는 것으로 보고되고 있다. PAI-1은 주로 간, 혈관내피, 지방세포에서 생성되지만 이 감소는 metformin의 PAI-1 발현 억제 작용에 의한 것으로 알려졌다.

4) 암 억제 작용

최근 metformin을 복용한 제2형 당뇨병 환자의 암의 발생이 현저히 적은 것으로 보고되면서 주목을 받고 있다. 그 작용기전으로 인슐린저항성 개선 작용과 함께 serine threonine kinase 중 하나인 mTOR (mammlian target of rapamycin)의 억제를 통한 세포증식 제기구에 대한 관여, VGEF 억제 작용 등을 들 수 있다.

02 치료의 실제

2 사용상의 주의

현재 일본에서 고용량의 metformin을 사용할 수 있게 되었다(표 1). 사용상 주의할 점은 금기증례에 대한 투여이다. 우선 신기능, 간기능, 심장기능이 저하된 사람, 노인, 알코올 중독자, 산증 상태의 환자에게 치명적인 젖산산증은 피해야 한다. 기타 부작용으로 구역, 구토, 설사 등 위장관 증상, 간기능장애 등이 있다. 또한 이전부터 비타민 B_{12} 결핍이 제기되었지만 증상이 나타날 정도의 결핍은 드물다.

표 1 고용량 metformin 사용기준

	기존의 metformin (250 mg)		고용량 metformin (250 mg)
시작용량(1일)	500mg (1일)		500mg (1일)
유지량(1일)	-		750~1500mg
최고투여량(1일)	750mg (1일)		2,250mg (1일)
복용시간	식후		식사 직전 또는 식후
신기능장애	경도	금기	신중 투여
	중등도		금기
	중증도		
간기능장애	경도	금기	신중 투여
	중등도		금기
	중증도		
고령자		금기	신중 투여

당뇨병이 전문이 아닌 의사에게는 아무래도 '비구아나이드 = 젖산산증'이라는 과거의 이미지가 남아 있을 것이라 생각된다.

하지만 metformin에 의한 젖산산증의 발생률은 연간 10만 명당 1명으로 매우 낮고, 위험도가 높은 환자에 대한 사용만 피할 수 있으면 안전성이 높은 것으로 확인되고 있다.

설폰요소제 복용으로 발생하는 저혈당 혼수, 이로 인한 식물인간으로 사망하는 예가 빈도가 훨씬 높은 것으로 나타나고 있으니 염두에 두자.

Metformin의 사용 시 주의할 점은 표 2와 같다.

특히 젖산산증을 일으키기 쉬운 호흡부전, 심부전, 신기능저하, 간경화, 알코올 중독자, 탈수, 중증 감염 환자에게 metformin을 사용하지 않는 것이 중요하다.

표 2 metformin 투여 시 주의점

1. 젖산산증을 일으키기 쉬운 다음의 환자에게는 사용하지 않는다.
   호흡부전, 심부전, 신기능저하, 간경화, 알코올 중독자, 탈수, 중증 감염
2. 조영제를 사용할 때에 검사 이틀 전부터 복용을 중지하고, 검사를 종료한 후 신기능에 문제가 없는 것을 확인한 후 다시 시작한다.
3. 주요 부작용은 위장관 증상(구역 · 구토, 식욕저하, 설사, 복부팽만감 등)이다. 투여를 시작할 때에 소량(500 mg #2, 아침/저녁)으로 시작하고, 위장관 증상이 없는 것을 확인한 후에 점차 늘려간다.
4. 감기나 위장염 등으로 식사를 할 수 없는 경우에 즉시 복용을 중지하고 진료를 받는다.

최근 노인뿐만 아니라 비교적 젊은 층의 소량 투여로도 젖산산증이 보고되고 있으며, 또한 경구 섭취가 어려운 사람이나 누워 지내는 노인처럼 전신 상태가 나쁜 환자에게는 새로 투여하지 않는 것은 물론이고, 막연히 투여를 지속하지 않는 것이 중요하다.

일본당뇨병학회가 2016년 5월에 개정한 '비구아나이드의 적정 사용에 관한 권고'를 참고하기 바란다[3].

이것은 금물!	각 장기에 심각한 장애가 있는 환자에게 처방하는 것은 금물이다! 다량의 음주, 조영제 사용 시에는 주의 환기를!

참고문헌

1) Miller RA, et al. Biguanides suppress hepatic glucagon signaling by decreasing production of cyclic AMP. Nature. 2013; 494: 256–60.
2) Madiraju AK, et al. Metformin suppresses gluconeogenesis by inhibiting mitochondrial glycerophosphate dehydrogenase. Nature. 2014; 510: 542–6.
3) 日本糖尿病学会. ビグアナイド薬の適正使用に関する Recommendation. 2016 年 5 月. http://www.fa.kyorin.co.jp/jds/uploads/recommendation_metformin.pdf

〈橋本尚武〉

3. 약물요법의 실제 → A. 경구혈당강하제

3. DPP-4 억제제

이것이 중요!

① 비만도가 경도이고 이른 아침부터 인슐린 분비가 감소되기 쉬운 아시아인 제2형 당뇨병에 특히 유효성이 높고, 현재 가장 많이 처방되고 있는 약물이다.

② 당뇨병 치료제에 기대되는 많은 특징을 가진 약물이며, 연령, 비만도, 합병증의 유무와 상관없이 일반적으로 안전하게 사용할 수 있다.

③ 인슐린이나 인슐린분비촉진제와 병용하면 저혈당의 위험이 있다. 특히 설폰요소제의 작용을 강화시키는 경우가 있으므로 병용할 때에는 설폰요소제를 감량한 후 추가한다[1].

④ 다른 약물처럼 식사요법을 준수하지 않으면 효과를 볼 수 없기 때문에 처방 중에는 항상 식사요법을 철저히 지키도록 한다.

⑤ 국내외의 다양한 역학조사를 통해 중 · 장기적 안전성은 확인되고 있지만, 발매 후 10년이 경과하지 않은 상황이다 보니 증례별로 관찰을 지속할 필요가 있다.

Key Words

DPP-4, GIP, GLP-1, 인크레틴 효과 부전, 다면효과

증 례 제 시

[병력]

- 66세 남성, 무직. 50대 무렵부터 내당능장애(impaired glucose tolerance, IGT)라는 얘기를 들었고 2008년 HbA1c가 6.1%였다.
- 2010년 10월 건강검진에서 공복혈당 229 mg/dL, HbA1c 9.4%, 중성지방 988 mg/dL로 치료를 권유받고 내원했다.

[과거력]

없음. 음주 습관 있음. 과거에 흡연 경험이 있으며, 비만 경험 있음(최대 체중은 84 kg). 가족력: 모친, 누나, 형이 당뇨병.

[검사 소견]

신장 166.7 cm, 체중 76.9 kg (체질량지수 27.7), 체지방률 30.9%, 허리둘레 97 cm, 혈압 138/90 mmHg, HbA1c 10.9%, 공복혈당 265 mg/dL, 요당 3+, 소변 케톤(-), 요단백(-), TC 282 mg/dL, LDL-C 58 mg/dL, HDL-C 26 mg/dL, TG 1,251 mg/dL, ALT 81 U/L, γGTP 275 U/L. 혈청 Cr 0.69 mg/dL, eGFR 86 mL/min, 공복 시 CPR 2.5 ng/mL (CPI 0.94), 소변 알부민 지수 15.7 mg/gCr, 망막병증 없음, 아킬레스건 반사: 소실, 심전도: 정상, 경동맥초음파: 죽상반(+), 복부 초음파: 만성 간기능장애 영상(간 Edge 둔화, 표면 약간 고르지 않음, 내부 초음파 약간 거침)

[임상 경과]

- 치료하지 않고 질환이 있는 상태로 지낸 기간은 짧다. 고중성지방혈증 및 간기능장애가 나타났다.
- 인슐린 분비가 비교적 유지되고 있으므로 영양상담을 실시하면서 경구혈당강하제 치료도 실시했다.
- 초진일부터 영양상담(1,600 kcal)을 시작했다. 매일 2~5잔의 술을 마시고 아침밥은 먹지 않고 점심은 편의점 도시락을 먹었다.
- 휴식 중에는 차와 과자도 섭취했다. 가능하면 음주량을 제한하고 간이 쉴 수 있는 날을 만들어 1일 세 끼 식사를 하고, 간식을 제한하며 식후에 운동하도록 했다.
- 비만은 있지만 음주 습관이 있기 때문에 metformin이 아니라 sitagliptin 50 mg을 처방했고, 고중성지방혈증에는 fenofibrate를 처방했다.
- 그 결과 장기간에 걸쳐 양호한 혈당을 유지할 수 있었고 최근 HbA1c 5.8%, 체중 72.2 kg (체질량지수 26.3), 체지방률 26.2%, TC 164 mg/dL, LDL-C 99 mg/dL, HDL-C 33 mg/dL, TG 191 mg/dL, ALT 25 U/L, γGTP 47 U/L이 되었다. 앞으로도 영양상담은 6개월마다 지속하며 치료를 독려하고 있다(그림 1).

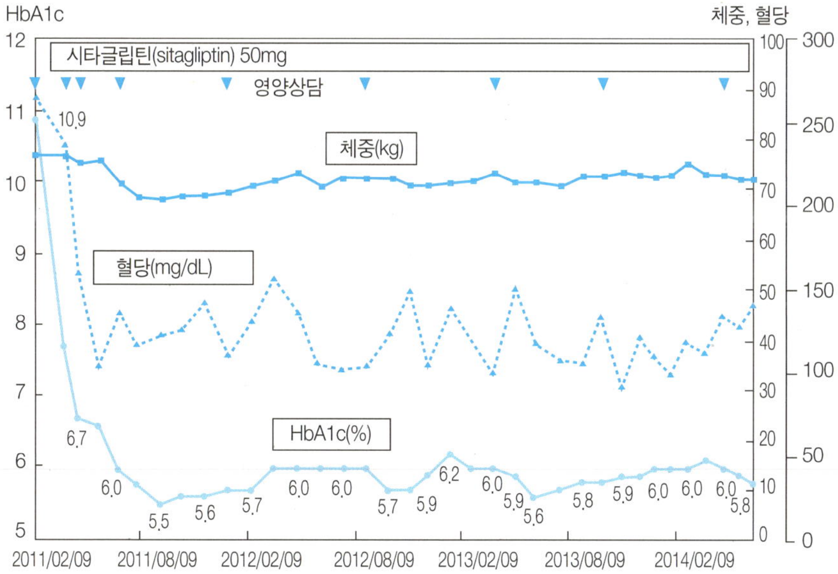

그림 1 DPP-4 억제제를 단독처방 중인 남성 예

1 DPP-4의 작용기전

영양물질의 자극으로 소장 상부 점막의 K-세포에서 GIP, 소장 하부 점막의 L-세포에서 GLP-1이라는 호르몬(인크레틴)이 분비된다. 이 둘은 췌장 베타세포에 작용해 인슐린 분비를 촉진하지만 생체 내에서는 모두 빠르게 DPP-4라는 효소로 분해되어 비활성화된다. DPP-4 억제제는 DPP-4를 선택적으로 억제함으로써 내인성 인크레틴 농도를 높인다. 특히 활성형 GLP-1의 농도를 높임으로써 다양한 대사 개선 효과를 발휘한다. 또한 인슐린 분비촉진 효과와 함께 글루카곤 분비억제 효과도 발휘되어 혈당이 개선된다. 인크레틴의 혈당 개선 효과와 DPP-4 억제제의 작용은 그림 2와 같다.

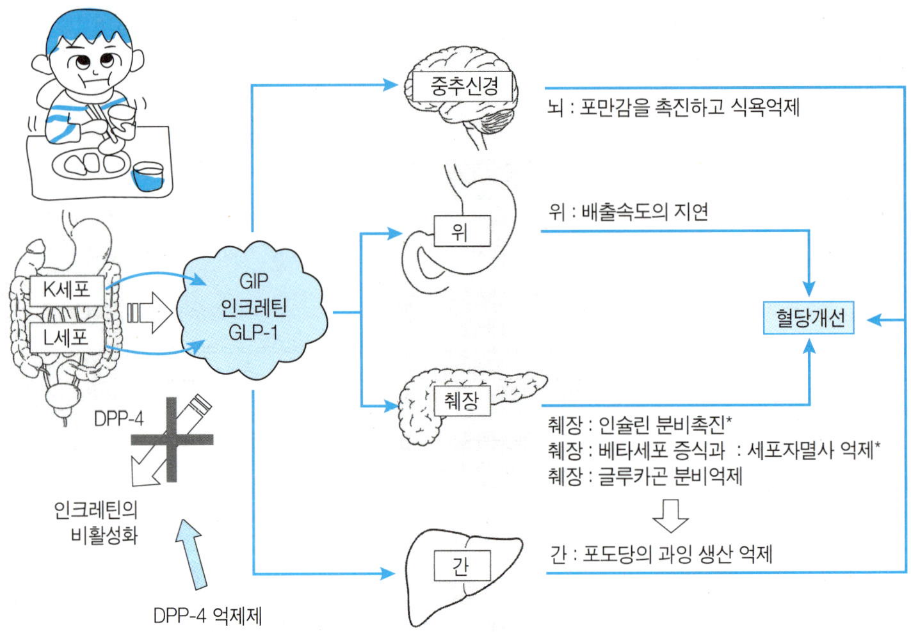

* GIP, GLP-1 공통적인 효과, 그 외에는 GLP-1의 효과

그림 2 인크레틴의 혈당 개선 효과와 DPP-4 억제제

2 DPP-4 억제제의 종류

DPP-4 억제제의 특징, 상용량은 표 1과 같다.

1) 일본에서 2009년 12월 sitagliptin이 처음 발매된 후 1일 1~2회 제제는 총 7개 약물이 승인되었으며 이들은 다음과 같은 특성으로 구별된다.

- 대사 방식과 배설 경로: 이 대사 및 배설 경로 차이는 각 DPP-4 억제제의 용법 · 용량 · 금기나 신중 투여와 관계가 있다. 특히 노인은 신기능장애를 동반하는 경우가 많고, 병용하는 약물도 많기 때문에 약물에 따라서는 투여량에 주의해야 한다.
- DPP-4에 대한 선택성: DPP-4는 펩티드 결합을 절단하는 효소 중 하나로, 유사한 효소로는 DPP-8, DPP-9가 있다. 이들을 억제하지 않고 DPP-4에 대한 선택성이 높은 약물은 안전이란 측면에서는 우려가 적지만 실제 임상적 의의는 명확하지 않다.
- DPP-4 억제 활성의 강도: DPP-4 억제제는 일반적으로 DPP-4에 대해 수소결합하고 경쟁적으로 억제하지만, DPP-4와 공유결합을 형성하여 억제하는 약물도 있다. DPP-4와 결합 차이가 DPP-4 억제율의 강도나 지속성에 관계할 가능성이 있다.

표 1 DPP-4 억제제의 상용량과 특징

회수	약물명(상용량)	특징
1일 2회	vildagliptin 50 mg ×2	비교적 강력하다.
	anagliptin 100 mg ×2	지질 개선 작용이 강하고 가격이 싸다.
1일 1회	sitagliptin 50 mg	역사가 길고 근거가 있으며 싸다.
	alogliptin 25 mg	심혈관계의 근거가 있다.
	linagliptin 5 mg	간기능장애 · 신기능장애가 명백해도 사용 가능
	teneligliptin 20 mg	식후혈당을 개선, 신기능장애가 있어도 처방 가능
	saxagliptin 50 mg	심혈관계의 근거가 있으며 싸다.
1주 1회	trelagliptin 100 mg	주 1회 복용
	omarigliptin 25 mg	주 1회 복용
복합제	네시나액트 LD/HD	alogliptin 25 mg + pioglitazone 15 mg/30 mg
	가브스메트 복합제 LD/HD ×2	vildagliptin 50 mg + metformin 250 mg/500 mg
	네시나메트 복합제	alogliptin 25 mg + metformin 500 mg

※각 약물은 금기사항이나 신중하게 투여해야 하는 내용이 있으므로 처방할 때는 사용설명서를 참고하기 바란다.

- DPP-4 억제 활성의 지속성: 이것으로 투여 회수(투여 간격)가 결정된다.
- 약물의 화학구조의 차이: 약물마다 화학구조가 다르고 그것이 항산화작용이나 조직진행성 등과 같은 다른 약리작용을 가질 가능성이 있다.
- 일본에서 병용약물의 보험 적용 범위: 발매 당시에는 약물마다 병용범위가 한정되어 있어 혼란스러웠지만 현재는 적용 범위를 제한하지 않는다.
- 가격: 현재의 경제 상태나 연금생활자가 증가하면서 가격의 차이도 선택지 중 하나가 될 수 있다.

2) DPP-2 억제제가 제2형 당뇨병의 기본적인 치료제로 정립되면서 다른 경구혈당강하제와 복합제도 점차 개발되기 시작했다. 2016년 12월 현재 네시나액트 저용량 · 고용량(alogliptin 25 mg/pioglitazone 저용량: 15 mg, 고용량: 30 mg)과 가브스메트 복합제 저용량 · 고용량(vildagliptin 50 mg/metformin 저용량: 250 mg, 고용량: 500 mg), 네시나메트 복합제(alogliptin 25 mg/metformin 500 mg)이 시판되고 있다.

3) 일본에서는 2015년 지속성 DPP-4 억제제인 trelagliptin과 omarigliptin가 연이어 시판되었다. 전자는 alogliptin을 기본으로 불소결합하여 반감기를 연장시킨 것이다. 후자는 간에서 대사되지 않고 미변화 상태로 체내에 넓게 분포하고, 신장에서 단위시간 당 여과량이 적어 대부분 세뇨관에서 수동적으로 재흡수되는 성질을 갖는 새로운 약물이다. 모두 1주일 연속해서 안정된 DPP-4 억제율을 유지할 수 있다. 각각 alogliptin, sitagliptin에 비해 유효성과 안전성에서 비열성을 보이지만, 고도의 신기능장애나 투석 중인 경우 전자는 금기로 하고 후자는 반으로 줄여서 사용한다. 1주일에 1제제를 사용할 때에는 매주 정해진 요일에 복용하도록 하고, 복용을 잊어버린 경우에는 인식한 날에 바로 복용하고 다음 주는 평상 시와 같이 복용한다. 잘못해서 같은 날 또는 단기간에 2회 복용한 경우 trelagliptin은 다음 주에, omarigliptin는 다음 주는 건너뛰고 2주 후에 평상 시와 같이 복용한다. 주 1제제의 적응은, ① 복약을 줄이고 싶은 예: DPP-4 억제제 1제제로 조절이 양호한 예, 아침 1회만 복용하는 약이 따로 없는 예, 투약하는 약의 수가 많아 부담이 되는 예, ② 복약 행위가 어려운 예: 초고령자, 강도의 시력장애자, 치매 환자 및 우울병 환자처럼 다른 사람의 간병이 필요한 예, 연하장애로 경구약 복용이 부담인 예, ③ 복약 관리가 어려운 예: 복약을 잊기 쉬운 사람, 출장이나 여행이 많은 사람, 야근 등의 이동근무자나 생활이 불규칙한 예, ④ 경증 당뇨병의 예: 식사요법 및 운동요법이 적절하고, DPP-4 억제제의 투약 의의를 이해하고, 혈당을 정상화하여 향후에도 췌장의 내분비기능을 유지하고 싶은 환자 등을 생각할 수 있다.

3 DPP-4 억제제의 특징과 장점

DPP-4 억제제는 당뇨병 치료제에서 기대하는 많은 특징을 가지고 있다.

〈약효 상의 장점〉

- 양질의 혈당 개선 효과: 저혈당을 피하고 식후혈당을 개선하여 1일 혈당 변동 폭을 축소한다. 즉 혈당을 평준화시키면서 혈당 전체를 안전하게 저하시키는 작용이 있다. 식사요법에 혼란을 주지 않는 이상, 장기적으로 안전한 혈당 개선 효과를 유지할 수 있다.
- 고인슐린혈증의 회피 효과: 혈당에 의존한 인슐린 분비, 글루카곤 분비억제, 인슐린저항성 개선의 총합으로 혈당이 개선되기 때문에 불필요한 고인슐린혈증을 피할 수 있다.
- 체중증가를 동반하지 않는다: 고인슐린혈증이나 식욕 항진 작용을 동반하지 않기 때문에 비만이 되지 않는다. 또한 식사요법 · 운동요법을 적절하게 실시함으로써 체성분을 개선(제지방량을 유지 또는 증가하면서 체지방량만을 감소)시키기 쉽다.
- 제2형 당뇨병의 병태생리를 개선할 가능성: DPP-4 억제제는 제2형 당뇨병의 병태생리에 관한 인크레틴 효과를 개선한다. 그 작용으로 췌도 내의 인슐린, 글루카곤, 소마토스타틴(somatostatin)을 조절(췌장의 내분비기능을 조절)하고, 췌도에서 항염증작용도 기대할 수 있다(그림 4). 동물실험에서는 췌장 베타세포의 보호작용이 확인되지만 임상적으로도 그것을 뒷받침하는 자료가 제시되고 있다.
- 다면효과에 대한 기대: 내인성 GLP-1이나 GIP에 의한 다면효과를 기대할 수 있을 뿐만 아니라 비만으로 과잉 방출되는 나쁜 시토카인으로서 DPP-4를 억제한다는 점에서도 장기보호에 작용할 것으로 기대된다.
- 다른 약물의 병용으로 상가 · 상승적 · 상보적 효과의 기대: 포도당 농도 의존적이므로 인슐린 또는 인슐린 분비를 촉진하는 약과 병용하지 않는 이상, 저혈당의 위험은 적다. 다른 어떤 당뇨병 치료제와 병용해도 혈당 개선 효과를 기대할 수 있을 뿐만 아니라 비구아나이드(biguanide), pioglitazone, 알파-글루코시다아제 억제제가 갖는 다면효과에 대해서도 상가 · 상승적이며, pioglitazone와 병용은 pioglitazone의 부작용을 조금이라도 줄일 수 있는 가능성도 있다.

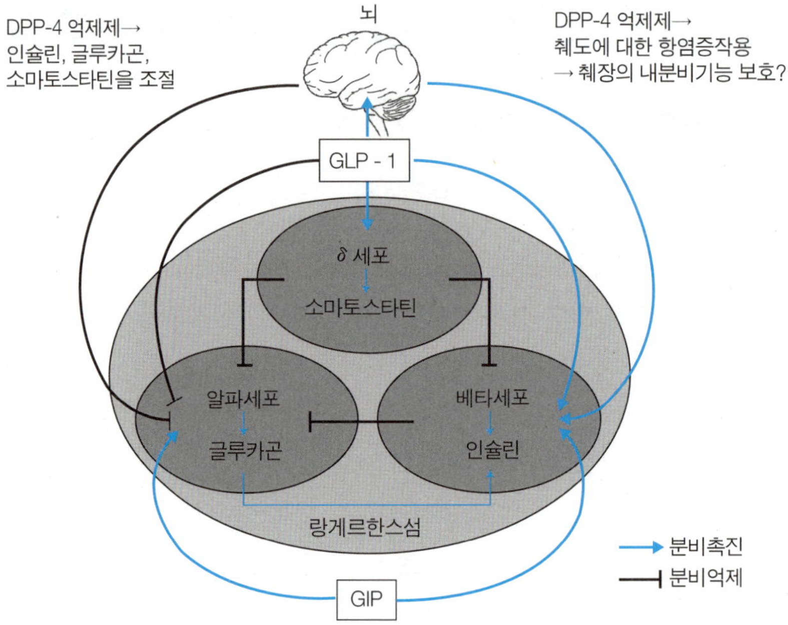

그림 4 인크레틴 효과와 췌내분비기구

〈복약상의 장점〉

- 처방 및 복약하기 쉽다: 식사시간과 관계없이 식전 · 식후 모두 투여가 가능하며, 1일 1~2회, 또는 주 1회의 복용으로 끝나며, 복용을 잊어버리거나 남기는 일은 적다. 용량 조절도 신기능장애가 있는 경우를 배제하고 대부분 필요 없다. 이처럼 처방 및 복용이 쉽고 실제로 복약 순응도는 높다.
- 부작용이 적다: 가장 많은 부작용은 변비이지만 다른 부작용은 적다. 췌장염 발생이 다소 우려가 되기도 하지만 췌장암, 감염 등의 증가는 거의 아닌 것으로 알려졌다. 또한 면역교란으로 인한 간질성 폐렴, 류마티스관절염, 피부염, 수포성 유천포창(bullous pemphigoid) 등의 부작용도 의심되지만 자연 발생빈도와 차이는 명확하지 않다.
- 복약 대상자의 제한이 적다: 비만 · 마른 체형의 구별 없이, 연령 · 성 · 유병기간과 상관없이, 일부 약물을 배제하고 고도 신기능장애자 또는 합병증이 진행된 환자에게도 사용할 수 있다. 특히 초고령자에게도 안전하게 사용할 수 있는 약물이다.

보다 이해를 높이기 위한 원 포인트!

※ 현대의 생활습관 · 비만 · 제2형 당뇨병과 DPP-4와 관계(그림 5)

생활습관 중 스트레스나 수면부족은 주로 교감신경을 매개로 하며, 흡연 습관이나 구강 관리의 부족은 염증이나 산화스트레스를 통해 인슐린저항성을 일으킨다. 반면에 부적절한 식습관 (과식 · 고지방식 · 고단순당질식)이나 운동부족, 생활리듬장애는 내장비만을 일으키기 쉽고, 아디포카인(adipokine)의 분비 파괴에 의한 대사장애, 장기장애, 인슐린저항성을 일으킨다. 인슐린저항성은 췌장 베타세포에 과도한 부담을 주고, 결국 인슐린 분비부전을 일으킨다. 그 결과 식후 고혈당에서 점차 지속적 고혈당이 된다. 당독성(포도당독성)은 인슐린저항성 및 인슐린 분비부전을 심각하게 만들어 당뇨병 상태를 악화시킨다.

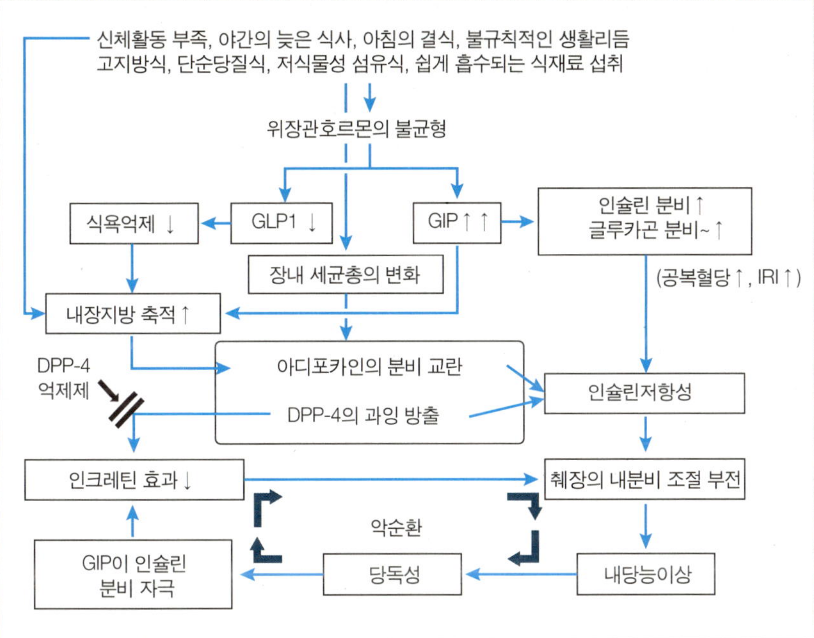

그림 5 인크레틴에서 본 비만과 당뇨병의 병태(가설)

이것을 인크레틴과 관련시켜 생각해보면 다음과 같다. 고지방식이나 고단순당질식, 저식물성 섬유식, 쉽게 흡수되는 음식물의 섭취는 장내 세균총을 변화시킬 가능성이 있다. 다른 하나는 위장관의 하부보다 상부에서 소화 흡수를 촉진함으로써 GLP-1의 분비는 적고 GIP가 과잉으로 분비되는 불균형의 인크레틴 분비 상태가 될 가능성이 있다. 그 결과 GIP는 인슐린 분비를 높이지만 글루카곤 분비는 억제되지 않아서 내장지방의 축적을 유도한다. 반면에 GLP-1에 의한 글루카곤 분비억제 효과나 식욕억제 효과는 줄어든다. 이 상황에서 신체활동의 부족은 물론 야간의 늦은 식사, 아침식사 결식, 생활리듬 불균형 등 불규칙한 생활습관은 시계유전자를 혼란스럽게 만들어 지방축적을 조장하기 쉽다. 내장지방이 축적되면 장내 세균총의 변화에도 관여하여 아디포카인의 분비가 흐트러지고, 나쁜 시토카인 중 하나인 DPP-4도 과잉으로 방출된다. 이들은 인슐린저항성을 강력하게 일으킨다. 인슐린저항성의 증강에 따른 췌장 베타세포에 대한 부담과 과잉 분비된 DPP-4에 의해 인크레틴에 의한 췌장 보호 효과가 줄어들면서 췌장의 내분비기능부전(인슐린 분비 저하, 글루카곤 분비 증가)에 이르게 된다. 그렇게 되면 내당능에 이상을 일으켜 당독성이 발생하게 된다. 당독성은 GIP의 췌장 베타세포에 대한 작용을 감소시켜 인크레틴 효과는 약화된다. 여기에서 인크레틴 효과 부전, 췌장의 내분비기능부전, 당독성 사이에 악순환이 발생하고, 방치하면 당뇨병 상태는 점차 악화된다. 따라서, 현대사회에서는 비교적 조기에 DPP-4 억제제를 사용하는 것은 의의가 있다고 볼 수 있으며, 동시에 DPP-4 억제제의 효과를 충분히 발휘시키기 위해서 식사 · 운동 등의 생활개선과 비만 개선이 필수적이라고 할 수 있다.

4 사용상의 주의

- DPP-4 억제제와 설폰요소제의 병용으로 위험한 저혈당 혼수를 일으키는 증례가 보고되고 있다[1]. 설폰요소제에 추가할 경우는 그 작용을 강화할 수 있기 때문에 설폰요소제를 감량한 후 추가하는 것이 바람직하다. 일반적으로 노인 또는 경도 이상의 신기능저하 예에서는 고용량의 설폰요소제의 처방은 피해야 한다.
- 경도의 인슐린 분비가 저하되어 있는 증례에는 설폰요소제보다 선행해서 사용하고, 설폰요소제를 병용할 경우에는 지극히 소량으로 시작하여 설폰요소제 증량도 신중하게 실시한다.
- 다른 약물과 같이 처방에서 간기능 · 신기능을 확인하고, 혈중 인슐린이나 혈중 C-펩티드에서 인슐린 분비 상태도 확인해 둔다.
- 다른 약물과 같이 식사요법이 준수되지 않으면 효과를 발휘할 수 없다는 것을 이해한다(그림 5).
- 많은 약물을 병용할 경우, 병태생리를 자세히 확인하고 실시한다. 인슐린저항성을 개선할 목적으로 비구아나이드나 티아졸리딘디온을, 식후혈당의 개선이 불충분한 경우에는 알파-글루코시다아제 억제제 또는 글리나이드를, 식사요법 · 운동요법을 준수한 다음에

내장지방이나 이소성 지방(ectopic fat)을 줄이고 싶은 경우에는 SGLT2 억제제를, 인슐린 분비가 불충분한 경우에는 소량의 설폰요소제나 인슐린을 병용한다.

- 인슐린요법과 병용할 때에는 저혈당에 주의하면서 사용하면 내인성의 인슐린 분비를 촉진하고, 글루카곤 분비를 억제함으로써 혈당 변동 폭을 축소하면서 혈당이 개선되는 것을 기대할 수 있다.
- DPP-4 억제제는 전 세계적으로 처방되고 있지만 특히 일본인은 유효성이 높아서 병용제로도 첫 번째로 선택되며 폭넓게 처방되고 있다. SAVOR-TIMI (saxagliptin), EXAMINE (alogliptin), TECOS (sitagliptin)의 각 연구 결과 제2형 당뇨병 환자의 심혈관사고 발생률, 총 사망, 심혈관 사망, 비심혈관 사망 모두 증가하지 않았고, 중증의 부작용도 확인되지 않았다. 하지만 여전히 시판 후 10년 이상 경과하지 않았기 때문에 증례별로 꼼꼼하게 관찰을 지속할 필요가 있다.

이것은 금물!	식사요법을 철강하게 실시하지 않고 DPP-4 억제제를 사용해서는 안 된다(약의 효과가 나타나지 않는다)!

참고문헌

1) インクレチンとSU薬の適正使用について. http://www.nittokyo.or.jp/kinkyu_incretin100408m.html

〈栗林伸一〉

3. 약물요법의 실제 → A. 경구혈당강하제

4. SGLT2 억제제

이것이 중요!

① 신장에서 포도당 재흡수를 억제하고 요당 배설을 촉진함으로서 혈당 강하 효과뿐만 아니라 체중감소 효과를 기대할 수 있다.

② 비만이면서 신기능이 유지되는 환자가 좋은 적응증이다.

③ 삼투성 이뇨 작용에 의한 탈수, 요당에 의한 요로감염 및 생식기감염에 유의한다.

④ 마른 체형의 증례 및 음수가 불충분한 증례에는 사용하지 않는다. 신기능이 불량한 증례에서는 효과를 기대할 수 없다. 후기 노인이나 노인증후군에는 신중하게 투여한다.

⑤ 최근 대규모 임상연구 결과에서 보듯이 SGLT2 억제제에는 심혈관질환 억제 효과 · 심부전 억제 효과 · 신기능 보호 효과를 기대할 수 있다.

Key Words

SGLT2, 요당 배설, 체중감소

증 례 제 시

[병력]

48세 남성(회사원). 당뇨병 유병기간 2년.

건강검진에서 공복혈당은 139 mg/dL, HbA1c는 7.1%로 나타나 당뇨병 치료를 시작했다. 최초의 치료제로 pioglitazone 15 mg으로 시작했지만 체중이 증가하여 sitagliptin 50 mg으로 변경하였다. 하지만 그 후에도 HbA1c는 7.2~7.4%로 개선을 보이지 않았다.

[검사 소견]

신장 173.5 cm, 체중 76.4 kg, 체질량지수 25.4, 혈압 117/78 mmHg, 공복혈당 191 mg/dL, HbA1c 7.4%, 공복 시 CPR 1.64 ng/mL, CPI 0.86

공복 시 IRI 6.15 μU/mL, HOMA-IR 2.90, HOMA-β 17.3

혈청 Cr 0.81 mg/dL, eGFR 80.4 mL/min/1.73 m^2, 소변 Alb/Cr 17.9 mg/gCr

신경병증 없음, 망막병증 없음.

[임상 경과]

Sitagliptin에 ipragliflozin 50 mg을 추가 투여했다. 1년 경과에서 HbA1c는 7.4%에서 6.5%로, -0.9%의 개선을 보였다(그림 1). 동시에 체중은 76.4 kg에서 71.5 kg으로, -4.9 kg의 감량을 보였다.

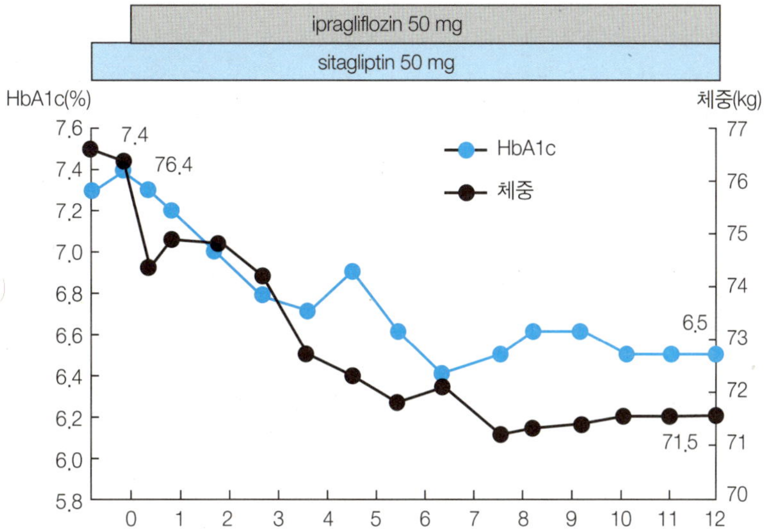

그림 1 임상 경과

1 SGLT2 억제제의 작용기전

근위세뇨관의 SGLT2 (sodium glucose co-transporter 2)가 포도당의 재흡수를 차단하여 요당 배설을 촉진하고, 혈당 강하 작용을 발휘한다. SGLT2 억제제는 건강한 사람이 복용하더라도 하루 50~60 g의 포도당이 소변으로 배설된다. 당뇨병 환자는 혈당이 높기 때문에 원뇨(primary urine) 중에 여과되는 포도당의 양이 많아진다. 또한 당뇨병 환자는 세뇨관 상피의 SGLT2 발현량도 증가하기 때문에 포도당 재흡수 능력이 높아지고 당뇨병 환자의 고혈당을 유지하는 원인 중 하나가 된다. 따라서, 당뇨병 환자는 SGLT2 억제제의 복용으로 건강한 사람보다 많은 포도당(1일 약 100 g)이 배설된다. SGLT2 억제제의 HbA1c 저하 효과는 약 1%이다. 또한 경구 섭취된 당질의 일부가 체내에서 이용되지 않고 소변으로 배설되기 때문에 칼로리 소모 효과가 있어 6개월이면 약 3 kg의 체중감소 효과를 기대할 수 있다.

보다 이해를 높이기 위한 원 포인트!

※ ※두 개의 포도당 재흡수 기구와 SGLT2의 선택적 억제(그림 2)

신장의 근위세뇨관에는 2개의 포도당 재흡수 기구가 있다. 하나는 사구체에 가까운 근위곡세뇨관(proximal convoluted tubule)(S1)에 존재하는 SGLT2이다. SGLT2는 포도당의 수송 능력이 크고 건강한 사람은 사구체에서 여과된 포도당의 90%를 이 부위에서 회수한다. 하지만 SGLT2는 포도당에 대한 친화성이 낮기 때문에 원뇨 속 모든 포도당을 회수할 수 없다. 따라서, 근위직세뇨관(S3)의 부위까지 내려온 나머지 10%의 포도당은 포도당에 보다 친화성이 높은 SGLT2에서 회수된다.

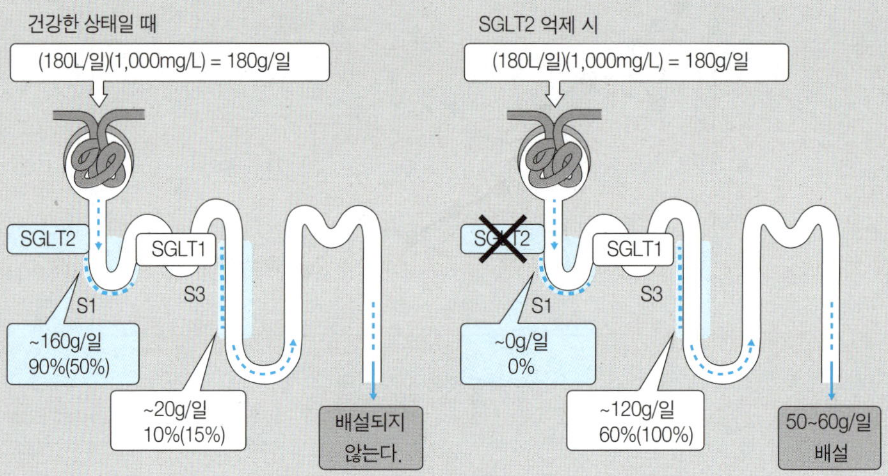

수송체	친화성	수송 능력	근위세뇨관의 부위	발현량
SGLT2	낮다	높다	시작부(S1)	많다
SGLT1	높다	낮다	원위부(S3)	적다

그림 2 근위세뇨관의 포도당 재흡수 기구와 SGLT2 억제제의 작용기전
(Abdul-Ghani MA, et al. Diabetes. 2013 ; 62(10) : 3324)

SGLT2 억제제는 SGLT2를 선택적으로 억제하고, SGLT1의 활성은 거의 차단하지 않도록 설계되어 있다. 그 이유는 SGLT1이 신장 이외에 주로 소장에서 강하게 나타나고, SGLT1을 억제하면 소장에서 포도당이나 갈락토스(galactose)의 흡수를 억제하여 삼투압성이 중증인 설사를 일으키기 때문이다. 또한 SGLT1은 심근이나 골격근에서도 나타나며 이들을 차단했을 때의 영향은 알려지지 않았다. 안전성이란 측면에서도 SGLT2에 대한 선택성이 높은 쪽이 좋다고 생각된다(다만 SGLT1도 부분적으로 억제되면 요당 배설량은 늘어나고 보다 강력한 혈당 개선 효과를 기대할 수 있기 때문에 최근 SGLT1과 SGLT2의 이중 억제제가 개발 중이다).

2 SGLT2 억제제의 특징

a) SGLT2 억제제의 내장지방 감소 효과

SGLT2 억제제를 당뇨병 환자가 복용하면 1일 100 g 정도의 포도당이 소변으로 배설된다. 이것은 약 400 kcal의 칼로리가 소모되기 때문에 체중감소 효과를 기대할 수 있다. 당질을 에너지원으로 사용할 수 없는 대체 에너지는 우선 내장지방에서 소비되기 때문에 비만 예에서는 내장지방 감소 → 대사증후군 개선 효과를 기대할 수 있다. 따라서, SGLT2 억제제에는 부차적인 혈압 저하 효과, 지질 개선 효과(중성지방 감소와 HDL-콜레스테롤 상승), 요산 저하 효과 등이 나타난다. 반면에 지방분해를 촉진하기 위해 케톤체가 증가하는 경우가 있고, 이 때문에 인슐린 작용이 불충분한 증례에서는 케톤산증의 위험을 높일 수 있어 주의해야 한다. 또한 지방조직이 적은 마른 체형의 환자는 근육의 아미노산이 당신생을 위한 대체 에너지로 사용되고 근육량이 감소(근감소증이 악화)할 위험이 있다.

b) SGLT2 억제제의 혈당 강하 효과는 인슐린 작용을 매개로 하지 않는다.

SGLT2 억제제는 혈액 속 포도당을 소변으로 배설하고 혈당을 저하시키기 때문에 그 작용에 인슐린은 필요로 하지 않는다. 혈당 강하는 당독성을 해제함으로서 간접적으로 췌장 베타세포에 보호작용을 한다. 또한 내장지방의 감소로 인슐린저항성도 개선된다. 따라서, SGLT2 억제제의 사용은 혈중 인슐린을 낮추면서도 혈당을 더욱 저하시킨다. SGLT2 억제제는 인슐린 분비를 늘리지 않기 때문에 단독 사용으로 저혈당을 일으키지 않는다.

c) SGLT2 억제제의 효과는 혈당 의존적이고, 신기능 의존적이다.

혈당이 올라가면 원뇨(primary urine) 중에 여과되는 포도당도 증가하기 때문에 SGLT2 억제제에 의해 보다 많은 포도당이 배설된다. 따라서, HbA1c의 평균 개선도는 약 1%이지만 혈당 조절이 나쁜 증례일수록 혈당 개선 효과는 보다 강하게 나타난다. 또한 하루 중 혈당의 일중변동에서도 공복혈당의 개선도(약 30 mg/dL 저하)보다도 고혈당인 식후혈당의 개선도(50~70 mg/dL 저하)가 크다.

또한 요당의 배설량은 신기능(사구체여과율)에 의존하기 때문에 신기능이 나빠지면 SGLT2 억제제는 효과를 발휘할 수 없다. 신기능이 eGFR에서 60 mL/min 미만이 되면 효과는 거의 절반이 되고, 45 mL/min 미만이 되면 더 이상 HbA1c 저하 효과를 볼 수 없다. 따라서, 신기능이 나쁜 환자에게는 SGLT2 억제제를 이용해도 혈당 개선 작용은 기대할 수 없다.

d) SGLT2 억제제의 심혈관질환 억제 효과 · 심부전 억제 효과 · 신기능보호 효과

2015년 9월에 발표된 empagliflozin의 심혈관질환 임상결과를 관찰한 대규모 임상연구: EMPA-REG OUTCOME의 결과는 앞으로 SGLT2 억제제의 사용법에 큰 영향을 주는 것이었다. 이 연구는 어떤 심혈관질환의 과거력이 있는 제2형 당뇨병 7,020증례를 대상으로 실시한 심혈관질환의 2차 예방에 대한 연구이다. Empagliflozin 10 mg과 25 mg, 위약의 3군으로 분류하여 평균 3.1년간 관찰했다. 그 결과 empagliflozin 투여군(10 mg과 25 mg을 합한 투여군)은 위약군에 비해 1차 평가변수인 3-point MACE (심혈관 사망 · 비치명적 심근경색증 · 비치명적 뇌졸중의 복합 평가변수)를 14% 억제했다(그림 3). 이 유의미한 개선에 가장 기여한 현상은 심혈관 사망의 감소이며, 심혈관 사망은 38%의 감소를 보였다. 또한 이 연구의 부차적인 해석으로 심부전에 의한 입원이 empagliflozin 투여군에서 35% 감소된 것으로 보고되었다. 특징적인 것은 3-point MACE의 개선도 심부전 억제도 연구 시작 후 6개월이라는 단기간에 이미 위약군과 차이를 보이고 있다는 것이다. 이런 단기간의 사고 억제는 단순한 혈당 개선 효과만으로 설명할 수 없다. 이 심혈관질환 억제 효과의 이유는 현재도 다양하게 검토되고 있지만 SGLT2 억제제의 이뇨 효과가 관여하고 있지 않은지 논의되고 있다.

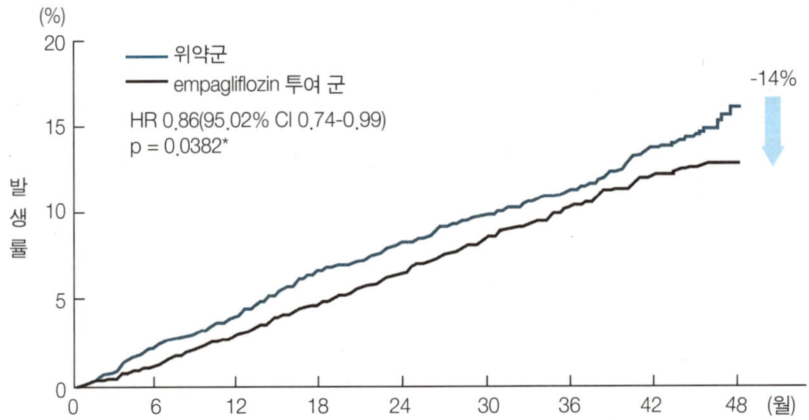

그림 3 Empagliflozin에 의한 3-point MACE(심혈관 사망 · 비치명적 심근경색증 · 비치명적 뇌졸중의 복합 평가변수) 억제 효과(Zinman B, et al. N Engl J Med. 2015 ; 373 : 2117-28)[1]

또한 EMPA-REG OUTCOME의 신장 OUTCOME 해석 결과가 2016년 6월에 발표되었다. 신장 합병증(현성 알부민뇨로 진행, 혈청 크레아티닌 값의 2배 증가, 신장대체요법(투석 등)의 시작, 신장질환에 의한 사망)을 검토한 결과, 위약군에 비해 empagliflozin 투여군에서는 39%의 억제가 나타났다(그림 4). 이 empagliflozin의 당뇨병성 신증의 진행 억제 효과에 대해서도 그 이유가 다양하게 검토되고 있지만 세뇨관사구체되먹임기전(tubuloglomerular feedback, TGF) 기구의 개선이 고려되고 있다. 즉, 당뇨병은 원뇨 속의 포도당 양이 많기 때문에 근위세뇨관에서 SGLT2와 SGLT1에 의해 포도당과 함께 나트륨(Na)이 재흡수되고, 치밀반(macula densa)에 도달하는 나트륨이 감소하며, 이것이 TGF 기구를 방해하여 수입세동맥의 확장 및 사구체고혈압을 일으킨다. SGLT2 억제제를 투여하면 근위세뇨관에서 포도당과 함께 나트륨도 재흡수되지 않아 치밀반에 도달하는 나트륨이 증가함으로서 TGF 기구의 이상이 수정되고 사구체고혈압이 개선될 가능성이 있다.

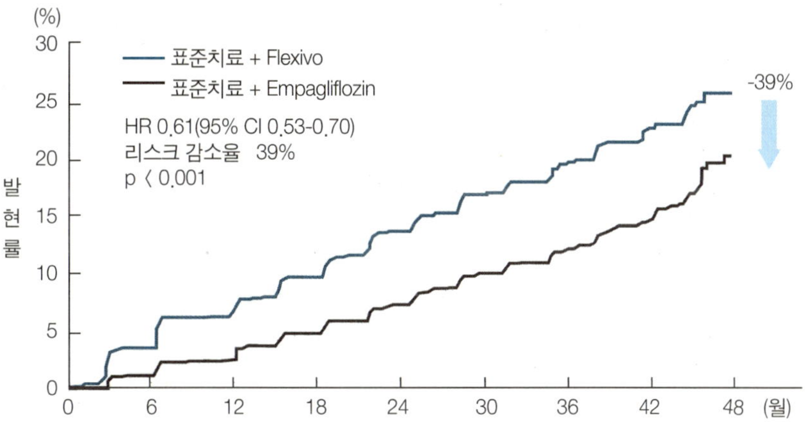

그림 4 Empagliflozin에 의한 신장복합사고(현성 알부민뇨로 진행, 혈청 크레아니틴 값의 2배 증가, 신장대체요법(투석 등)의 시작, 신장질환에 의한 사망) 억제 효과(Wanner C, et al. N Engl J Med. 2016;375 : 323-34)[2]

이것은 금물! 마른 체형의 당뇨병 환자, 영양장애가 있는 증례, 인슐린 작용이 불충분한 증례에는 사용해서는 안 된다!

3 SGLT2 억제제의 종류

2016년 12월 현재 표 1의 6종류의 SGLT2 억제제가 시판되고 있다. 이들은 모두 플로리진(phlorizin)이라는 물질을 기원으로 해서 개발되었기 때문에 구조식이 모두 유사하고 약물 간의 차이가 적다.

표 1 SGLT2 억제제의 종류

일반명	상품명	혈중 반감기(시간)	작용시간(시간)	1정 속의 함유량(mg)	1일 사용량(mg)
ipragliflozin	슈글렛	15	24	25, 50	50~100
dapagliflozin	포시가	8~12	24	5, 10	5~10
luseogliflozin	루세피	11.2	24	2.5, 5	2.5~5
tofogliflozin	애플웨이 데벨자	5.4	24	20	20
canagliflozin	인보카나	10.2	24	100	100
empagliflozin	자디앙	14~18	24	10, 25	10~25
ertugliflozin	스테글라트로	11~17	24	5, 15	5~15

(일본당뇨병학회 편. 당뇨병치료가이드 2016-2017. 문광당 : 2016. p.54)

4 사용상의 주의

SGLT2 억제제를 투여하면 요당 배설에 따른 삼투성 이뇨 때문에 다뇨 · 빈뇨가 발생하지만 물을 충분히 마시지 않을 경우는 두근거림 · 기립성 저혈압 등의 탈수상을 보이는 경우가 있다. 이뇨 효과는 복용 시작 후 2주일 이내에 강하게 나타나기 때문에 투여 시작 직후가 특히 주의해야 할 시기이다. 탈수는 뇌경색이나 열사병(heat stroke)의 발생을 증가시키기도 해서 병태생리를 악화시킬 위험이 있다. SGLT2 억제제로 증가하는 소변량은 거의 500 mL 정도이며, 평상 시보다 1일 500 mL인 페트병 한 병 정도 더 많은 양의 물을 마시도록 교육해야 한다. 또한 당뇨병로 요로감염 · 생식기감염의 위험이 증가하기 때문에 음부를 청결하게 유지하도록 교육한다.

환자에 따라 SGLT2 억제제의 칼로리 소모 효과에 많은 기대를 하며 식사요법 · 운동요법을 경시하는 경향이 있다. 또한 SGLT2 억제제의 복용 중에는 단 것에 대한 기호가 강해지고 식욕이 항진하는 증례를 볼 수 있다. SGLT2 억제제를 투여했다고 해도 식사요법 · 운동요법이 불규칙적이라면 그 효과는 절반으로 줄어들게 된다. 어디까지나 식사요법 · 운동요법이 당뇨병의 기본치료라는 것은 변함이 없기 때문에 체중이 줄고 혈당이 개선되었다고 해도 방심하지 않도록 환자를 교육한다. 또한 내장지방을 줄이더라도 근육량이 감소하면 곤란하기 때문에 적정한 운동요법을 유지하며 근육량이 줄어들지 않도록 해야 한다.

SGLT2 억제제가 시판된 지 2년이 경과했고 그동안 EMPA-REG OUTCOME의 결과가 판명되면서 시판 후 안전성 조사결과도 얻을 수 있게 되었다. 이들 정보를 바탕으로 적절한 사용을 위한 지표인 'SGLT2 억제제의 적정 사용에 관한 위원회'의 권고도 2016년 5월에 개정되었다. 내용은 다음과 같다.

[Recommendation]

1. 인슐린이나 설폰요소제 등 인슐린분비촉진제와 병용할 경우에는 저혈당에 충분히 유의하고 이들 용량을 줄여나간다(방법에 대해서는 아래 참고). 환자에게도 저혈당에 관한 교육을 충분히 실시할 것.
2. 75세 이상 노인 또는 65~74세의 노인증후군(근감소증(sarcopenia), 인지기능저하, 일상생활능력(ADL) 저하 등)이 있는 경우에는 신중하게 투여한다.
3. 탈수 예방에 대해 환자에게 설명하고 충분히 대책을 강구할 것. 이뇨제를 병용할 경우에는 특히 탈수에 주의한다.
4. 발열 · 설사 · 구토 등이 있을 때 또는 식욕부진으로 식사를 충분히 할 수 없는 경우에는 반드시 약의 복용을 중지한다.
5. 전신 권태감 · 구역 · 구토 · 체중감소 등을 동반할 경우에는 혈당이 정상에 가깝더라도 케톤산증의 가능성이 있으므로 혈중 케톤체를 확인할 것.
6. 본 약물 투여 후, 약진이 의심되는 홍반 등의 피부 증상이 보였을 경우에는 조속히 투여를 중지하고 피부과에 상담할 것. 또한 반드시 부작용은 보고할 것.
7. 요로감염 · 생식기감염에 대해서는 적절한 병력청취 및 검사를 실시하고 발견에 노력할 것. 병력청취에서는 질문지의 활용도 권장된다. 발견 시에는 비뇨의학과, 부인과에 상담할 것.

· Glimepiride 1일 2 mg을 초과하여 사용하는 환자는 1일 2 mg 이하로 줄인다.
· Glibenclamide 1일 1.25 mg을 초과하여 사용하는 환자는 1일 1.25 mg 이하로 줄인다.
· Gliclazide 1일 40 mg을 초과하여 사용하는 환자는 1일 40 mg 이하로 줄인다.

이것은 금물! 노인증후군(근감소증, 인지기능저하, ADL 저하 등)이 명백한 노인에게는 사용해서는 안 된다!

참고문헌

1) Zinman B, et al. Empagliflozin, Cardiovascular Outcomes, and Mortality in Type 2 Diabetes. N Engl J Med. 2015; 373(22): 2117-28.
2) Wanner C, et al. Empagliflozin and Progression of Kidney Disease in Type 2 Diabetes. N Engl J Med. 2016; 375(4): 323-34.
3) 日本糖尿病学会．SGLT2 阻害薬の適正使用に関する Recommendation. 2014 年 5 月 16 日改訂．http://www.jds.or.jp/

〈内田大学〉

3. 약물요법의 실제 → A. 경구혈당강하제

5-1. 설폰요소제

이것이 중요!

① 설폰요소제는 혈당 강하 능력이 최강인 경구혈당강하제이지만 사용에 있어서 주의할 점과 문제점이 많은 약물이다.

② 가능하면 소량을, 최대한 마지막에 병용하여 사용하고 glibenclamide는 사용을 피한다.

③ 효과가 충분하지 않은 경우에 쓸데없이 계속, 안일하게 증량하지 않고 인슐린요법 등으로 변경을 고려한다.

④ 연령, 신증의 진행 등도 항상 고려하면서 조절이 양호(또는 너무 양호한)한 경우는 조속히 감량 및 중지, 또는 다른 안전한 경구혈당강하제로 교체하는 것이 중요하다.

⑤ 설폰요소제에 DPP-4 억제제 또는 SGLT2 억제제를 추가할 경우에는 설폰요소제를 가능하면 소량(최소 절반 이하)으로 감량한 후 저혈당에 주의하여 신중하게 실시한다.

Key Words

설폰요소제, K_{ATP} 통로(SUR), 저혈당 혼수, IPC (Ischemic Preconditioning)

증 례 제 시

[병력]

- 76세 여성(농업). 약 20년 전부터 고혈압으로 근처 병원에서 외래진료 중(강압제 복용 중)이었지만, 10년 전 마을의 건강검진에서 당뇨병이 의심되어 제2형 당뇨병으로 진단(구체적인 내용은 불명). 같은 병원에서 glimepiride 1 mg 2정(2, 0, 0)을 처방받고 오랫동안 복용했으며 최근 HbA1c는 6.4%였다. 식사 칼로리에 대한 지시도 없고 안과 진료는 받은 적은 없었다. 6개월 전부터 저녁 식전이 되면 공복감이 강해지는 일이 많고 농사가 힘든 날에는 저녁 식전에 식은땀을 흘린 적도 있었다.
- 며칠 전부터 설사가 시작되어 식사를 약간 삼가도록 했지만 glimepiride는 평상 시와 같이 복용했다. 그 다음 날 야간에 의식장애 · 혼수로 응급실 진료를 받았다.
- 기왕력: 55세부터 고혈압.
- 음주 · 흡연 경험: 없음
- 비만 경험: 없음

02 치료의 실제

- 가족력: 없음
- 임신경험: 2회, 거대아(-), 유산 및 사산(-)

[검사 소견]

신장 150.0 cm, 체중 44.5 kg (체질량지수 19.8), 혈압 102/80 mmHg, 무작위 혈당 26 mg/mL, HbA1c 6.5%, 대사성 산증은 보이지 않음. 혈청 Cr 1.0 mg/dL (eGFR = 41.5 mL/min), 간기능 · 지질: 정상, 안저: 단순 망막병증(AI/0)

[임상 경과]

- 뇌 CT에서 이상은 보이지 않았다. 혈당 26 mg/dL로 저혈당 혼수로 판명되어 50% 포도당 2앰플 정맥주사로 즉시 각성되었다.
- 혈당 206 mg/dL, 설폰요소제에 의한 저혈당 혼수로 판단되었고, 지속성 저혈당의 위험도 있어 본 병원의 저혈당 혼수 매뉴얼대로 10% 포도당 수액 500 mL를 지속 정맥투여하면서 응급센터로 입원하도록 했다.
- 다음 날 아침, 우리 과로 전과하였다. 다음 날부터 당뇨병 1,200 kcal로 식사를 시작했고, 저혈당이 지속되지 않는 것을 확인한 후 10% 포도당의 지속 정맥투여를 중단했다.
- 일시적으로 인슐린을 사용했지만 고령, 신기능 경도 저하, 농사일을 고려해서 최종적으로 mitiglinide 10 mg 3정 #3로 조절하고 안정을 되찾아 퇴원하게 되었다(표 1).

표 1 설폰요소제에 의한 저혈당 혼수의 공통점(본 병원 응급실 반입 예 3년간 정리)

① 노인
② 신기능 경도 저하(혈청 크레아티닌(Cr) 수치는 정상 또는 경도 상승)
③ glibenclamide 복용 → 결과적으로 과잉. 사용빈도가 늘어난 glimepiride가 증가(DPP-4 억제제와 병용 예도)
④ 양호한(너무 양호한) 혈당 조절(HbA1c 〈 7.0%)
⑤ 환자의 이해력에 약간 어려움(치매도 포함)
⑥ 가족도 포함한 질환 설명 없음
⑦ 많은 약물의 복용

[해설] 설폰요소제는 가장 오래 전부터 임상현장에서 사용되어 왔다. 미세혈관 합병증을 예방한다는 자료도 있고, 가격이 저렴하여 현재도 처방 빈도가 높은 경구혈당강하제이다. 과거에는 공복혈당이 상승한 후에 인슐린이나 설폰요소제를 사용했지만 오늘날에는 식후 고혈당 개선이나 인슐린저항성 개선, 췌장 베타세포 보호 등 다양한 경구혈당강하제가 개발되어 그 자료가 제시되면서 대혈관 합병증을 합병한 환자나 노인 당뇨병이 급증하고 있는 오늘날에는 설폰요소제의 존재 의의와 사용법은 매우 제한적이다. 이 증례와 같은 위험이 장점을 상회하는 상황이 늘고 있다. 또한 DPP-4 억제제의 등장 이후 설폰요소제의 새로운 사용은 줄고 있지만 과거보다 사용 예의 고령화, 신기능저하 등도 나타나고, 거기에 DPP-4 억제제, SGLT2 억제제 등이 추가되어 저혈당 혼수로 응급실로 수송되어 오는 경우는 유감스럽게도 줄어들지 않았다.

1 설폰요소제의 작용기전

그림 1과 같이 췌장 베타세포의 K_{ATP} 통로[설폰요소제 수용체(SUR1)]에 직접 작용하여 포도당의 생리적인 인슐린 분비 작용을 증폭시키거나 혈중 포도당 농도가 상승하지 않아도 인슐린 분비를 촉진한다. 또한 종류에 따라 인크레틴의 증폭 경로이기도 한 EPAC2/RAT1에도 직접 작용한다(DPP-4 억제제와 병용으로 상승 효과에도 관여). 또한 설폰요소제는 췌장 베타세포 이외의 K_{ATP} 통로[설폰요소제 수용체(SUR2A, 2B)]에도 작용한다. 특히 심근세포의 미토콘드리아 K_{ATP} 통로[설폰요소제 수용체(SUR2A)]을 억제하는 설폰요소제는 IPC를 억제한다. IPC를 소실시키는 설폰요소제는 심근허혈을 합병한 당뇨병 환자에게는 사용을 피해야 한다.

(주) IPC (Ischemic Preconditioning): 심근세포가 괴사를 일으키지 않을 정도의 단시간의 허혈과 재관류를 여러 번 반복함으로써 그 허혈 내성이 증강하는 현상.

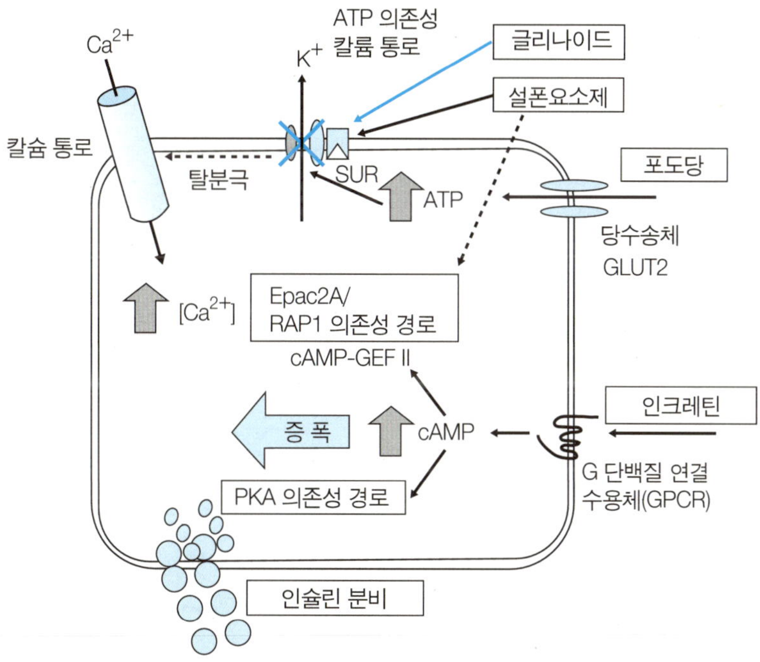

그림 1 췌장 베타세포에서 인슐린 분비 구조

ATP : adenosine triphosphate, GLUT2 : glucose transporters

1) Hinke SA, et al. J Physiol. 2004 ; 558(Pt2) : 369-80

2) Seino S, et al. J Diabetes Invest. 2010 ; 1 : 37-9에서 인용

02 치료의 실제

2 설폰요소제의 종류

그 역사적 경과로 볼 때 다양한 것이 있지만, 현재 주로 사용되고 있는(사용해도 좋은) 것은 gliclazide, glimepiride이며, 최강의 인슐린분비촉진제인 glibenclamide는 다음과 같은 다양한 이유 때문에 당뇨병 전문의는 사용하지 않게 되었다. 물론 glimepiride가 glibenclamide에 비해 매우 안전하다고 할 수는 없다(표 1).

a) gliclazide

설폰요소제의 골격은 갖지만 benzamide 골격은 갖지 않는다. 췌장 베타세포의 SUR1에 대한 선택성이 높고 IPC를 소실시키지 않는다. 또한 EPAC2/RAP1에도 작용하지 않고 위의 3제 중에서는 작용시간이 비교적 짧으며, DPP-4 억제제 등과의 병용에서도 각 작용이 독립적이라는 측면에서 병용하기가 쉽다. 또한 20 mg 짜리(분할선이 있어 1/2정으로 할 수 있다)도 있고, 현재의 설폰요소제가 위치한 입장에서 볼 때 가장 안전하게 사용하기 쉬운 약물이다.

b) glimepiride

현재의 설폰요소제 중에서는 가장 늦게 개발된 약물이며, 췌장 베타세포에 대한 직접적인 인슐린 분비 작용은 glibenclamide보다 떨어지지만, 췌장 외 작용(인슐린저항성 개선 등)을 가지고 있고 전체적인 혈당 강하 작용은 glibenclamide와 동등하다. Glibenclamide와 마찬가지로 설폰요소제의 골격과 benzamide 골격을 가지며, 췌장 외 SUR에도 결합하지만 심근 미토콘드리아 K_{ATP} 통로(SUR2A)에는 작용하지 않고 IPC를 억제하지 않는 것으로 알려져 있다. 저혈당에 관해서 glibenclamide보다 안전하다고 생각되는 측면도 있지만, 그 대사산물(M1체)도 혈당 강하 작용을 가지며 사용에 있어서 동일한 주의가 필요하다. IPC는 억제하지 않지만 심근경색증의 과거 경험의 유무와 상관없이 심혈관 사망도 총 사망도 glibenclamide와 함께 많은 것으로 보고(Schramm TK, et al. Eur Heart J 2011;32(15): 1900-8)되고 있으므로, 역시 허혈성 심질환을 합병한 예에는 사용하지 않는 것이 무난하다. 제네릭인 glimepiride 0.5 mg정은 분할선이 있어 0.25 mg으로 사용할 수 있다. 임상현장에서 유용하게 사용되고 있다.

c) glibenclamide

현재 시판되고 있는 최강의 설폰요소제이다. 또한 작용하는 지속시간이 gliclazide에 비해 상당히 길다. 심근 미토콘드리아 K_{ATP} 통로(SUR2A)에도 결합하여 IPC를 억제하고, 허혈성 심질환을 합병하는(가능성이 있는) 당뇨병 환자에게는 사용해서는 안 된다. 고전적인 명약이기는 하지만 사용을 취소하거나 1.25 mg정만 한정해서 사용하는 의료기관이 늘고 있다. 또한 새로운 환자에게는 사용하지 않더라도 40, 50대에 사용을 시작하여 안정적으로 조절된다고 해서 70, 80대가 되어서도 그대로 사용하는 경우가 있다. 당뇨병 · 노령에 의한 신기능저하와 함께 저혈당 혼수의 잠재적인 고위험 환자가 적지 않게 존재하므로 반드시 복용을 재검토(감량 및 중지: 안전하고 적당한 조절로 충분)해야 한다(중요).

3 설폰요소제의 특징(사용상의 포인트와 문제점)

① 문맥 내 인슐린 농도를 상승시켜 생리적이지만 식후 고혈당의 개선은 기대할 수 없다(인슐린 추가 분비의 결여를 보완할 수 없다. → 식전 · 야간 저혈당의 위험이 있다).

② 조절이 불량한 상태에서 설폰요소제를 지속하면 췌장의 베타세포를 지치게 한다. 췌장 베타세포의 기능을 떨어뜨리지 않도록 조절이 안정되어 있으면 최대한 소량으로 지속하고 항상 감량의 기회를 살핀다.

③ 첫 번째로 약물로 선택하지 않으며 병용요법의 보조역할로 그치도록 한다. 가능하면 소량으로 병용하고 어떤 일이 있어도 사용할 수 있는 양의 1/2까지로 한다[gliclazide 10 mg 또는 20 mg~, glimepiride 0.25 mg 또는 0.5 mg~, glibenclamide은 중지한다!]

④ 체중증가에 주의한다[단독(추천하지 않는다), 티아졸리딘디온 또는 인슐린과의 병용 시].

⑤ 노인에게는 매우 신중하게 극소량으로 사용한다(병용하는 약의 마지막 수단으로 하고 사용하지 않고 끝나면 그보다 좋은 일은 없다)! 신기능저하(혈청 Cr 수치만으로 판단해서는 안 된다)가 있으면 사용하지 않는다! 상시 HbA1c가 6.9% 이하가 되면 공복 시나 야간 저혈당 무감지증의 가능성도 고려하여 조속히 감량 및 중지한다.

⑥ 설폰요소제를 포함한 경구혈당강하제 요법에 기저 인슐린을 추가(BOT)한 경우도, 조절이 개선되면 가장 먼저 감량 중단의 대상으로 한다.

⑦ 설폰요소제를 포함한 경구혈당강하제 요법에 DPP-4 억제제(또는 GLP-1 수용체 작용제), SGLT2 억제제를 추가한 경우, 반드시 설폰요소제(소량 사용해도)를 1/2 이하로 감량한 후 병용한다.

가장 큰 특징이면서 문제는 혈당이 얼마인지 상관없이 인슐린을 분비해서 그 작용이 강력하며 장시간에 이르는 것이다. 또한 식후에 내려가야 하는데 내려가지 않고 식전 · 야간 등 내려가지 않아야 할 때 내려간다(그림 4). HbA1c에서 보면 개선되어 있지만 사실은 인식하지 못하는 저혈당도 있어 혈당 변동성이 크고, 저혈당(혼수)의 위험 또는 동맥경화 악화(심혈관사고도 포함해서)의 위험이란 측면에서도 바람직하지 않다. 또한 저혈당 무감지증 시의 치명적 부정맥의 위험도 있다. 특히 노인, 신기능저하, 허혈성 심질환에서는 사용해서는 안 된다. 본 병원의 응급실로 이송되는 설폰요소제와 관련한 저혈당 혼수는 DKA나 HHS 등 고혈당 혼수보다 많으며 설폰요소제에 의한 저혈당 혼수는 오랫동안 지속되기 때문에 50% 포도당 수액을 정맥에 주사하여 의식이 회복되더라도 반드시 입원시키고 포도당을 지속 정맥투여하면서 경과 관찰하는 것이 중요하다(증례 및 표 1).

특히 제2형 당뇨병의 약물치료에서는 췌장 베타세포에 부담을 주지 않거나 저혈당의 위험이 없거나 적은 경구혈당강하제로 시작하거나 병용한다. 그럼에도 충분히 조절이 이루어지지 않을 때에는 '설폰요소제의 사용상의 포인트와 문제점'을 고려해서 가능하면 극소량을 병용한다. 막연하게 지속하지 않는 것이 중요하다. 특히 지금까지 사용했던 설폰요소제에 DPP-4 억제제, SGLT2 억제제를 추가할 경우에는 일본당뇨병학회의 권고사항에 입각해서(설폰요소제를 감량) 병용해야 하지만 서둘러 혈당을 낮출 필요는 없기 때문에 사용하고 있는 설폰요소제가 소량이라도 일단 1/2 이하로 감량하여 사용하는 것이 안전하다('DPP-4 억제제' 참고).

이것은 금물! 신기능을 정기적으로 확인을! 노인에게 설폰요소제의 중간 이상 고용량 처방은 금물! 극소량이라도 세심한 주의를!

참고문헌

1) 日本糖尿病学会, 編. 糖尿病治療ガイド 2016-2017. 文光堂; 2016.
2) 山内俊一. スルホニル尿素薬 - 副作用とその対策. 日本臨牀. 2008; 66 (増刊 7): p.247-51.
3) Kahn CR, editors. Joslin's Diabetes Mellitus. 14th ed. Lippincott Williams & Wilkins; 2004.
4) 本城　聡, 他. 当院における過去 3 年間のスルホニル尿素薬による重症低血糖発作の解析. 糖尿病. 2010; 53 (1): 30-3.
5) 日本糖尿病学会, 編. 糖尿病診療ガイドライン 2016. 南江堂; 2016.
6) American Diabetes Association. Standards of Medical Care in Diabetes-2014. Diabetes Care. 2014; 37: Suppl 1: S14-80.

〈松尾　哲〉

3. 약물요법의 실제 → A. 경구혈당강하제

5-2. 글리나이드(glinide)

이것이 중요!

① 글리나이드는 인슐린 분비량을 증가시킨다기보다 인슐린의 초기 · 추가 분비를 촉진시키고 인슐린 분비 양상을 개선한다.

② 그 능력도 포도당이 존재하는 상태에서 보다 강하고 거의 저혈당의 시간대를 만드는 일 없이 식후 고혈당을 개선한다.

③ 식사 직전에 복용하는 것이 필수적이지만 반대로 식사 시간을 벗어나거나 한 끼 식사를 거른 경우에도 안심하고 사용할 수 있다.

④ Basal-bolus therapy (BBT)로 인슐린 감량 · 중단 시에도 점심 식전 bolus 인슐린을 대체하는 것만으로 사용하는 등 다양한 사용이 가능하다.

⑤ 기저 인슐린, 비구아나이드, DPP-4 억제제와 병용이 대사면뿐만 아니라 삶의 질을 개선시킬 가능성이 높다.

Key Words

속효성 인슐린분비촉진제, K_{ATP} 통로(SUR), 인슐린 분비 양상의 개선

증 례 제 시

[병력]

- 67세 남성(무직). 12년 전 건강검진에서 당뇨병 진단을 받았다. 근처 병원에서 진료를 받고 glibenclamide (2.5 mg) 1정을 처방받아 오래동안 지속해서 복용하였고 최근 HbA1c는 7.9%였다. 식사 칼로리에 대한 지시는 없었고 안과 진료도 받지 않았다. 최근 건망증이 심해졌다.
- 며칠 전부터 감기로 미열이 있고 식욕도 저하되었지만 glibenclamide는 평상 시와 같이 복용했다. 그날 밤 의식장애 · 혼수, 발열을 호소하며 응급실에서 진료를 받았다.
- 기왕력: 특기할 만한 사항 없음. 음주(-) · 흡연(1일 20개비).
- 비만 경험: 없음.
- 가족력: 부친 당뇨병

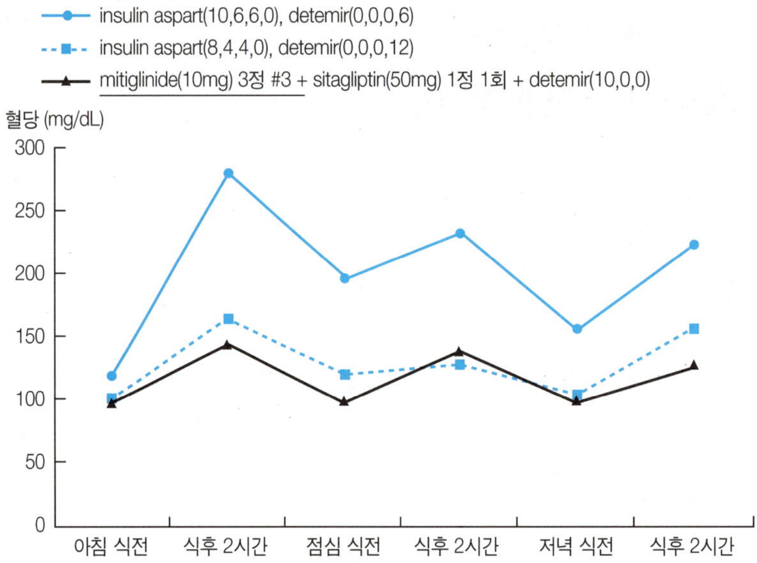

그림 1 임상 경과

[검사 소견]

신장 165.0 cm, 체중 64.3 kg (체질량지수 23.6), 혈압 88/60 mmHg, 체온 38.5℃, 무작위 혈당 40 mg/mL, HbA1c 8.3%, 백혈구증가증, CRP 25.6 mg/dL, 혈청 Cr 2.0 mg/dL (탈수 상태), 간기능 · 지질: 정상. 마스크로 산소 4 L 투여 후 산소포화도 94%

안저: 단순 망막병증

[임상 경과]

- 혈당은 40 mg/dL으로 저혈당 혼수로 판명되었고 50% 포도당 2앰플을 정맥주사하자 바로 각성되었다. 또한 CRP 상승, 흉부 X선 및 CT에서 폐렴 영상을 보여 설폰요소제에 의한 저혈당 혼수 및 (흡인성) 폐렴으로 진단되어 응급센터로 입원, 다음 날 아침 우리 과로 전과하였다.
- 항생제의 정맥주사와 수액 보충으로 전신 상태는 호전되었다. 다음 날부터 1,400 kcal의 식사를 시작했고, 감염에 대한 스트레스, 설폰요소제의 영향도 없어졌기 때문인지 고혈당을 보여 basal-bolus therapy (BBT)로 인슐린을 시작했다. 폐렴의 개선과 함께 혈당 조절도 개선되어 인슐린도 감량할 수 있었다.
- DPP-4 억제제의 병용으로 bolus 인슐린은 각각 식사 직전에 4단위까지 줄었다. 복약은 가능했지만 자가주사는 어려웠다.
- 1일 1회라면 아내의 도움으로 주사가 가능다고 해서 각 식사 직전의 인슐린 aspart를 중단했지만 식후혈당이 상승하고 최종적으로 아침 인슐린 detemir를 10단위로 주사했고 sitagliptin의 복용과 함께 각 식사 직전에 추가 분비의 압박을 기대하며 mitiglinide 복용의 BOT (basal supported oral therapy)로 변경하자 조절은 안정되었고 집으로 퇴원이 가능해졌다(그림 2, 표 1).

[해설]

글리나이드는 설폰요소제와 같은 인슐린분비촉진제이다. 그 작용은 빠르지만 작용기간이 짧기 때문에 '전체적인 혈당 강하 능력'이라는 측면에서는 설폰요소제에 비해 떨어지지만 제2형 당뇨병(IGT 포함)에 특징적인 인슐린 추가 분비의 지연 및 저하에 개입하여 그 분비 양상을 개선하는 유일한 경구혈당강하제이다(그림 2). 또한 대혈관 합병증을 합병한 환자나 노인 당뇨병이 급증하고 있는 오늘날 설폰요소제와는 반대로 그 존재 의의가 커지고 있다. 혈당 강하 작용이 짧고 약하다는 과거의 단점이 반대로 장점이 되고 있으며 DPP-4 억제제의 등장과 함께 사용하는 빈도가 늘고 있다. 또한 증례(그림 1)처럼 자가주사가 어려운 환자의 bolus 인슐린을 대신해서 사용할 수 있는 경우(BOT)도 많다.

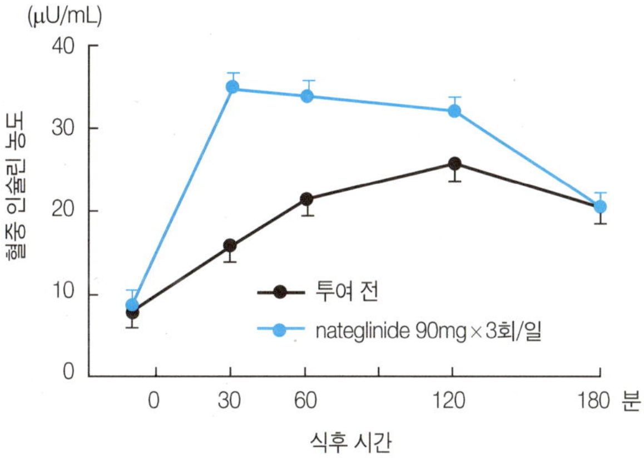

그림 2 글리나이드의 작용 - 식후의 혈중 인슐린 농도의 추이
[제2형 당뇨병 환자, nateglinide를 매식 직전에 12주간 경구 투여]
평균 ±표준오차(n = 32)
※식후의 혈중 인슐린 농도란 400 kcal의 식사를 이용한 부하시험에 의한다.

1 글리나이드제의 작용기전

글리나이드는 설폰요소제 기는 아니지만 SUR에 작용한다('설폰요소제'의 그림 1). 복용 후 5~10분 정도면 SUR1에 몇 초간 결합하여 인슐린이 분비되기 때문에 제2형 당뇨병에 결여된 급격한 추가 분비를 재현할 수 있어 유용하지만 식사 직전의 복용이 필수적이다. 췌장 베타세포의 K_{ATP} 통로[설폰요소제 수용체(SUR1)]에 선택제가 매우 높게 수 초간만 직접 작용하고 포도당에 의한 생리적인 인슐린 추가 분비 작용을 재현 · 증폭시키며, 포도당의 존재 하에 보다 강력하게 인슐린 분비를 촉진한다. 인크레틴의 증폭 경로이기도 한 EPAC2/RAP1에는 작용하지 않는다.

글리나이드는 췌장 베타세포 이외의 K_{ATP} 통로[설폰요소제 수용체(SUR2A, 2B)]에는 거의 작용하지 않고, IPC (Ischemic Preconditioning)를 억제하지 않는다. 중증 저혈당이 매우 적다는 것과 아울러 글리나이드는 심근허혈을 합병한 당뇨병 환자에게도 안심하고 사용할 수 있다. 단, repaglinide는 혈당 강하 작용이 약간 강하기 때문에 저혈당에 주의한다(악조건이 겹쳐지면 저혈당 혼수도 발생한다).

이것은 금물!	글리나이드와 설폰요소제는 작용기전이 겹치기 때문에 병용은 금물!

2 글리나이드의 종류

현재 사용할 수 있는 것은 nateglinide, mitiglinide이며, 2001년부터 repaglinide가 사용가능해졌다(표 1). 인슐린 분비의 작용기전은 동일하지만 nateglinide, mitiglinide가 SUR1의 SU기에 결합하는 데 비해 repaglinide만 benzamide기에 결합한다(그림 3).

3개 제제 모두 기본적으로 간대사이며 신기능저하 예에도 사용이 가능(신중 사용)하지만 nateglinide의 대사산물(M1)은 혈당 강하 작용을 가지며 신부전에서는 지속성 저혈당을 일으킬 위험성이 제기되면서 투석 환자에게는 금기로 하고 있다. 신부전에도 사용해서는 안 된다. repaglinide는 혈당 강하 작용이 가장 강한(HbA1c가 가장 개선) 글리나이드이다. 이 HbA1c 저하 효과는 식후혈당뿐만 아니라 식전혈당의 개선에도 유효성을 발휘한 결과이다. 반대로 선행하는 2개 제제와 비교해서 저혈당의 발현빈도가 증가할 가능성이 있다. 이들은 repaglinide의 결합 부위 및 작용시간이 길고 글루카곤 분비억제가 적기 때문인 것으로 생각되고 있다. 중증 저혈당의 빈도는 적지만 특히 노인 또는 신기능저하 예에서는 주의하여 사용해야 한다.

표 1 글리나이드제의 특징과 대사배설 비교

일반명	혈중 반감기	작용지속시간	대사	배설
repaglinide	0.8시간	4시간	98% 간	신장 10% 이하
nateglinide	1.1~1.3시간	3시간	대부분 간대사	신장 30~40이하, 간 50~60%
mitiglinide	1.2시간	2~3시간	대부분 간대사	신장 93%

[대사산물의 활성에 대하여]

repaglinide 대사산물에는 혈당 강하 작용은 없다.

nateglinide 이소프로필(isopropy) 기의 수산화체(M1, M7)는 nateglinide의 약 1/5의 혈당 강하 활성을 가진다. 2003년 6월부터 '투석이 필요한 중증의 신기능장애가 있는 환자'에게는 금기로 하고 있다.

mitiglinide 주로 글루쿠론산 포합체. 일부 히드록시(-OH)기에 mitiglinide의 1/9~1/77의 인슐린 분비 활성이 있다. 다만 혈중 농도는 매우 낮고 임상적인 관여는 적다.

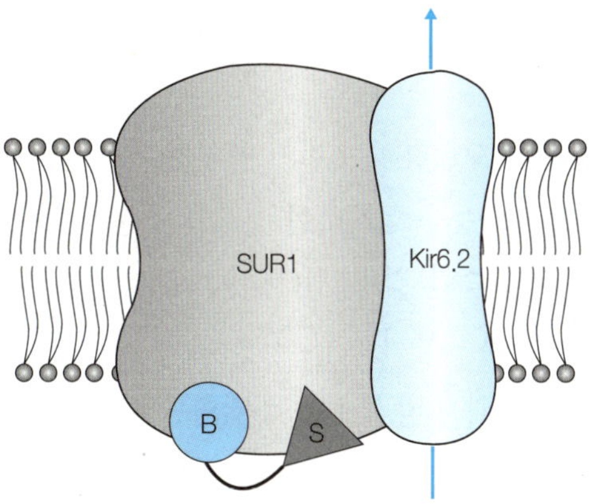

	repaglinide	nateglinide	mitiglinide	glibenclamide	gliclazide	glimepiride	tolbutamide
B	○			○		○	

B: benzamide 결합 부위, S: 설폰요소제 결합 부위

그림 3 췌장 베타세포 K_{ATP} 통로에 대한 결합 모식도

3 글리나이드의 특징(사용상의 포인트와 문제점)

① 조기에 식후 인슐린 분비를 촉진하여 식후 고혈당을 효과적으로 억제하지만 작용은 단시간에 소실됨으로써 생리적인 인슐린 분비 양상에 가까워 저혈당을 일으키지 않는다. 또한 복용해도 식사를 할 수 없는 경우, 인슐린 분비량은 포도당 의존성이 적기 때문에 저혈당의 우려가 적다.

② 식후 인슐린 추가 분비부전의 개선제로 작용시간도 짧기 때문에 식사가 불규칙한 환자에게도 편리하고 중증 저혈당의 위험은 거의 없어 안전하다.

③ 식후 고혈당을 억제하고 동맥경화의 진행을 예방할 가능성이 있다.

④ 노인 또는 신기능저하 예에서 설폰요소제를 사용해서는 안 되는 경우에도 비교적 안전하게 사용할 수 있다. 하지만 신부전 예에는 신중하게 사용해야 한다. 지속성 저혈당은 일어날 수 있다. 혈액투석 중인 환자는 nateglinide는 금기로 하지만 mitiglinide, repaglinide는 신중하게 사용한다. 인슐린 치료가 우선되지만 어려운 경우에 충분히 주의를 기울여 사용해야 하며 최소한으로 그쳐야 한다.

⑤ DPP-4 억제제를 사용해도 식후 고혈당의 조절이 충분하지 않은 경우, 글리나이드를 병용하여 추가 분비를 압박함으로써 혈당 변동을 억제하여 양호한 조절이 가능하다.

⑥ Basal-bolus therapy(BBT)로 인슐린 감량 시(특히 bolus 인슐린의 감량 중단) 또는 작용이 지속되는 인슐린과의 병용(BOT)에 유용하다.

⑦ 췌장에 선택적이고 IPC를 소실시키지 않기 때문에 심혈관질환 합병 환자에게도 안전하다.

⑧ 2011년부터 repaglinide가 일본에서 사용이 가능한데 전에 나온 두 약제에 비해 작용시간이 길고 강하므로 공복혈당을 낮추는데에도 유용하지만 저혈당에도 주의하여 신중하게 사용한다.

Repaglinide는 1992년에 처음 임상연구가 시작되었지만 대조군이 설폰요소제였기 때문에 세상에 알려지지 않은 사정이 있다. 또한 설폰요소제에 비해 혈당 강하의 영향이 약하기 때문에 그 존재 의의를 확인하지 못한 전문의도 있었다. 하지만 오늘날 식후 고혈당의 방치가 동맥경화의 촉진, 인슐린저항성의 악화, 췌장 베타세포의 심각한 피폐로 이어진다는 견해 속에서 중증 저혈당의 위험이 매우 적고, 혈당 변동의 억제 등으로 심혈관계 합병증 발생의 진행을 예방한다는 기대감도 있어 존재 의의는 재검토되고 있다. 또한 DPP-4 억제제의 사용 시작로 그 의의가 옅어지는 것은 아닌가 하는 우려도 있었지만, DPP-4 억제제만으로 불충분한 조기 추가 인슐린 분비를 병용함으로써 압박하는 역할도 기대할 수 있다. 역시 최대의 장점은 인슐린의 추가 분비부전을 시정하여 식후 고혈당을 개선, 그 성격상으로 볼 때 중증 저혈당을 일으키기 어렵다는 것이다(조건에 따라 저혈당 혼수도 일어날 수 있다. 저자가 경험한 경우: ① 몸이 왜소한 84세,

신기능과 식사량이 줄어든 여성. 단기간 mitiglinide를 복용하고 저혈당 혼수: ② 신기능저하 79세 남성. 식사량이 줄었어도 repaglinide를 성실하게 복용하여 저혈당 혼수).

또한 설폰요소제와 달리 식후 내려가야 할 때 내려가고 식전 · 야간 등 내려가지 않아야 할 때 내려가지 않으며(그림 4), HbA1c에서 보면 별로 개선되지 않았는데도 저혈당의 위험도 거의 없고, 식후혈당의 개선, 1,5AG의 개선이나 지속혈당감시(continuous glucose monitoring, CGM)로 보면 혈당 변동은 억제되어 있다. 따라서, 허혈성 심질환을 합병한 예에서도 안심하고 사용할 수 있다. 또한 노인, 신기능이 저하된 예에서도 매 식사 직전에 복용해야 한다는 문제는 있지만 설폰요소제에서 나타나는 지속성 저혈당의 위험은 매우 적다. 공복혈당이 150 mg/dL을 초과하면 효과가 떨어지지만 basal insulin (BOT) 등으로 공복혈당을 낮추면 다시 효과가 나타나는 경우가 많다. 또한 고혈당일 때 basal–bolus therapy (BBT)로 조절한 후 인슐린저항성이나 당독성의 해소에 의해 인슐린을 감량하거나 중단했을 때, BOT 또는 다른 약물과 병용하면 매우 유용하다(증례, 그림 5).

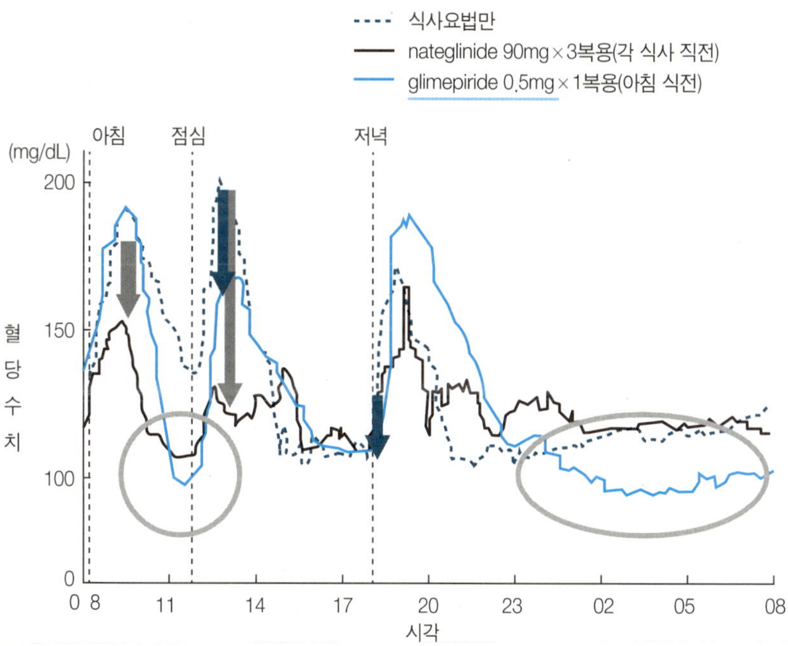

그림 4 당뇨병 환자에 대한 식사요법, 글리나이드, 설폰요소제에 의한 1일간 혈당 변화

· 제2형 당뇨병, 감량 목적으로 입원 중인 65세 여성. 체질량지수 38.3, HbA1c 6.6%
· 1,400 kcal 식사요법 하에 CGMS를 이용하여 글리나이드, 저용량 설폰요소제를 투여했을 때의 1일간 혈당 추이를 비교 검토했다.
· 본 증례에서는 식후의 혈당 상승의 최고치는 식후 1시간에 나타나고 nateglinide에 의해 매 식후의 혈당 상승이 억제되고 있다.

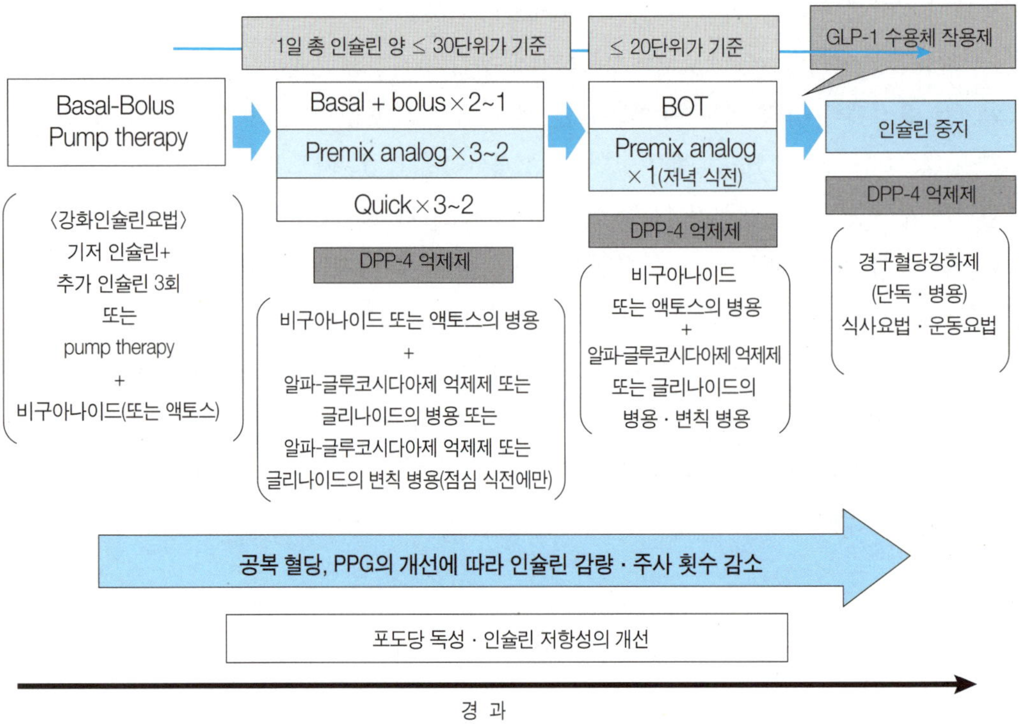

그림 5 제2형 당뇨병에서 인슐린 주사의 감량 · 주사 횟수의 감소와 경구혈당강하제의 병용

Clopidogrel의 글루쿠론산 포합체는 강력한 CYP2C8 억제제이며, 주로 CYP2C8에서 대사되는 repaglinide의 C_{max} 및 AUC를 상승시킨다. 2016년 1월에 repaglinide의 사용설명서는 아래와 같이 개정되었지만 일본에서는 병용에 주의하고 있다. 캐나다에서는 병용이 금지되어 있다. Clopidogrel과 repaglinide는 병용금지로 생각하는 것이 안전할 것이다.

---

4. 약물상호작용

(3) clopidogrel

건강한 성인(외국인)에게 clopidogrel (1일 1회 3일간, 1일째 300 mg, 2~3일째 75 mg)을 투여하고, 1일째와 3일째에 본 약물(0.25 mg)을 병용했을 때, repaglinide의 Cmax 및 $AUC_{0-\infty}$은 본 약물을 단독 투여했을 때와 비교하여 1일째는 2.5 및 5.1배, 3일째는 2.0 및 3.9배로 증가했다. 또한 t1/2는 1.4 및 1.2배였다. (사용설명서에서 발췌)

참고문헌

1) 日本糖尿病学会，編．糖尿病治療ガイド 2016-2017．文光堂；2016.
2) 久保木幸司，他．速効型インスリン分泌促進薬．日本臨牀．2008; 66(増刊 7): 253-7.
3) 熊倉　淳，他．治療薬の作用機序，特徴，エビデンス　1) SU・グリニド薬．糖尿病．2010; 2(5): 54-61.
4) 日本糖尿病学会，編．糖尿病診療ガイドライン 2016．南江堂；2016.

〈松尾　哲〉

3. 약물요법의 실제 → A. 경구혈당강하제

6. 피오글리타존(티아졸리딘디온)

이것이 중요!

① 지방세포의 소형화를 유도하여 아디포넥틴(adiponectin)을 증가시키고 인슐린저항성을 개선한다.

② 비만한 당뇨병 환자에게 효과가 있으며 반응군(responder)이 있다.

③ 당뇨병 발생 예방, 심혈관질환이나 뇌졸중 억제에 자료가 있다.

④ 부작용으로 체중증가, 부종, 심부전의 악화가 있다. 방광암의 기왕력 또는 의심이 되는 경우는 금기한다. 골다공증의 위험이 높은 환자에게는 신중하게 투여한다.

⑤ 사용 시에는 혈당 강하 작용과 위의 위험을 개별적으로 감안하여 투여해야 한다.

Key Words

티아졸리딘디온, 지방세포, 아디포넥틴

증 례 제 시

[증례]

62세 남성. 신장 182 cm, 체중 83 kg, 체질량지수 25

진단: 제2형 당뇨병, 고혈압, 이상지질혈증

가족력: 부친 고혈압, 이상지질혈증, 뇌경색

기왕력: 없음

흡연 경험: 1일 20개비, 약 40년간

음주: 맥주 1병

당뇨병성 합병증 없음

복용 약물: pioglitazone 15 mg 1회, amlodipine/atorvastatin 1회, candesartan 8 mg 1회

[경과]

- 본원에 내원한 후부터 상기 약물을 사용하여 HbA1c 6.2%, 혈당 155 mg/dL, CPI 1.3으로 양호하게 조절되었다.
- 안정되었기 때문에 pioglitazone을 중지했더니 3개월 후에는 HbA1c 7.6%, 혈당 186 mg/dL으로 악화되었다. 환자의 희망에 따라 pioglitazone을 투여한 뒤 3개월 후 다시 HbA1c 6.9%, 혈당 127 mg/dL으로 개선 경향을 보였다.
- 본 증례는 비만한 제2형 당뇨병이며 pioglitazone을 중지하면 혈당 조절이 악화되고 재투여하면 개선되었다. 이처럼 pioglitazone의 효과가 확실하다고 인정되는 증례가 있다.

1 작용기전

핵 내 수용체인 PPARγ 에 결합하여 지질 대사나 인슐린감수성, 지방조직의 분화 등에 관여하는 유전자의 발현을 조절하고 인슐린저항성을 개선한다. 특히 좋은 아디포시토카인(adipocytokine)의 대표격인 아디포넥틴(adiponectin)을 증가시키며 나쁜 아디포시토카인인 유리지방산, TNF-α, resistin을 감소시킨다(그림 1).

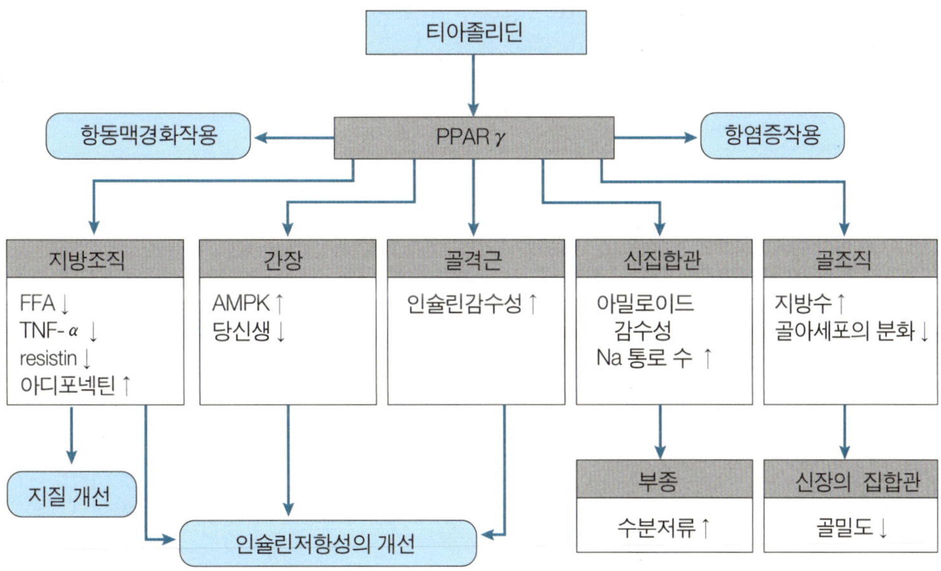

그림 1 티아졸리딘디온의 작용기전

2 약물

Pioglitazone 상용량 1일 15~30 mg을 아침식사 전후.

[사용방법]

Pioglitazone 30 mg의 단독투여로 평균 HbA1c 1% 정도의 개선을 보인다. 하지만 유효 예에서는 2~3%의 개선을 보이는 경우도 있다. 유효 예의 특징으로 비만, 인슐린저항성을 가지는 예, 여성을 들 수 있다.

여성은 특히 설폰요소제와 병용으로 부종이 일어나기 쉽기 때문에 7.5 mg 또는 15 mg의 저용량으로 시작하고 염분을 제한하도록 교육하면 좋다.

다른 경구혈당강하제나 인슐린과의 병용도 가능하다. 인슐린과 병용할 때에는 특히 부종이 일어나기 쉬우므로 주의해야 한다.

3 효과 및 근거

시판 후 조사인 PRACTICAL 연구에서 단독, 병용투여 모두 HbA1c를 약 1% 개선시켰다.

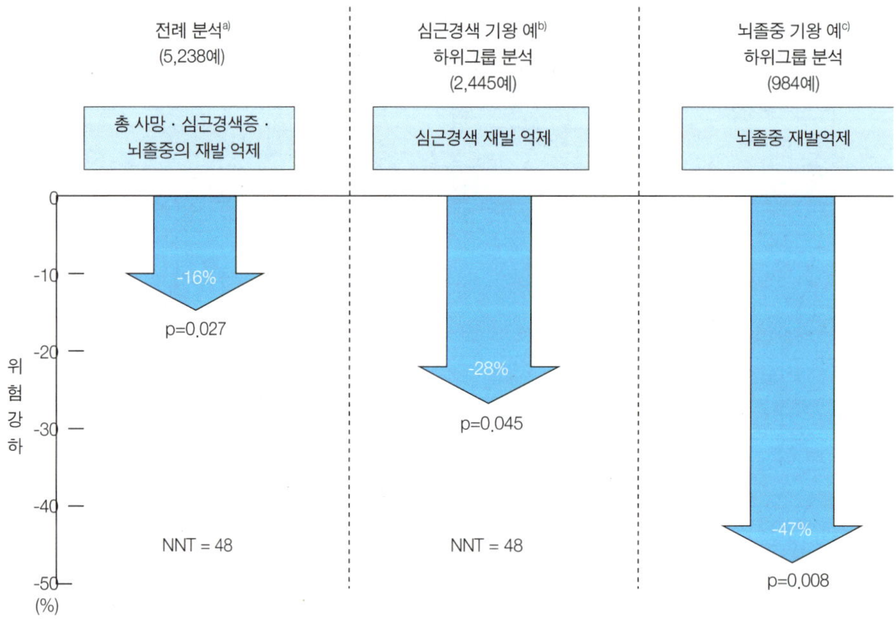

그림 2 Pioglitazone에 의한 심혈관사고의 재발 억제 효과

심혈관질환 합병 제2형 당뇨병 환자를 대상으로 이중맹검 하에 pioglitazone 또는 위약으로 무작위로 할당하여 사고 발생률을 검토했다.

a) Dormandy JA et al. Lancet 2005;366:1279-89, b) Erdmann E, et al. J Am Coll Cardiol 2007;49:1772-80,
c) Wilcox R, et al. Stroke 2007;38:865-73.

또한 PROACTIVE 연구에서 pioglitazone은 다른 약물보다 인슐린 치료 시작까지 기간을 연장시켰다. 또한 pioglitazone의 추가 투여로 심근경색증의 재발을 28%, 뇌졸중의 재발을 47% 억제했다[2](그림 2). 이 결과 2009년 뇌졸중 치료 가이드라인에는 pioglitazone은 뇌경색의 재발을 예방하는 약으로 그룹 B에 위치하게 되었다.

4 혈당 강하 작용 이외의 작용

① 새로운 당뇨병 발생의 억제

ACT NOW 연구에서는 내당능이상자로부터 당뇨병으로 진행을 위약군과 비교했더니 72%가 억제되었고 약 50%가 정상 내당능으로 개선되었다.

② 관상동맥 죽상반의 진행 억제

PERISCOPE 연구에서 pioglitazone과 glimepiride로 관상동맥 죽상반의 진행을 혈관 내 초음파검사로 비교해 보니 pioglitazone은 죽상반 용적의 유의미한 감소를 보였다.

③ 지질에 대한 작용

서구에서 메타분석에서는 pioglitazone은 TC, LDL-C에는 영향을 미치지 않지만 TG를 약 40% 저하시키고 HDL-C를 약 5% 상승시킨 것으로 보고되고 있다.

④ 지방간에 대한 작용

비알코올 지방간염(HASH)을 개선했다는 보고가 있다[3].

5 부작용

① 체중증가

Pioglitazone의 투여로 해외에서 평균 3~5 kg, 일본에서도 0.5~2 kg의 체중증가가 보고되고 있다. 이 원인으로 Na 재흡수 증가에 따른 부종에 의한 것, 지방세포의 분포 변화에 의한 것으로 생각된다.

② 부종, 심부전

신세뇨관의 나트륨 통로가 PPARγ 에 의해 활성화되고 Na 재흡수가 항진하는 것이 원인이다. Pioglitazone의 체액 저류 작용으로 심부전이 악화될 가능성이 있다. AHA/ADA (미국심장학회/미국당뇨병학회)에 사용에 관한 성명서를 참고하기 바란다(그림 3).

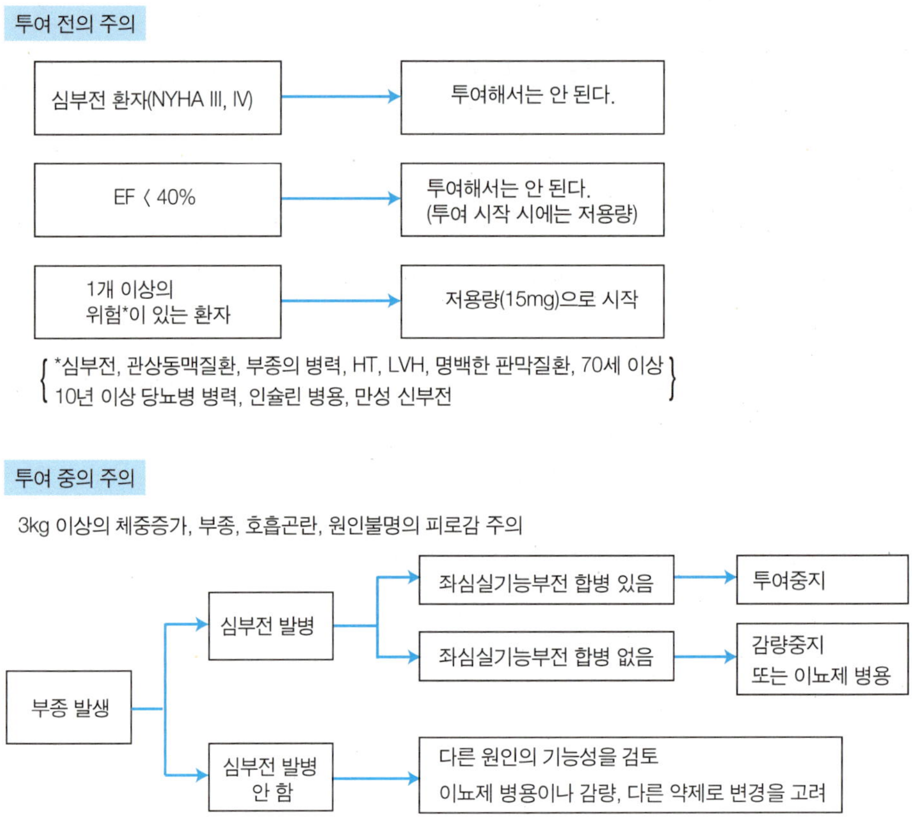

그림 3 AHA/ADA 성명서

(Nesto RW, et al. Circulation. 2003 ; 108 : 2941-8)[4]

③ 저혈당

단독으로 저혈당을 일으키지 않지만 인슐린이나 인슐린분비촉진제와 병용할 때에는 주의해야 한다.

④ 골절 위험

티아졸리딘디온 계열인 rosiglitazone의 투여로 골절 위험이 상승했다는 보고가 있다. 이것은 PPARγ 의 작용으로 조골세포가 감소하기 때문인 것으로 설명되고 있다. Pioglitazone의 투여에 있어서도 골절 위험이 높은 환자에게 투여할 때에는 주의가 필요하다.

⑤ 방광암

프랑스에서 이루어진 CNAMTS 연구에서 150만 명의 당뇨병 환자의 자료를 분석해 보니 pioglitazone 투여군에서 방광암의 발생이 22% 증가한 것으로 보고되었다. 하지만 미국에서 이루어진 KPNC 연구보고(10년간)에서는 pioglitazone 투여와 방광암 발생위험 사이에 관련성은 보이지 않았으며 방광암의 발생위험과 pioglitazone 투여기간, 누적투여량 또는 pioglitazone 투여를 시작한 기간 사이에서도 관련성은 보이지 않았다[5]. 일본의 제조판매 후 조사에서도 방광암 발생 증가는 보고되지 않았다. 하지만 사용설명서에는 방광암에 관해 주의를 촉구하는 내용이 있으므로 주의사항을 준수해야 한다.

이것은 금물!	명백한 부종이나 심부전을 지나치지 않기 위해 매일 체중을 확인하는 것을 잊어서는 안 된다!

참고문헌

1) 岡澤光代. かわりつつある糖尿病薬物治療の現状 インスリン抵抗性改善薬. Mebio. 2011; 28(4): 54-60.
2) Dormandy JA, et al. Secondary prevention of macrovascular events in patients with type 2 diabetes in the PROactive Study. Lancet. 2005; 366: 1279-89.
3) Cusi K, et al. Long-term pioglitazone treatment for patients with nonalcoholic steatohepatitis and prediabetes or type 2 diabetes mellitus. Ann Intern Med. 2016; Jun 21. doi: 10. 7326/M15-1774
4) Nesto RW, et al. Thiazolidinedione use, fluid retention, and congestive heart failure: a consensus statement from the American Heart Association and American Diabetes Association. Circulation. 2003; 108: 2941-8.
5) James DL, et al. Pioglitazone use and risk of bladder cancer and other common cancers in persons with diabetes. JAMA. 2015; 314; 265-77.

〈山本恭平〉

3. 약물요법의 실제 → A. 경구혈당강하제

7. 알파-글루코시다아제 억제제(AGI)

이것이 중요!

① 알파-글루코시다아제 억제제는 식후혈당을 개선하는 약물이며 인슐린이나 다른 경구혈당강하제와 병용할 수 있다.

② 알파-글루코시다아제 억제제는 체중증가를 일으키지 않으며 단독으로 사용할 때에는 저혈당의 위험성도 없지만 HbA1c의 개선율은 0.5~1.0%에 그친다.

③ 다른 약물과 병용으로 저혈당을 일으킨 경우는 포도당을 섭취하는 것이 필요하다.

④ 설사, 방귀 등 위장관 증상은 빈도가 높은 부작용이며, 특히 복부 수술 후의 환자에게는 주의가 필요하다.

⑤ 식전에 복약이 필요한 경우나 위의 부작용 때문에 복약을 준수하기 어려워지기도 한다.

Key Words

알파-글루코시다아제 억제제, 인크레틴, 식후혈당, 방귀

증 례 인슐린에 병용하여 식후 혈당이 저하된 증례

[병력]

- 75세 여성. 당뇨병은 36세 판명되었다. 다른 병원에서 입원을 거쳐 1993년 11월 본원에 내원하였다.
- 고혈압, 이상지질혈증도 있고, atorvastatin 5 mg, valsartan 80 mg을 복용했다. 각 식후의 운동과 당뇨병 자가측정을 지속하여 당뇨병에 대해 약 20년간 gliclazide 20 mg만으로 치료하였다.
- HbA1c도 항상 6.5~7.0%로 변화했다. 하지만 2007년 후반부터 HbA1c는 거의 변함이 없음에도 1,5AG는 11.2 μg/mL에서 6.3 μg/mL로 저하되었다.
- 과거력, 가족력: 특기할 만한 사항 없음.

[검사 소견(2008년 3월 현재)]

신장 148.8 cm, 체중 44.3 kg (체질량지수 20.2), 혈압 122/72 mmHg, HbA1c 6.8%, 무작위 혈당 125 mg/mL, 요당(-), 요단백(-), 망막병증 없음. 아킬레스건 반사 소실, 소변 알부민 지수 4.7 mg/gCr, 혈청 Cr 0.69 mg/dL, eGFR 64 mL/min, 간기능 · 지질: 정상, 식후 CPR 3.5 mg/mL, 심전도: 이상 없음. 경동맥 죽상반 있음.

[임상 경과]

- 이유를 물으면 6개월 전(2007년 7월경)부터 골관절염에 의해 오른발에 통증이 있고 지속해 오던 식후 운동과 요당 측정을 빼먹거나 간혹 단 음식을 먹기도 했다고 한다.
- 즉시 생활을 재점검함과 동시에 voglibose 0.6 mg을 투여했다. 그 결과 1,5AG는 개선되었다. 증례와 같이 HbA1c 양호군에서는 1,5AG도 확인할 필요가 있다.
- 이것이 낮은 수치를 보인 경우 알파-글루코시다아제 억제제는 매우 효과적인 치료수단이 된다.

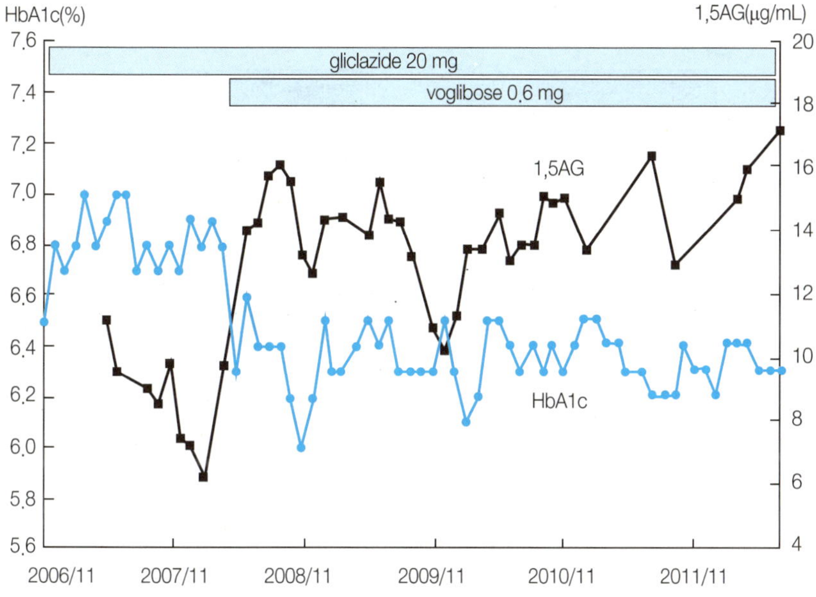

그림 1 알파-글루코시다아제 억제제의 효과적인 예

서론

백미, 빵 등의 탄수화물은 침이나 췌장액 내 아밀라아제에 의해 이당류로 분해되고 그 후 소장에 이른다. 소장상피에서는 알파-글루코시다아제 의해 포도당 또는 과당(fructose) 등의 단당류로 분해되어 흡수된다(그림 2).

알파-글루코시다아제 억제제는 소장 상부에서 이당류의 분해를 억제하고 당질이 소장 전체로 천천히 흡수되는 효과를 보인다. 따라서, 혈당의 급격한 상승이 개선되고 식후혈당의 최고치를 저하시킨다(그림 3).

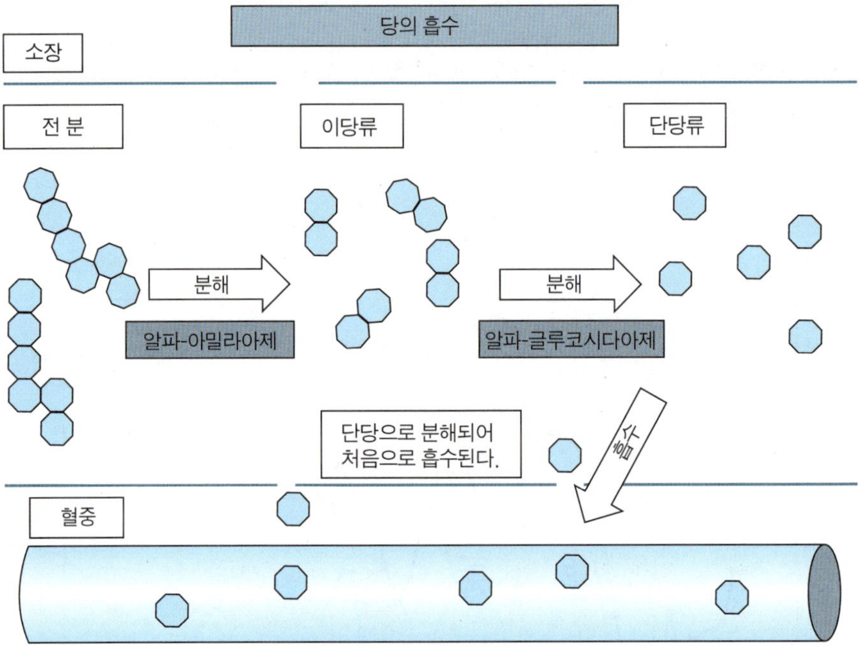

그림 2 다당류의 분해구조

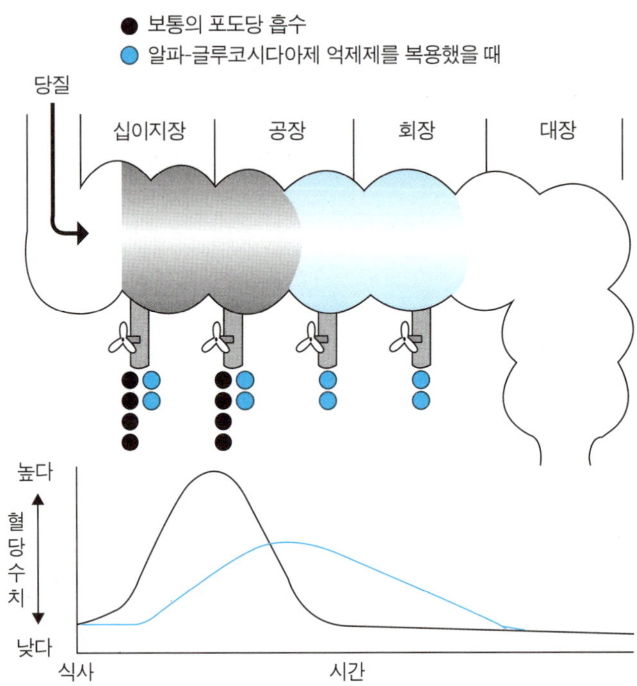

그림 3 알파-글루코시다아제 억제제는 식사 직전에 복용한다.
포도당의 흡수를 지연시키기 때문에 식후혈당이 급격하게 오르는 것을 억제한다.

1 식후 고혈당과 심혈관사고

HbA1c 8.4% 이하의 증례에 대해 그 HbA1c 상승에 관해서 식후 고혈당의 관여가 큰 것으로 보인다. 알파-글루코시다아제 억제제는 HbA1c 개선률은 0.5~1.0%로 조금이지만 식후 고혈당의 지표인 1,5-anhydroglucitol (1,5AG)의 상승이 보이고(즉 식후혈당의 저하) HbA1c의 질을 개선하는 작용을 한다. 글리나이드나 DPP-4 억제제와 병용으로 더욱 혈당 변동 폭이 개선되는 것으로 보고되고 있다[1].

유럽에서 DECODE 연구, 일본에서 Funagata 연구에 의해 당부하 후나 식후 고혈당이 심혈관사고나 동맥경화 진행의 위험요인인 것으로 나타나고 있으며, 특히 당뇨병의 대혈관 합병증을 예방하기 위해 식후혈당의 개선이 중요하다. STOP-NIDDM 연구에서는 당뇨병 환자에게 acarbose를 투여하고 심혈관사고의 발생위험을 49% 저하시켰다[2].

2 혈당 강하 작용 이외의 작용

① 새로운 당뇨병 발생의 억제

STOP-NIDDM 연구에서는 내당능장애(impaired glucose tolerance, IGT) 환자에게 acarbose를 투여하고, 위약군에 비해 당뇨병 발생을 25% 저하시켰으며, IGT에서 정상 내당능으로 개선 예도 증가시켰다. 일본인을 대상으로 한 VICTORY 연구에서도 voglibose가 당뇨병 발생을 40% 억제하고 정상 내당능으로 진행을 1.5배 증가시켰다.

② 강압, 새로운 고혈압 환자의 발생 억제

STOP-NIDDM 연구에서는 acarbose군에서 새로운 고혈압 환자의 발생을 34% 억제했다.

③ 인크레틴에 대한 작용

인크레틴에는 상부 소장의 K-세포에서 분비되는 GIP와 하부 소장의 L-세포에서 분비되는 GLP-1이 알려져 있다. 알파-글루코시다아제 억제제는 하부 소장에서 당질 흡수를 증가시키기 때문에 하부 소장의 L-세포를 자극하여 GLP-1의 분비를 항진시킨다. 와세다 대학의 나리다(成田)는 miglitol의 복용으로 GLP-1이 상승하고 GIP가 억제되었다는 결과를 보고했다[3].

02 치료의 실제

3 처방 대상

① 단독투여

공복혈당 150 mg/dL 이하, 식후혈당이 200 mg/dL 전후의 경증 제2형 당뇨병 환자.

IGT 환자(voglibose)

② 다른 약물과 병용

추가로 HbA1c 0.5~1.0%의 저하를 기대할 수 있다.

4 약물의 종류

표 1

일반명	주요 상품명	작용시간	1일 사용량
acarbose	글루코바이	2~3시간	150~300mg
voglibose	베이슨	2~3시간	0.6~0.9mg
miglitol	그라이셋	1~3시간	150~225mg

Voglibose는 내당능장애가 제2형 당뇨병으로 발전하는 것을 예방하는데 사용할 수 있다.

5 부작용

a) 위장관 증상

상부 소장에서 당질 흡수를 억제하기 위해 완전히 흡수하지 못한 이당류가 대장에 유입되고 세균으로 분해됨으로써 가스를 생산한다. 그 결과 복부팽만감, 방귀, 설사 등이 나타난다. 이 부작용의 빈도는 높기 때문에 저녁에 1정으로 시작하고 1주마다 점차 늘려가는 것이 안전하다. 이 부작용과 식사 직전에 투여해야 하는 것이 복약 순응도를 저하시키는 주요 원인이 된다. 하지만 최근 장관 내에서 발생하는 가스가 수소가스이며 생체 내에서 항산화작용을 할 가능성이 시사되면서 주목을 받고 있다[4].

b) 간기능장애

Acarbose나 voglibose에서는 전격성 간염을 포함한 간기능장애가 보고되고 있으며 정기적인 간기능검사가 필요하다. Miglitol은 중증의 간기능장애에 대한 보고는 없지만 소장에서 흡수되기 때문에 역시 간기능검사가 바람직하다.

c) 저혈당

단독으로 저혈당을 일으키지 않지만 인슐린이나 인슐린분비촉진제와 병용할 때에는 주의가 필요하다. 그 경우는 설탕 등 이당류에서는 혈당이 올라가지 않기 때문에 포도당을 사용한다.

이것은 금물!	탄수화물을 포함하지 않은 식사나 단당류만의 음식물에는 알파-글루코시다아제 억제제는 전혀 효과가 없으며 섭취해야 하는 식사에 대해서도 설명한다!

참고문헌

1) Kurozumi K, et al. Efficacy of αGI combined with DPP4 inhibitor for glucose fluctuation in patients with type 2 diabetes mellitus by continuous glucose monitoring. J Diabetes Invest. 2013; 4: 393–8.
2) Chiasson JL, et al. Acarbose treatment and the risk of cardiovascular disease and hypertension in patients with impaired glucose tolerance: the STOP-NIODDM trial. JAMA. 2003; 290: 486–94.
3) Narita T, et al. Miglitol induces prolonged and enhanced GLP-1 and reduced GIP responses after ingestion of a mixed meal in Japanese type 2 diabetic patients. Diabet Med. 2009; 26 (2): 187–8.
4) Suzuki Y, et al. Are the effects of alpha-glucosidase inhibitors on cardiovascular events related to elevated levels of hydrogen gas in the gastrointestinal tract? FEBS Lett. 2009; 583: 2157–9.

〈山本恭平〉

3. 약물요법의 실제

B. 인슐린요법

1921년 Banting과 Best에 의해 인슐린이 발견된 이후 인슐린요법은 당뇨병 치료의 중심으로서 합병증의 발생과 진행을 저지하는 데 큰 역할을 해 왔다. 유전자 변환기술에 의한 인슐린 제제의 안정적인 공급이 가능해졌고 최근에는 다양한 인슐린 아날로그가 개발되어 환자의 병태생리에 맞는 인슐린의 임상적 이용이 가능해졌다.

생리적인 인슐린 분비는 공복 시나 식간의 간에서 당신생이나 글리코겐 분해를 조절하기 위한 기초적인 분비와 식후혈당의 상승을 억제하는 급격한 추가 분비로 이루어진다. 이런 인슐린 작용의 장애 정도는 제1형 당뇨병이나 제2형 당뇨병에서 다르고, 후자에서도 췌장 베타세포의 장애 정도에 따라 차이가 있다. 그림 1은 건강한 사람과 당뇨병 환자의 인슐린 분비양상을 나타낸다. 인슐린요법의 목적은 각 환자의 인슐린 분비 작용이나 생활습관을 충분히 이해한 후 적절한 인슐린 제제를 선택하고 가능하면 생리적인 인슐린 분비의 상태를 재현하는 것이다.

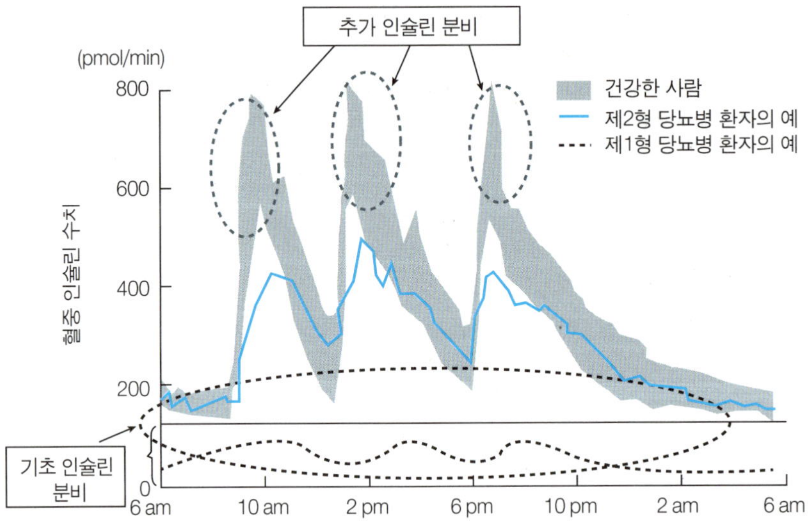

그림 1 건강한 사람과 당뇨병 환자의 인슐린 분비 양상
(Kenneth S, et al. N Engl J Med. 1988 ; 318 : 1231에서)

Key Words
인슐린 아날로그, 혈중 C-펩티드, 해당 인슐린

1 인슐린요법의 적응

이것이 중요!

① 인슐린요법의 목적은 건강한 사람의 생리적 인슐린 분비의 상태를 재현하는 것이다.
② 인슐린요법의 절대적 적응증과 상대적 적응증을 충분히 이해한다.
③ 인슐린 주사의 양상에는 기저 인슐린을 보충하는 것, 추가 인슐린을 보충하는 것, 양자를 보충하는 것이 있다.
④ 인슐린을 시작할 때에는 각 환자의 병태생리와 생활습관을 충분히 고려한다.

제1형 당뇨병에서는 보통 췌장 베타세포는 명백하게 파괴되어 있고 인슐린 분비는 기저 분비, 추가 분비 모두 심하게 저하되거나 소실되어 있다. 이러한 병태생리를 인슐린 의존 상태라 하며, 인슐린요법이 생명유지를 위해 필수적이고, 많은 경우 다음에 설명할 강화인슐린요법(다회인슐린주사 등)을 하게 된다.

반면에 제2형 당뇨병의 초기에는 추가 분비의 시기가 늦어지면서 분비량이 저하되기 때문에 식후 고혈당이 오랫동안 지속된다. 조절이 불량한 상태로 진행되면 곧이어 기저 분비의 저하도 발생하며 식전 고혈당에 이른다. 보통 제2형 당뇨병에서는 반드시 생명의 유지에 인슐린은 필수는 아니지만 당뇨병성 혼수나 중증의 간기능장애 · 신기능장애, 중증 감염의 합병, 임신 등에는 인슐린이 절대적으로 필요하게 된다. 또한 고혈당이 명백하거나 경구혈당강하제에 의해 충분히 혈당을 조절할 수 없는 경우(설폰요소제의 이차 실패)에도 상대적으로 인슐린이 필요하게 된다. 인슐린요법의 적응증으로 생각되는 병태생리는 표 1과 같다[1].

표 1 인슐린요법의 적응
(일본당뇨병학회 편. 당뇨병 치료 가이드 2016-2017)

절대적 적응증	상대적 적응증
· 인슐린 의존 상태 · 당뇨병 혼수(암, HHS, LA) · 중증의 간기능장애 · 신기능장애의 합병 시 · 중증 감염, 외상, 중등도 이상의 외과 수술(전신마취 시행 예 등) 시 · 당뇨병 합병 임신(임신성 당뇨병에서 식사요법만으로 양호한 혈당 조절이 불가능한 경우 포함) · 고칼로리 수액 시의 혈당 조절	· 인슐린 비의존 상태의 예에서도 명백한 고혈당(예, 공복혈당 250 mg/dL 이상, 무작위 혈당 350 mg/dL 이상)을 보이는 경우 · 경구혈당강하제로는 양호한 혈당 조절을 얻을 수 없는 경우(설폰요소제의 이차 실패 등) · 마른 체형으로 영양상태가 저하되어 있는 경우 · 스테로이드 치료 시에 고혈당을 보이는 경우 · 당독성을 적극적으로 해제하는 경우

인슐린요법에는 몇 가지 양상이 있다. 제1형 당뇨병에서는 보통 인슐린 분비는 기저 분비와 추가 분비의 둘다 소실되는 인슐린 의존 상태에 이르기 때문에 속효성 또는 초속효성 인슐린을 매 식전 3회, 중간형 또는 지속성 인슐린을 취침 전 1회(간혹 아침 식전과 취침 전 2회)투여할 필요가 있다. 제2형 당뇨병에서도 인슐린의 기저 분비까지 저하된 예에서는 제1형 당뇨병에 준한 인슐린요법을 실시하지만 기저 분비가 유지되고 있는 경우에는 (초)속효성 인슐린의 식전 투여로 추가 분비만 보충한다. 하지만 공복혈당이 목표에 도달하지 않고 높은 수치가 계속될 경우에는 다시 중간형/지속성 인슐린의 취침 전 투여가 필요하게 된다. 노인 또는 뇌혈관장애 등 후유증으로 잦은 인슐린 주사가 어려운 경우에는 혼합형/이상성 인슐린 제제의 아침 · 저녁 식전 2회 투여나 중간형/지속성 인슐린의 1일 1~2회 투여를 실시하는 방법도 있다. 또한 최근에는 경구혈당강하제를 사용 중인 환자에게 인슐린요법을 추가하는 경우가 많아졌는데, 이럴 때에도 추가 분비를 보충하는 것에 중점을 둔 투여법과 기저 분비의 보충을 목적으로 한 방법이 있으며, 각 환자의 병태생리나 생활습관을 고려하는 것이 중요하다. 그림 2는 대표적인 인슐린 주사의 양상을 나타낸 것이다.

과거부터 기저 인슐린 제제에는 피하주사 후 혈중 농도나 인슐린 작용의 지속성에 대해 24시간 안정적인 약동학을 보이는 것을 요구했다. 기존의 중간형 인슐린은 물론 지속성 인슐린에서도 1회 투여로 24시간 이상 안정된 작용의 지속은 달성할 수 없었다. 최근 1회 투여로 기저 인슐린을 보충할 수 있는 초지속성 인슐린 제제, 인슐린 degludec (IDeg, degludec 주)이 개발되었다. 또한 인슐린 degludec과 초속효성 인슐린 aspart (IAsp)를 7:3의 비율로 함유한 Ryzodeg 복합제도 임상에서 사용할 수 있게 되었다. 이들 새로운 인슐린 제제의 등장은 환자의 편리성을 향상시켜줄 뿐만 아니라 효율적으로 혈당 조절을 개선하는데 기여할 것으로 기대를 모으고 있다.

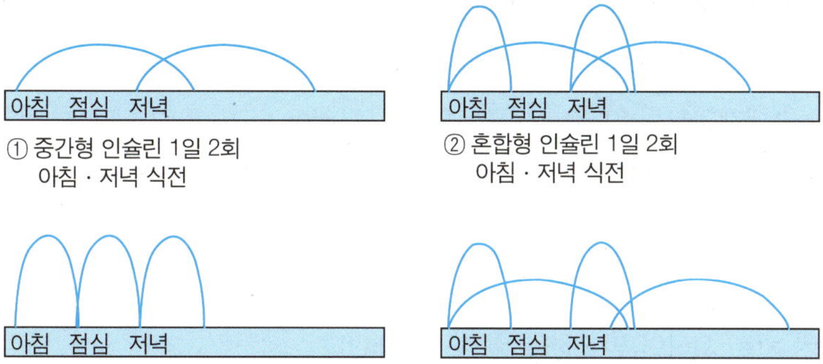

① 중간형 인슐린 1일 2회
아침 · 저녁 식전

② 혼합형 인슐린 1일 2회
아침 · 저녁 식전

③ (초)속효형 인슐린 1일 3회
매 식전

④ (초)속효형 인슐린 1일 3회
매 식전
+
지속(중간)형 인슐린 취침 전

그림 2 인슐린 주사의 양상 예

이것은 금물!	인슐린 치료 시작에 있어서 유형 · 병태생리, 생활습관을 무시해서는 안 된다!

2 인슐린요법의 외래시작과 관리

이것이 중요!

① 의사는 인슐린 치료 시작의 필요성을 충분히 이해하고 환자 심리를 고려하여 설명한다.

② 시작할 때에는 인슐린 용량은 소량으로 시작한다.

③ 경구혈당강하제는 양을 변경하지 않고 지속하지만 인슐린의 증량에 맞추어 조절이 필요하다.

④ 인슐린의 시작 후에 알레르기 증상의 유무를 병력청취하고, 자가 주사방법을 확인한다.

⑤ 저혈당의 예방과 대책을 지도한다.

외래에서 인슐린 치료 시작은 입원에서 시작과 크게 다르다. 입원에서 시작에 있어서는 간호사나 약사 등의 협력을 얻을 수 있기 때문에 인슐린 제제의 설명이나 자가주사법과 함께 자가혈당측정의 교육, 저혈당 시의 대처법, 대책 등 중요한 초기 교육을 요령껏 실시할 수 있다. 또한 병동에서 매일 혈당 측정으로 비교적 단기간에 필요한 인슐린 용량을 파악할 수 있다. 하지만 외래에서는 한정된 진료 시간 속에서 의사 주도로 모든 교육을 실시해야 하는 경우가 많고, 이것이 인슐린 치료 시작에 환자뿐만 아니라 의사도 망설이는 커다란 이유라고 생각된다. 인슐린요법의 외래 시작을 효율적으로 실시하기 위해 다음과 같은 점에 유의해야 한다.

a) 의사가 인슐린 치료 시작의 필요성을 충분히 이해한다.

인슐린요법은 혈당 조절의 마지막 수단은 아니다. 효과가 충분히 나타나지 않은 경구혈당강하제를 막연하게 지속하고 합병증이 나타난 후에야 인슐린 치료 시작을 검토하는 일이 있어서는 안 된다. 제2형 당뇨병에서도 유병기간이 길어지면 인슐린분비능은 저하된다. 이런 경우 인슐린요법은 가장 합당한 치료법으로 생각된다. 따라서, 인슐린요법이 적절한 시기에 시작되는 것이 중요하다. 코바야시(小林)는 인슐린의 새로운 시작 시의 HbA1c와 4~6개월 후의 HbA1c 6.9% 미만의 달성률을 검토했지만, 시작 시의 HbA1c가 낮을수록 그 달성률이 높은 것으로 보고하고 있다[2]. 바꿔 말하면 조절 불량 상태가 장기간 지속되면 모처럼 인슐린을 시작해도 양호한 조절을 하기가 어렵다. 또한 실제 인슐린을 시작함에 있어서 환자뿐만 아니라 의사 측도 망설이는 경우가 많다. DAWN (Diabetes Attitides, Wishes and Needs) 조사에 의하면 의사 본인이 환자인 경우에 인슐린요법을 시작한다고 대답한 시기와 환자에게 인슐린요법을 권장하려고 생각한 시기, 실제로 권장한 시기는 매우 차이가 나는 것으로 나타났다[3]. 이런 차이를 구성하는 요인으로 인슐린 치료에는 환자가 동의하지 않는다는 의사 측의 일방적인 생각이 있는 것으로 생각된다.

b) 인슐린을 시작할 때 의사는 환자 심리를 고려해서 충분히 설명한다.

인슐린 치료의 필요성을 환자에게 잘 설명하고 환자가 납득하지 못하면 시작하더라도 양호한 조절 결과를 달성할 수 없다. 환자는 인슐린 주사에 대해 '주사를 맞는 것이 무섭다'라거나 '인슐린을 맞게 되면 인생 끝이다' 또는 '저혈당이 불안하다'는 부정적인 이미지를 갖는 경우가 많고, 그 심리적 저항감이나 거부감은 상당하다. 따라서, 원활하게 인슐린 치료 시작을 실시하기 위해서는 심리적 저항감을 완화시키고 불안을 불식하는 것이 필수이며 의료계 종사자는 환자와 공동으로 해결책을 강구하는 것이 중요하다. 당뇨병 수첩 등을 이용하여 각 환자의 병태생리나 병상을 반복해서 설명하면 인슐린 치료 시작의 필요성을 이해하고 납득하는 것이 가능해진다.

c) 시작하는 최초 인슐린 용량은 소량으로부터

저혈당에 대한 환자의 불안을 고려해서 시작 시 인슐린 용량은 4~6단위의 소량으로 시작한다.

처음 1~2주일은 인슐린의 자가주사법에 익숙해지는 것이 중요하다. 이 시기에는 아직 환자에게도 저혈당의 증상이나 일어나기 쉬운 상황, 그것에 대한 대처법 등이 충분히 이해되지 않는다. 시작 후 단기간에 저혈당이 발생하면 환자의 인슐린에 대한 거부반응은 격렬하고 그 후의 치료에 큰 지장을 줄 수 있으므로 주의해야 한다.

d) 인슐린 치료 시작 시의 경구혈당강하제의 조정에 대하여

초진 시 고혈당을 진단 받고 인슐린을 시작하는 경우를 배제하고, 많은 경우에는 이미 복수의 경구혈당강하제가 처방되는 경우가 많다. 인슐린 치료 시작에 있어서 이들 약물을 같은 용량으로 지속해야 하는지 판단이 어려운 경우가 있다. 소량의 인슐린으로 시작하면 기본적으로 복용 약물을 변경하지 않아도 되고 환자에게도 혼란을 주지 않아도 된다. 특히 설폰요소제는 갑작스런 감량으로 혈당이 악화되는 경우가 있으므로 그 후의 인슐린의 증량에 맞추어 조절하면 된다. 인슐린 치료 시작 방법에 따라 경구혈당강하제의 사용법도 달라지지만 병태생리를 바탕으로 무엇을 개선하기 위해 사용할 것인지를 명확하게 하는 것이 중요하다.

e) 인슐린 치료 시작 후의 관리

외래에서 인슐린을 시작한 경우, 1주일 후에 내원하도록 하여 국소의 알레르기 증상의 유무를 확인하고 그 동안 몸 상태의 변화가 있었는지 청취한다. 동시에 인슐린 주사에 대한 감상을 듣는다. “생각한 것보다 아프지 않고 간단했어요.”또는 “이 정도라면 좀 더 일찍 시작했으면 좋았을텐데 아쉬워요.”등의 적극적인 감상을 듣게 되는 경우가 많다. 또한 인슐린 자가주사법이나 주사와 식사 사이의 시점을 다시 한 번 확인하는 것도 중요하다. 노인은 자가주사가 어렵기 때문에 가족에게 교육하는 경우도 있지만 이 경우에도 당사자에게 확인하는 작업이 필요하다.

인슐린 자가주사법이 문제없이 이루어지고 있는지를 확인한 후 혈당 조절의 개선을 목적으로 인슐린 용량을 조정하거나 병용하고 있는 경구혈당강하제를 정리하게 된다. 이때 필요한 것은 일상생활에서 혈당 자료이다. 이를 위해 자가혈당측정을 교육해야 한다. 자가혈당측정의 구체적인 내용에 대해서는 이후에 설명하겠지만 가령 취침 전에 지속성 인슐린을 1회 투여할 경우에는 공복혈당을 참고로 인슐린 용량을 점차 줄이게 된다.

● 저혈당의 진단과 예방

혈당 조절의 개선과 함께 식사량과 투여된 인슐린 용량에 불균형이 생기면 저혈당을 일으키게 된다. 저혈당을 일으킬 수 있는 요인으로 식사 내용(탄수화물 부족)이나 양(섭취량 부족)처럼 식사에서 기인하는 경우와 인슐린 제제의 오인이나 투여량 오류 등 인슐린 주사의 운용에 문제가 있는 경우가 있다. 일본당뇨병학회가 펴낸 『과학적 근거를 바탕으로 한 당뇨병 진료 가이드라인』 2010년판에서는 혈당 70 mg/dL 이하를 저혈당으로 정의하고 있다. 하지만 만성적으로 고혈당이 지속되는 환자는 아드레날린 분비의 역치에 변화가 일어나고, 혈당 100 mg/dL을 초과하는 경우에도 저혈당 증상이 나타나는 경우가 있으므로 주의해야 한다. 따라서, 저혈당 증상을 환자가 호소할 경우에는 그때의 혈당만으로 판단하지 말고 그때까지 변화해 온 혈당 추이를 파악하는 것이 중요하다. 저혈당 증상은 보통 교감신경의 긴장 증상인 두근거림이나 발한, 손떨림에 이어서 중추신경 증상인 탈력감이나 졸음, 최종적으로 의식수준의 저하가 나타난다. 적어도 혈당 70 mg/dL 이하인 경우에는 저혈당으로 진단하고 조속한 대응이 요구된다. 저혈당을 의심하게 만드는 증상을 자각했을 때, 자가혈당측정이 가능한 상황이면 혈당을 확인하도록 교육하지만 일이나 운전 중에 혈당을 확인할 여유가 없을 때에는 저혈당으로서 대응을 우선시킨다. 보통 포도당 10~20 g의 섭취로 증상이 개선된다. 따라서, 응급 상황에 대한 처치로서 포도당을 휴대하거나 포도당을 다량 함유한 탄산음료에 대해 미리 교육하는 것이 중요하다. 저혈당 증상 중 교감신경 증상은 환자에게 강한 공포감을 줄 수 있기 때문에 결과적으로 이후의 혈당 조절에 악영향을 미친다. 저혈당에 대한 불안으로 생기는 심리적 스트레스는 과식이나 간식의 증가로 이어지고 결국은 혈당 조절의 개선 억제, 인슐린 용량 증가나 체중증가의 원인이 되기도 한다.

이것은 금물! 저혈당에 대한 공포나 불안은 당뇨병을 치료하는 전체 과정에 악영향을 주기 때문에 저혈당은 반드시 피해야 한다!

● 아픈 날의 대책

당뇨병 환자가 치료 주에 발열, 설사, 구토를 일으키거나 식욕부진 때문에 식사를 할 수 없는 상태를 아픈 날(sick day)이라고 정의한다. 아픈 날은 스트레스호르몬(인슐린 길항호르몬)의 영향으로 인슐린저항성은 증가하고 고혈당이나 케톤혈증을 일으킨다. 또한 수반되는 탈수나 섭취 에너지의 저하는 병태생리를 더욱 심각하게 만든다. 인슐린 의존 상태에 있는 제1형 당뇨병은 물론 제2형 당뇨병에서도 간혹 당뇨병성 케톤산증 또는 고삼투압성 고혈당 증후군에 빠지는 경우가 있다. 아픈 날의 상태가 중증이라면 원 질환의 치료나 병상의 개선을 위한 치료(생리식염수로 수액 보충 또는 속효성 인슐린의 정맥 내 지속투여 등)이 필요하고 조속하게 입원치료를 실시한다. 따라서, 의사는 평소에 아픈 날의 증상이나 대응을 환자에게 교육하고 몸 상태가 안 좋을 때에는 주치의나 의료기관에 연락하여 지시를 받도록 교육할 필요가 있다. 아픈 날의 대응으로 중요한 것은 다음과 같다. ① 탈수의 예방, 개선을 위해 수분은 충분히 섭취하도록 한다(1일 1~1.5 L). ② 케톤체 생산을 예방하기 위해 식사는 소화가 잘 되는 탄수화물을 중심으로 하고 1일 150 g 이상을 섭취하도록 한다. ③ 경구혈당강하제의 취급에 대해서는 상황에 따라 다르지만 식사 섭취가 가능한 경우에는 지속해도 좋다. 하지만 저혈당이 예상될 경우, 설폰요소제는 감량하거나 중지해야 하고, 위장관 증상이 강한 경우도 비구아나이드(biguanide)나 알파-글루코시다아제 억제제, DPP-4 억제제, SGLT2 억제제는 중지한다. ④ 원칙적으로 인슐린 주사는 중지하지 않는다. 아픈 날에는 인슐린저항성이 증가해 인슐린 요구량이 높아진다. 자가혈당측정을 빈번하게 실시하여 인슐린 용량을 조절한다. 지속성만 주사하는 경우에는 그대로 지속하지만 무작위 혈당이 높은 수치가 될 가능성이 있으므로 빨리 의료기관에서 진료를 받게 해야 한다. 초속효성으로 자주 주사해야 하는 경우에는 3~4시간마다 혈당을 측정하고, 200 mg/dL을 초과해서 상승하면 그때마다 2~4단위를 추가하도록 지시한다. 또한 혼합형 인슐린의 아침, 저녁 식전 2회 주사할 경우에는 식전혈당에 따라 인슐린 용량을 가감하게 되지만 조정은 어렵다. 2~3일 이내에 병상이 개선되지 않으면 주치의와 상담이 필요하다. 구토, 설사 등 증상이 심하고 수분 섭취나 식사가 불가능한 경우, 소변 케톤체가 강양성을 띠는 경우, 혈당 300 mg/dL 이상인 고혈당 상태가 지속되는 경우, 의식 상태가 악화를 보이는 경우 등은 입원치료가 필요하다.

● 소모지 현상(Somogyi's phenomenon)과 새벽현상(Dawn phenomenon)

공복혈당이 비정상적으로 높은 경우에 다음의 가능성을 염두에 둘 필요가 있다. 소모지 현상이란 저녁 식전이나 취침 전에 중간형 인슐린이나 혼합형 인슐린, 간혹 지속성 인슐린을 사용한 증례에서 심야에 저혈당을 일으키고, 그 반동으로 다음 날 아침 식전 고혈당을 일으키는 것을 말한다. 이 경우 중간형 인슐린이나 지속성 인슐린의 투여량 조정이 필요하다. 또한 새벽현상은 심야부터 이른 아침에 걸친 인슐린 길항호르몬(성장호르몬 또는 코르티솔)의 분비 증가로 아침에 고혈당을 일으키는 현상으로 취침 전에 중간형 인슐린이나 지속성 인슐린을 증량할 필요가 있다. 공복혈당이 높은 경우에는 이런 가능성을 염두에 두고 밤부터 이른 아침의 혈당 측정을 지시하는 것도 유용하다.

3 Basal supported oral therapy(BOT)

이것이 중요!

① 외래 인슐린 치료 시작법으로 BOT는 의사-환자 쌍방에 장점이 있다.
② 지속성 인슐린 4~6단위로 시작하고 공복혈당이 100~120 mg/dL을 목표로 조절한다.
③ 저혈당을 보인 경우에는 인슐린이 아니라 설폰요소제를 감량한다.
④ BOT 시작 후의 관리로 양호한 조절을 목표로 할 경우 BOT plus, basal-bolus therapy(BBT)로 진행을 검토한다.

제2형 당뇨병은 발생 초기에 인슐린저항성을 보이지만 동시에 췌장 베타세포의 인슐린 분비는 절반 정도로 감소되고 다시 진행성으로 저하된다[4]. 일본에서는 병태생리를 고려한 경구혈당강하제의 사용이 권장되고 있지만 유병기간이 긴 예에서는 복수의 약물이 사용되는 경우가 많다. 그 중에서도 설폰요소제는 가장 강력한 혈당 강하 작용을 갖고 있기 때문에 기존의 당뇨병 치료에서는 중심적인 역할을 하는 약물이였다. 하지만 설폰요소제를 사용한 초기에는 혈당 조절이 명확하게 개선되었음에도 바로 효과가 줄어들어 최대량까지 증량하더라도 HbA1c 7.0% 미만을 달성할 수 없었던 반면에 많은 의사들은 체중만 증가한 경험을 공유하고 있다. 이처럼 이차 실패의 가장 큰 원인은 환자의 불규칙한 식사나 운동요법에 의한 것으로 생각된다. 만성적인 고혈당의 지속은 췌장 베타세포의 기능장애를 일으키고 인슐린분비능 저하의 원인이 되기 때문에 가급적 당독성을 해제할 필요가 있다. 설폰요소제를 중심으로 한 경구혈당강하제의 다제병용요법으로 양호한 조절을 얻을 수 없는 경우에 지속성 인슐린을 이용하여 기저 인슐린을 보충하는 치료법을 BOT라고 한다. 1일 1회의 주사라면 환자에게도 저항감이 적고 인슐린 치료 시작을 받아들이기 쉽기 때문에 이후의 치료에 대한 진행도 쉽다. 또한 의사에게도 저혈당의 우려가 적고 취침 전의 주사라면 공복혈당을 기준으로 인슐린 용량을 조절하기 때문에 관리하기 쉽다는 장점이 있다. 환자, 의사에게 BOT의 장점은 표 2와 같다.

표 2 환자 측과 의사 측에서 본 BOT의 장점

환자 측에서 본 장점
① 공복혈당은 확실히 개선된다.
② 1일 1회라면 간편하고 사람들 앞에서 주사할 필요가 없다.
③ 자가혈당측정(SMBG)이 가능해진다(일본 내 보험 적용).

의사 측에서 본 장점
① 혈당이 확실히 개선된다.
② 1일 1회라면 환자의 동의를 얻기 쉽다.
③ 소량의 기저 인슐린(체중당 0.1단위)으로 시작하면 저혈당의 위험이 적다.
④ 용량 조정이 간단하다(SMBG으로 공복혈당을 보고 조정).
⑤ 한 번 인슐린에 익숙해지면 주사 회수를 늘리는 경우에 저항감이 경도이다.

실제로 BOT를 시작하고 효과를 보인 증례를 제시하고, 환자의 병태생리를 고려한 인슐린요법에 대해 설명한다.

증 례 1

경구혈당강하제의 다제병용요법에도 불구하고 혈당 조절이 개선되지 않고 인슐린 치료 시작을 목적으로 의뢰된 증례

[증례]

54세 남성. 사무직. 당뇨병 이력: 15년. 기왕력: 45세, 이상지질혈증. 가족력: 모친이 당뇨병. 생활력: 점심, 저녁 식사는 외식하는 경우가 많고, 주 1~2회 음주.

[병력]

- 39세 때 회사 건강검진에서 당뇨병을 진단받았다.
- 가까운 병원에서 경구혈당강하제를 투여해도 개선되지 않아 인슐린 치료 시작을 위해 본 병원에 의뢰되었다.
- 신장 170 cm, 체중 65 kg, 체질량지수 22.5 kg/m^2, 과거 최대 체질량지수 28.4 kg/m^2

[검사 소견]

- 공복혈당 182 mg/dL, HbA1c 9.5%, 공복 C-펩티드 1.36 ng/mL, 항GAD 항체 〈 0.3 U/mL
- 당뇨병성 합병증: 말초신경병증, 양측 단순형 망막병증, 신증 II기(미세알부민뇨)
- 선행치료제: glimepiride 6 mg, pioglitazone 15 mg, miglitol 150 mg

[경과(그림 3)]

- 외래에 지속성 인슐린(glargine)의 피하주사를 교육하고 취침 전에 4단위 자가주사법을 시작했다.
- 1주일 후 내원에서 주사방법과 문제점의 유무를 확인하고 자가혈당측정을 교육했다.
- 인슐린 용량을 6단위로 증량하고 이후 공복혈당을 참고로 2~4주마다 2단위씩 증량했다. 26주 후 20단위까지 증량했지만 그동안 저녁 식전에 가벼운 저혈당 증상을 보였기 때문에 glimepiride를 점차 줄여나갔다.

- Miglitol을 남기는 일이 두드러졌기 때문에 40주 후 sitagliptin으로 변경했다.
- 최종적으로 glargine 취침 전 14단위, glimepiride 1 mg, pioglitazone 15 mg, sitagliptin 50 mg으로 아침 공복혈당 90~110 mg, HbA1c 6.2%가 되었다.

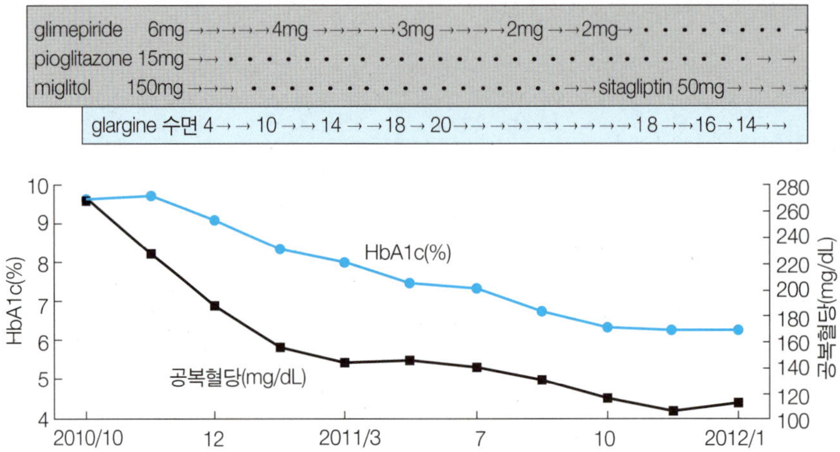

그림 3 증례 1의 임상 경과

증례 포인트 : 초진 시에는 표준체중에 가까웠지만 과거에 비만이었던 적이 있었다. 특별히 다이어트를 한 것은 아니며 자연경과로 체중이 감소한 것은 오랫동안 혈당 조절이 불량했다는 것을 시사한다. 또한 미세혈관병증이란 진단을 받았기 때문에 어떤 조치가 필요하다고 자각하게 되었다. 하지만 저혈당의 불안이 강해서 인슐린 주사를 망설였다. 저혈당이 적다는 것, 취침 전 1회 주사면 된다는 것을 설명한 결과, 시작에 긍정적인 반응을 보이게 되었다. 당초 유병기간이 길어지면서 체중감소를 보였기 때문에 기저 인슐린과 함께 추가 인슐린도 필요하다고(BOT plus) 판단했지만 공복혈당 개선 후 식후 혈중 C-펩티드 반응은 충분히 유지되었기 때문에 그 이상의 인슐린 추가는 이루어지지 않았다. 이처럼 기저 인슐린을 충분히 투여함으로써 공복혈당이 정상화되면 식후혈당이 개선되는 것도 종종 경험한다.

증 례 2

당뇨병 유병기간이 길고 허혈성 심질환을 포함한 다양한 합병증을 가지는 고령의 증례

[증례]

84세 남성. 당뇨병 이력: 36년. 기왕력: 이상지질혈증, 고혈압, 뇌경색, 협심증(스텐트 유치). 가족력: 누나, 장남에 당뇨병

[병력]

- 48세에 당뇨병 진단을 받았다. 가까운 병원에서 치료를 받고 82세에 협심증 치료를 위해 순환기내과 입원. 입원 중에는 일시적으로 강화인슐린요법을 받았지만 퇴원 시에 경구혈당강하제의 다제병용요법으로 돌아왔다.
- 신장 161 cm, 체중 54 kg, 체질량지수 20.8 kg/m^2

[검사 소견]

- 무작위 혈당 429 mg/dL, HbA1c 10.6%, 무작위 혈중 C-펩티드 2.26 ng/mL, 항GAD 항체 〈 0.3 U/mL
- 당뇨병성 합병증: 말초신경병증, 단순형 망막병증, 신증 IIIA기
- 선행치료제: glimepiride 3 mg, metformin 500 mg, voglibose 0.9 mg

[경과(그림 4)]

- 본인에게 인슐린 자가주사법을 교육하기가 어렵다고 판단하여 함께 사는 장녀에게 교육했다. 또한 연령과 협심증 합병이라는 병태생리를 중시해서 가능하면 저혈당을 일으키지 않는 치료를 고려했다.
- 우선 glimepiride와 metformin은 중지하고 voglibose만 남기고 취침 전에 지속성 인슐린(glargine)을 6단위로 피하주사하기 시작했다.
- 공복혈당이 150 mg/dL 미만이 되도록 월 2단위 정도 증량하고, 최종적으로 10단위를 투여했다. HbA1c는 일시 7.7%까지 저하되었지만 식후혈당이 250~350 mg/dL로 높은 수치가 계속되었다.
- 무작위 혈중 C-펩티드는 여전히 혈당이 낮았기 때문에 속효성 인슐린분비촉진제(mitiglinide 30 mg)를 병용했다.

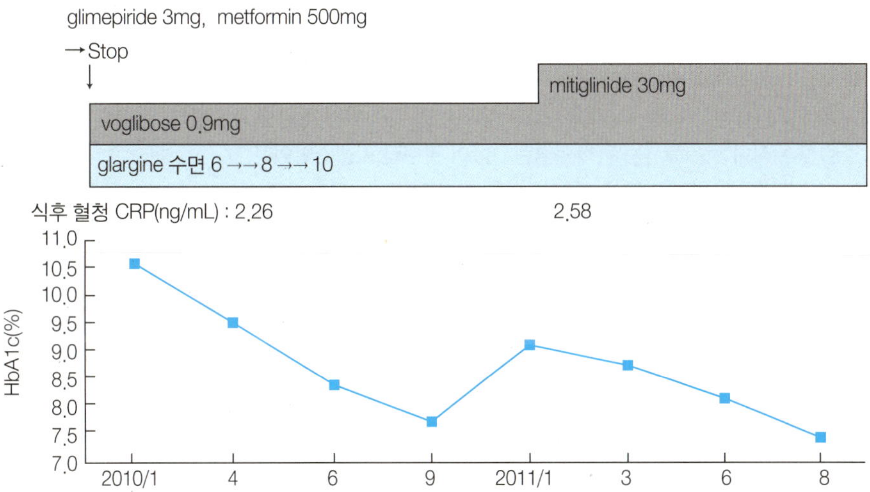

그림 4 증례 2의 임상 경과

증례 포인트 : 과거 입원 중에는 강화인슐린요법을 받았지만 퇴원 시에 빈번한 인슐린 주사는 어렵기 때문에 경구혈당강하제로 돌아왔다. 하지만 외래에서 혈당 조절은 불량하고, 합병증의 진행을 저지하기 위해서라도 인슐린 치료 시작이 필요하다고 생각했다. 가족의 협력을 얻어 BOT를 실시했지만 연령이나 심혈관사고의 존재를 고려하면 엄격한 조절은 어렵다고 생각해서 HbA1c 8.5% 미만을 목표로 했다.

증 례 3

BOT 시작 후에도 혈당 조절이 어려운 증례

[증례]

- 52세 여성. 주부
- 당뇨병 이력: 4년.
- 비만 경험: 없음.
- 가족력: 당뇨병 없음.
- 신장 156 cm, 체중 49 kg. 체질량지수 20.1 kg/m^2

[검사 소견]

- 무작위 혈당 368 mg/dL, HbA1c 9.8%, 식후 혈중 C-펩티드 1.26 ng/mL, 항GAD 항체 4.8U/mL
- 당뇨병성 합병증: 없음
- 선행치료제: glimepiride 6 mg, metformin 750 mg, pioglitazone 15 mg, acarbose 300 mg, 지속성 인슐린 취침 전 16단위 피하주사

[경과]

- 가까운 병원에서 약 8개월 전에 BOT를 시작했다.
- HbA1c는 당초 12.0%에서 10.0% 정도까지 저하되었지만 공복혈당에 비해 식후 고혈당이 명백하고 간혹 저녁 식전에 저혈당을 보여 본원에 의뢰되었다.
- 비만 경험이 없고 유병기간도 짧기 때문에 인슐린 분비가 저하된 당뇨병으로 판단되었다. 실제로 식후 인슐린분비능은 혈당에 비해 명백히 저하되어 있고, 항GAD 항체는 저항체가 양성을 보였다.
- 본 증례가 제1형 당뇨병으로 향후 인슐린 의존 상태가 될 것인가는 경과를 주의 깊게 관찰할 필요가 있지만 양호한 혈당 조절을 달성하기 위해서는 강화인슐린요법이 필수라고 생각되었다.
- 환자에게 병태생리를 설명하고 각 식전에 초속효성 인슐린의 사용을 권장했다.
- 저혈당의 불안이 저하기 때문에 초속효성 인슐린은 아침, 저녁 2회로 시작하고, acarbose 외의 경구혈당강하제는 중단했다.
- 최종적으로 낮에도 초속효성을 추가하고 basal-bolus therapy (BBT)로 진행했지만 중증 저혈당도 없이 조절은 목표치에 도달했다.

증례 포인트 : 과거에 비만이었던 적은 없으며 지속성 인슐린 치료 시작으로 공복혈당이 억제되어도 여전히 식후에 고혈당을 보였다. 식후 인슐린 분비가 심하게 저하되어 있기 때문에 BOT만으로 대처가 어렵다고 생각해서 초속효성 인슐린을 추가하여 최종적으로 basal-bolus therapy (BBT)로 진행했다.

BOT의 요령과 주의점

- 지속성 인슐린을 시작할 때의 설폰요소제의 용량: BOT를 시작할 때 일반적으로 설폰요소제의 투여량은 줄이지 않는다. 설폰요소제의 감량은 인슐린 보충량이 충분하지 않은 시작한지 얼마 되지 않는 시기에 혈당 조절의 악화를 일으키는 경우가 있다. 하지만 시작과 동시에 식사요법이나 생활습관을 재검토하는 경우도 종종 나타나고 이런 경우에는 고용량의 설폰요소제의 지속은 저혈당을 초래하는 경우가 있다. 또한 DPP-4 억제제가 병용되는 경우에는 다시 설폰요소제에 의한 저혈당의 빈도가 높아질 것으로 예상된다. 따라서, 필자들은 설폰요소제 3 mg 이상을 사용할 경우에는 2 mg 이하로 감량하여 시작하도록 하고 있다. 시작 후 일시적으로 혈당 조절이 악화될 가능성을 사전에 충분히 설명하는 것이 중요하다. 그 이상으로 새로운 치료법을 시작한 후에 저혈당의 빈도가 높아진다면 가장 기본적인 환자-의사간의 신뢰관계가 훼손되지 않는 것을 염두에 두어야 한다.

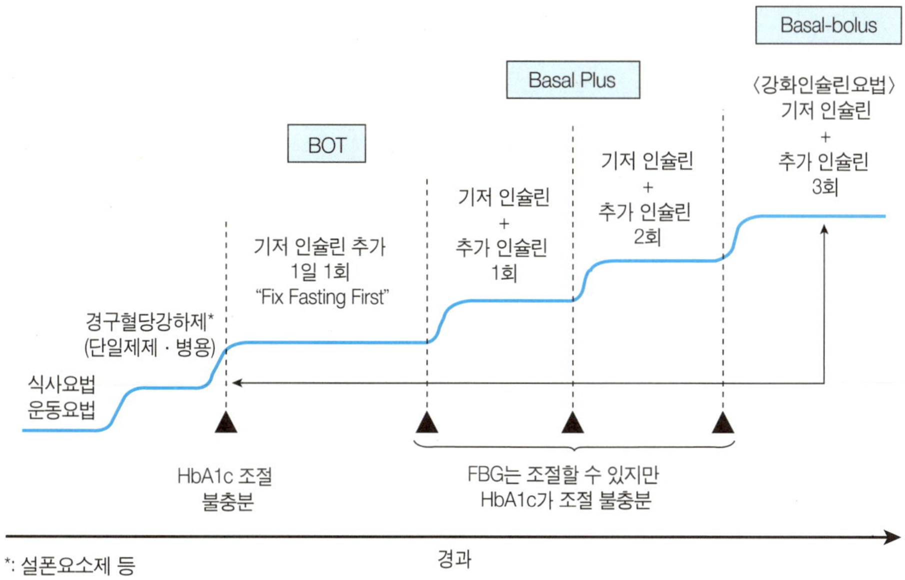

그림 5 환자 배경에 맞춘 인슐린요법 : BOT에 대한 초속효성 인슐린의 단계적 추가

- 지속성 인슐린은 4~6단위로 시작하고, 공복혈당을 100~120 mg/dL을 목표로 하여 1~2주마다 2단위 정도를 증량한다. 노인 또는 합병증이 진행된 증례에서는 공복혈당 140 mg/dL 미만으로 목표를 설정하고 2~4주마다 천천히 인슐린 용량을 조정한다.
- 인슐린 용량 조정 중에 저혈당 증상이 나타나는 경우에는 인슐린 용량을 줄이지 않고 설폰요소제를 조금씩 감량한다.
- 공복혈당이 목표에 도달해도 식후혈당이 높은 수치이거나 혈당 조절이 충분히 개선되지 않은 경우에는 식전의 추가 인슐린(초속효성)의 투여를 고려한다(BOT plus). 필자들의 인상으로 HbA1c 7% 미만을 달성할 수 있는 비율은 그리 높지 않았고, 대개의 경우 추가 인슐린의 투여가 필요하게 되었고 최종적으로 basal-bolus therapy(BBT)로 진행하는 경우가 많았다[5](그림 5). 또한 적절하게 인슐린분비능이나 제1형 당뇨병의 지표인 항GAD 항체를 검사하는 것도 중요하다.
- 2016년 5월 일본당뇨병학회와 일본노년병학회의 합동위원회에서 노인 당뇨병의 혈당 조절 목표를 발표했다. 중증 저혈당을 예방하기 위해 노인은 인지기능이나 일상생활능력(ADL), 합병증 등을 고려해서 조절 목표를 개별적으로 설정할 것을 요구하고 있다. BOT는 안전성이 높은 인슐린요법으로 노인 당뇨병 환자의 치료에 희소식이 될 가능성이 있다. 또한 BOT로 조절이 불충분한 환자에게 기저 인슐린을 Ryzodeg(insulin degludec/insulin aspart) 복합제로 변경함으로써 주사 횟수를 늘리지 않고 BOT plus로 진행하는 것이 가능하며, 본인이나 가족에게도 편리성이 높은 것으로 생각한다.

이것은 금물!

BOT는 인슐린 분비가 어느 정도 유지되고 있는 것이 조건이며, 인슐린 의존 상태는 대상에서 배제된다!

4 혼합형 인슐린 2회 주사법

이것이 중요!

① 혼합형 인슐린 1일 2회 주사는 비교적 수용이 양호한 인슐린 치료 시작법이다.

② 점심식사 후의 고혈당에 주의한다.

③ BOT에 비해 step up이 어렵다.

④ 중증 감염이나 수술 시에는 basal-bolus therapy(BBT)로 변경이 필요해지는 경우가 많다.

설폰요소제를 포함한 경구혈당강하제의 다제병용요법에도 불구하고 혈당 조절이 불충분한 경우, 만성적인 당독성으로 내인성 인슐린분비능이 저하되는 것을 생각할 수 있다. 이런 증례에 대해서는 생리적인 인슐린 분비에 맞춘 보충법, 즉 기저 인슐린과 추가 인슐린을 보충하는 강화인슐린요법이 가장 바람직하고, 또한 당독성의 해제에 효과가 있는 치료법이다. 하지만 두 종류의 인슐린을 사용하는 경우나 1일 4회 주사하는 경우에 환자는 망설이는 경우가 많다. 일본에서는 각 증례의 생활습관이나 복약 순응도를 고려하고, 현재도 혼합형 제제인 2회 주사법이 널리 이루어지고 있다.

혼합형 인슐린 제제에는 Low mix 제제(초속효성 인슐린을 25~30% 함유한 것)와 High mix 제제(초속효성 인슐린을 50~70% 함유한 것)가 있다. 보통 아침, 저녁의 2회 주사는 전자이며, 후자는 식후 고혈당을 개선하는 것을 주안점으로 두기 때문에 기저 인슐린을 충분히 보충하기 위해 세 끼 식전에 투여하는 3회 주사법이 사용되는 경우가 많다.

혼합형 인슐린 2회 주사법의 문제점

아침, 저녁 식전에 실시하는 혼합형 인슐린의 2회 주사법은 기저 인슐린과 추가 인슐린을 한 종류의 인슐린 제제로 보충하기 때문에 환자가 비교적 받아들이기 쉽다. 특히 직업상 낮에 인슐린을 주사할 수 없는 환자에게는 지금까지 주류를 이룬 인슐린 치료 시작법이었다. 또한 해외의 보고이기는 하지만 설폰요소제와 비구아나이드로 양호하게 조절할 수 없었던 증례에 기저 인슐린의 1회 추가군, 초속효성 3회 추가군, 혼합형 인슐린의 2회 추가군을 대상으로 혈당 조절 개선도나 저혈당의 빈도, 체중증가 비율을 비교한 4T 연구에서는 최초 1년 동안 혼합형 인슐린 2회 주사군에서도 다른 2군과 비교해 손색이 없었다. 하지만 1년 후 HbA1c가 6.5% 미만에 이르지 못한 환자를 대상으로 초속효성 3회 주사군과 지속성 인슐린 주사군에서는 basal-bolus로 단계를 올리고 이상성 2회 주사군은 초속효성 인슐린을 점심 식전 1회 추가하여 2년 동안 추적하면 최종적인

HbA1c가 7.0% 미만 달성률, HbA1c 6.5% 미만 달성률이 basal-bolus로 변경한 2군에서 상당히 높은 것으로 나타났다. 이 결과에서는 초속효성 3회 주사 또는 지속성 1회 주사를 시작하고, basal-bolus로 단계를 올린 방법이 혈당 조절과 함께 저혈당의 빈도가 낮기 때문에 최선이라고 생각한다고 보고되었다. 유럽인은 비만이 상당히 많기 때문에 이 결과를 곧바로 우리에게 적용할 수 없지만 인슐린분비능이 심하게 저하된 증례에서는 basal-bolus therapy(BBT)를 종착점으로 생각하고 치료에 임해야 한다. 또한 다른 관점에서 검토하면 혼합형 인슐린의 2회 주사로 항상 양호한 조절이 가능하면 좋겠지만, 실제로는 경과 중에 악화되는 예도 많다. 그런 경우 다음의 한 방법이 있다. 많은 경우 점심식사 후의 과혈당을 억제할 수 없기 때문에 점심 식전에 알파-글루코시다아제 억제제나 속효성 인슐린분비촉진제를 추가하게 된다. 또한 점심 식전에 초속효성 인슐린을 투여하는 경우도 많다. 이 치료법의 최대 단점은 basal-bolus therapy로 진행이 어렵고, 이를 위해서 충분히 조절되지 않은 상태로 경과할 위험성이 있으며, 갑작스런 수술이나 중증의 감염에 대해 신속하게 대응하기 어렵다는 것을 들 수 있다. 특히 노인은 투여하기 전에 충분히 섞기 어렵고 중증 저혈당을 일으키기 쉽다는 것을 고려하면 BOT나 Ryzodeg (insulin degludec/insulin aspart) 복합제로 변경하는 것도 염두에 둘 필요가 있다.

이것은 금물!

앞으로 강화인슐린요법으로 교체할 가능성이 있는 증례에는 혼합형 2회 주사법을 권장하지 않는다!

5 강화인슐린요법

이것이 중요!

① 강화인슐린요법이란 기저 분비와 추가 분비를 보충하는 다회인슐린주사이다.
② 기저 분비가 유지되고 있는 경우에는 추가 인슐린의 세 끼 식전 투여가 권장된다.
③ 만성 간기능장애 등 식후 고혈당이 명백한 경우에도 추가 인슐린의 세 끼 식전 투여는 야간 저혈당을 일으키지 않는다.
④ Basal-bolus therapy (BBT)를 통해 해당 인슐린에 대한 판단이 쉬워진다.

중간형이나 지속성 인슐린으로 기저 분비를, 속효성 또는 초속효성 인슐린으로 추가 분비를 보충하는 다회인슐린주사(multiple daily injection, MDI)를 강화인슐린요법이라 한다. 인슐린 펌프를 이용한 지속피하인슐린주입(continuous subcutaneous infusion, CSII)도 여기에 포함된다.

강화인슐린요법의 기본은 basal-bolus therapy(기저 인슐린 1회 + 추가 인슐린 각 식전 3회)이지만 인슐린분비능의 정도에 따라 몇 개의 양상이 있다. 이 글에서는 외래 인슐린 치료 시작의 관점에서 ① 추가 인슐린 3회 시작과 ② basal-bolus 요법에 의한 시작에 대해 설명하기로 한다.

추가 인슐린의 3회 시작

치료하지 않은 당뇨병에서는 갈증이나 다음(polydipsia) 등의 고혈당 증상은 있지만 유병기간이 아직 짧은 경우에는 기저 인슐린이 유지되는 경우가 많고, 급성의 당독성의 해제가 중요해진다. 이런 경우에는 세 끼 식사 직전에 초속효성 인슐린을 시작한다. 보통 1일의 인슐린 용량은 체중 1 kg당 0.2 단위로 시작하고 가령 체중 60 kg인 경우에는 1일 양은 12단위를 3등분하여 각 식전에 4단위씩 주사한다. 식후 고혈당을 개선하여 공복혈당도 개선되는 경우가 많아 향후에는 인슐린의 투여 중단도 기대할 수 있다.

증 례 4

탄산음료의 과다 섭취가 고혈당의 원인으로 생각되었던 증례

[증례]

- 34세 남성. 영업직.
- 당뇨병 이력: 1년 미만.
- 비만 경험: 없음.
- 과거력: 특기할 만한 사항 없음.
- 가족력: 부친에게 당뇨병.

- 현 병력: 33세 무렵 회사 건강검진에서 약간 혈당이 높다는 얘기를 들었다. 여름철에 탄산음료를 많이 마셨다. 갈증, 빈뇨가 있으며 1개월에 5 kg의 체중감소를 보여 내원했다.
- 신장 175 cm, 체중 81 kg, 체질량지수 26.4 kg/m^2, 과거 최대 체질량지수 29.4 kg/m^2

[검사 소견]

무작위 혈당 485 mg/dL, HbA1c 10.1%, 식후 혈중 C-펩티드 2.15 ng/mL, 항GAD 항체 〈 0.3 U/mL, 소변 케톤체(1+), 당뇨병성 합병증: 없음

[경과(그림 6)]

- 당질을 포함한 탄산음료의 섭취를 금지하고 고혈당 증상이 강하기 때문에 초속효성 인슐린을 세 끼 식사 직전에 5단위씩 시작했다.
- 최대 인슐린 용량은 24단위를 사용했지만 6개월 후에는 12단위로 HbA1c 6.5%까지 개선했다.
- 식후 혈중 C-펩티드 반응도 개선되었기 때문에 인슐린을 중지하고 비구아나이드 복용으로 변경할 수 있었다.

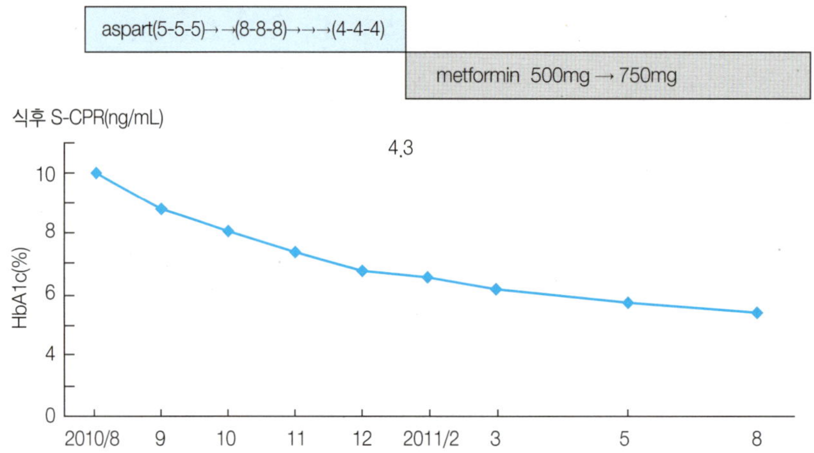

그림 6 증례 6의 임상 경과

설폰요소제를 포함한 다제병용요법에도 불구하고 혈당 조절이 불량한 경우에는 만성 당독성에 노출된 기간이 길고, 보통 기저 인슐린도 저하되어 있다. 또한 합병증도 발생하거나 진행될 가능성이 있다. 그런 경우에도 초속효성 인슐린의 3회 투여는 일정한 효과를 보이지만 다른 시작법에 비해 저혈당의 빈도가 높고, 많은 경우 기저 인슐린의 보충이 필요하다는 것을 고려하면 BOT로 시작하여 천천히 강화인슐린요법으로 진행하는 것이 안전할 수 있다.

식후 고혈당이 현저한 상태는 이 치료법의 좋은 적응증이다. 간경화에서는 간세포에 대한 포도당의 흡수나 글리코겐 합성 능력의 저하가 생기기 때문에 식후 고혈당을 일으키기 쉽다. 인슐린요법의 적응증인 경우가 많고 이 경우에는 초속효성 인슐린의 매 식전 투여를 선택한다. 간세포의 글리코겐 저장이 저하되어 있기 때문에 저혈당에 빠지면 회복하기 어렵다. 따라서, 중간형이나 지속성 인슐린으로만 치료하는 것은 권장하지 않는다. 혼합형 인슐린을 선택하지

않으면 안 될 경우에는 초속효성 성분이 많은 것을 선택해야 한다.

Basal-bolus therapy(BBT)

제1형 당뇨병은 물론 제2형 당뇨병에서도 명백한 대사이상(산증 또는 케톤산증)을 합병할 경우에는 입원 관리가 필요하다. 외래에서 인슐린을 시작할 때 최초부터 basal-bolus therapy를 선택할 기회는 그리 많지 않다. BOT 시작 후에 식후혈당을 개선하기 위해서 추가 인슐린을 시작하거나 초속효성 인슐린의 3회 주사로 시작 후에 공복혈당을 낮출 목적으로 기저 인슐린을 보충한 결과, 최종적으로 basal-bolus therapy가 되는 경우가 대부분이다. Basal-bolus therapy는 생리적인 인슐린 분비에 가까운 상태를 재현하는 보충법이며 환자의 이해와 협력을 얻을 수 있으면 가장 효과를 발휘할 수 있다. 또한 자가혈당측정을 함으로써 저혈당이나 고혈당의 상태를 파악하고 어느 시간대의 인슐린 용량이 과부족이었는지 비교적 알기 쉬워진다. 제1형 당뇨병이나 인슐린 분비가 심하게 저하된 제2형 당뇨병, 중증 감염의 합병, 전신마취가 필요한 외과 수술의 시작 전, 임신성 당뇨병의 혈당 관리 등에서는 이 basal-bolus therapy가 필수라는 것을 염두에 두어야 한다.

지속피하인슐린주입(CSII)

주입 펌프를 이용해서 피하에 지속적으로 속효성 또는 초속효성 인슐린을 투여하는 치료법으로, 인슐린 펌프요법이라고도 한다. 프로그램 기능에 따라 생리적인 인슐린 분비와 유사한 투여법이 가능하기 때문에 인슐린 분비가 고갈된 제1형 당뇨병이나 임신성 당뇨병 환자에게 엄격한 혈당 조절을 유지하기 위해서 시작된다. 1일 총 인슐린 용량의 40~60%를 기저 분비(basal)로서 지속적으로 주입하고, 나머지는 식후혈당을 개선하는 추가 분비(bolus)로서 각 식전에 버튼 조작으로 투여할 수 있다. 지방 섭취가 많은 유럽인에 비해 일본인은 식사에서 차지하는 탄수화물의 비율이 높기 때문에 bolus의 비율이 높아지는 경우가 많다. 양호하게 조절할 수 있는 것은 basal의 비율이 30~40% 정도가 되는 경우가 많다. 지속혈당감시(CGM)를 병용함으로써 안전하고 양호한 혈당 조절을 목적으로 할 수 있다. 최근 개인용 CGM 기능을 탑재한 인슐린 펌프(sensor-augmented pump, SAP)도 판매되고 있다. CGM으로 측정한 센서 포도당 수치가 실시간으로 펌프의 모니터 화면에 표시되기 때문에 혈당 변동을 수시로 확인할 수 있다. 알람 기능을 이용하여 예기치 못한 고혈당이나 저혈당에 대한 조기 대응이 가능해졌다. CSII를 안전하고 효과적으로 운용하기 위해서는 환자뿐만 아니라 당뇨병 교육에 종사하는 스태프의 교육이 필요하다. 예를 들어 3박 4일의 입원기간을 설정하고 의사와 당뇨병 전문간호사, 요양지도사에 의한 환자 교육과 지도를 실시하는 곳도 있다.

이것은 금물!	강화인슐린요법은 이상적이긴 하지만 주사하는 것을 잊어버리는 일이 많으면 혈당 관리가 어려워지기 때문에 주의가 필요하다!

6 혈당 측정

이것이 중요!

① 자가혈당측정(self-monitoring of blood glucose, SMBG)은 인슐린 용량을 조절하거나 환자의 자가관리에 동기를 부여하는 데 유용하다.
② 이상 수치인 경우에는 인슐린 용량이나 식사 · 운동을 포함한 생활양상과 함께 측정 시 처치법을 재고한다.
③ 적은 회수로 효과적인 혈당 정보를 얻는 노력이 필요하다.
④ 식전뿐만 아니라 식후 2시간 또는 야간 혈당 측정이 필요한 경우가 있다.
⑤ CGM은 하루 동안 혈당 변동을 파악할 수 있고 취침 중 자각하지 못하는 저혈당의 검출에도 유용하다.

a) SMBG의 유용성

인슐린 자가주사법을 시작한 후 양호하고 안전한 혈당 조절을 목적으로 인슐린 용량이나 용법을 조절할 필요가 있다. 또한 증례에 적합한 인슐린 제제가 정확하게 선택되고 있는지를 평가하는 것은 중요하다. 이를 위해 인슐린 주사에 익숙해지고 손 기술에 문제가 없다고 확인되면 SMBG를 교육한다. 환자 본인에 대한 교육이 어려운 경우에는 함께 사는 가족에게 교육하는 것도 고려한다. 고혈당의 위험성은 물론이지만 중증 저혈당도 심혈관사고의 발생을 증가시키는 것으로 보고되고 있다. 아프거나 식사를 잘 하지 못하는 것도 증가한 인슐린 길항호르몬의 영향으로 혈당은 상승하는 경우가 많다. 저혈당이나 고혈당을 피하면서 양호한 혈당 조절을 달성하려면 환자의 SMBG의 결과를 기반으로 인슐린 용량을 조절하는 것은 필수이다. 반면에 SMBG를 실시하는 습관은 환자 자신에게도 커다란 장점이 있다. 자신의 혈당 변동 상태나 식생활 양상이 어떻게 혈당에 반영되는지를 파악할 수 있고 자가관리의 동기부여가 되기도 한다.

b) 혈당측정기 사용 시의 주의

자가혈당측정기의 정밀도와 사용의 편리성은 매년 발전을 거듭하고 있다. 정맥 채혈에 의한 혈장 포도당 농도와 오차는 10% 이내이다. 현재 많은 기종이 제공되고 있지만 천자침은 가늘고 측정시간은 최단시간인 5초인 기종도 있다. 측정오차가 커지는 요인으로 ① 천자 시의 혈액량 부족, ② 소독 후 충분히 건조되지 않은 상태에서 희석, ③ 천자 부위의 조직액의 혼입을 들 수 있다. 측정은 통증에 민감한 손가락 끝을 천자하기 때문에 가능하면 적은 회수로 효율적으로 혈당 정보를 얻는 노력을 해야 한다.

c) 혈당 측정의 시점

혼합형 인슐린의 2회 주사는 보통 아침, 저녁 식전혈당을 2회 측정하여 인슐린 용량을 조절한다. 하지만 이것만으로 식후혈당이 어느 정도 관리되고 있는지 알 수 없기 때문에 간혹 식후 2시간에 측정한다. 몇 개 시간대의 혈당을 종합적으로 판단하여 내려가기 쉬운 시간대와 올라가기 쉬운 시간대를 파악한다. 강화인슐린요법을 실시하는 경우에는 각 식전 3회, 취침 전에 혈당을 측정한다. 혈당이 비정상인 경우에는 식사나 운동 등의 생활에 변화가 없었는지를 확인하고, 인슐린의 용량이 적절한지를 검토한다. 인슐린분비능이 저하되어 있는 증례에서는 혈당 변동이 크기 때문에 어떤 자각 증상이 있을 때에는 항상 자가측정하는 습관을 갖도록 교육한다. 간혹 매 식전·식후 2시간, 취침 전 7회에 걸친 혈당의 일중변동을 측정하는 것이 유용하다. 일중변동의 측정은 무리를 해서라도 1일 2~3회 포인트를 바꾸어 측정하도록 하면 높은 수치나 낮은 수치를 나타내는 시간대를 알 수 있다. 초속효성 인슐린에서는 속효성 인슐린보다 혈중 인슐린 농도의 상승이 빠르고, 식후 1~3시간에 최대 혈당이 저하되기 때문에 식전혈당이 정상이라도 식사 중간에 저혈당을 일으킬 가능성을 고려하여 간혹 식후혈당을 측정하도록 교육한다.

d) 지속혈당감시(continuous glucose monitoring, CGM)

SMBG로 파악할 수 있는 것은 측정시점에서 혈당뿐이어서 야간이나 이른 아침, 근무 중 등 바쁜 시간대에는 측정할 수 없다는 한계가 제기되었다. 이들 문제를 해결하기 위해 개발된 기기가 CGM이다. 특히 CGM이 일본에서 보험 적용이 되고 메드트로닉 iPro2가 등장함으로써 입원뿐만 아니라 외래에서도 쉽게 실시할 수 있게 되었다. CGM은 피하조직에 삽입한 전극(포도당 센서)을 통해 조직간질액 속의 포도당 농도를 10초 간격으로 연속적으로 측정하고, 5분마다 평균값을 기록하기 때문에 며칠 동안의 혈당 추이를 시각적으로 파악할 수 있다. 지금까지 SMBG나 HbA1c에서는 평가할 수 없었던 저혈당 무감지증을 파악할 수도 있어 혈당 조절의 질을 개선하는 방법으로 유용하다. 또한 경구혈당강하제나 인슐린 등 약물치료가 혈당 추이에 미치는 영향뿐만 아니라 식사·운동 등 생활습관이 혈당에 어떻게 반영되는지를 평가할 수 있다. CGM을 실시할 때 디지털카메라를 대여해서 식사 내용, 간식, 음료 등을 촬영하게 하고, 종료 후에는 영양 교육을 해서 섭취 에너지나 영양 배분 평가 등에 이용한다. 혈당 추이와 식사 내용을 시각적으로 볼 수 있기 때문에 환자도 알기 쉽고 그 후의 치료계획을 세울 때도 유용하다.

증 례 5

임신을 계기로 CSII를 시작하고 CGM을 이용하여 인슐린 용량을 조절한 제1형 당뇨병 합병 임신부의 증례

[증례]

- 37세 여성(임신 11주). 주부
- 당뇨병 이력: 5년.
- 가족력: 당뇨병 없음
- 신장 155 cm, 체중 56 kg (임신 전), 체질량지수 23.3 kg/m^2

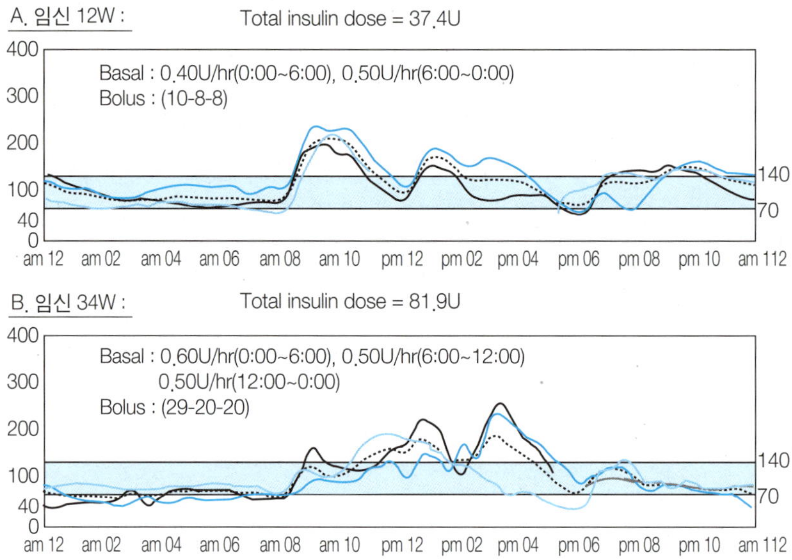

그림 7 증례 6의 CGM

[검사 소견]

- 무작위 혈당 105 mg/dL, HbA1c 7.1%, 무작위 혈중 C-펩티드 0.14 ng/mL, 항GAD 항체 6.2 U/mL, 항IA-2 항체 1.1 U/mL
- 선행치료제: 인슐린 aspart (10-8-12), 인슐린 detemir (6-0-0-7)

[경과]

- 32세 때 당뇨병성 케톤산증으로 발병한 제1형 당뇨병 환자.
- 지금까지 basal-bolus therapy가 이루어졌지만 저혈당을 포함한 혈당의 격차가 증가하여 임신 11주에 CSII를 시작했다.
- 1일 6~10회의 SMBG와 함께 임신 12주와 34주에 CGM을 시행하여 인슐린 용량을 조절하는 데 참고로 했다.

이것은 금물! 저혈당 예방을 포함한 양질의 혈당 관리를 위해서 SMBG 지도는 반드시 해야 한다!

참고문헌

1) 日本糖尿病学会，編．インスリン療法の適応．In：糖尿病治療ガイド 2016–2017．文光堂；2016. p.57.
2) 小林　正，他．CoDiC データ解析からみた糖尿病専門施設における治療実態（2)．糖尿病診療マスター．2007; 5: 401–6.
3) www.dawnstudy.jp
4) Kendall DM, et al. Clinical application of incretin-based therapy: therapeutic potential, patient selection and clinical use. Am J Med. 2009; 122: 37–50.
5) Raccah D, et al. When basal insulin therapy in type 2 diabetes mellitus is not enough–what next? Diabetes Metab Res Rev. 2007; 23: 257–64.

〈鈴木義史〉

3. 약물요법의 실제

C. 인크레틴 관련 주사제 · GLP-1 수용체 작용제

이것이 중요!

① GLP-1은 음식물을 섭취함에 따라 장관에서 분비되는 호르몬 중 하나로, 췌장에서 인슐린 분비를 촉진하고 글루카곤 분비를 억제함으로써 혈당을 개선한다.

② 체중감소나 혈당 강하 등의 췌장 외 작용을 가진다.

③ GLP-1 수용체 작용제는 췌장에서 인슐린 분비가 남아 있는 제2형 당뇨병 환자가 적응이다.

④ GLP-1 수용체 작용제는 인슐린의 대체제가 아니라 사용대상을 충분히 고려할 필요가 있다.

⑤ GLP-1 수용체 작용제는 단시간 작용형과 장시간 작용형으로 분류되고, 전자는 주로 식후혈당을, 후자는 주로 공복혈당을 감소시킨다.

⑥ 설폰요소제나 인슐린과 병용할 경우에는 저혈당을 주의해야 한다.

Key Words

인크레틴, DPP-4, 체중감소 효과, 인슐린 분비촉진, 글루카곤 분비억제

증 례 경구혈당강하제의 다제병용요법으로 조절이 불량한 비만 증례

[증례]

- 59세 여성. 주부.
- 당뇨병 이력 : 3년.
- 생활이력 : 활동적이고 외출도 많으며 간식을 자주 한다.

[병력]

- 56세 당시 백내장 수술을 하기 전에 받은 검사에서 당뇨병 진단을 받았다.
- 그 후 가까운 병원에서 외래진료 치료를 했지만 최근 권태감이 강해져서 우리 과에서 진료를 받았다.
- 신장 161 cm, 체중 77 kg, 체질량지수 29.7 kg/m^2, 과거 최대 체질량지수 33.6 kg/m^2

[검사 소견]

- 공복혈당 237 mg/dL, HbA1c 1.5%, 공복 혈청 C-펩티드 3.66 ng/mL, 항GAD 항체 〈 0.3 U/mL,
- 당뇨병성 합병증: 보이지 않음.

- 선행치료제: glimepiride 2 mg, metformin 750 mg, voglibose 0.6 mg

[경과]

- Lliraglutide 0.3 mg의 피하주사로 시작하고 그 후 1주일마다 0.3 mg씩 증량하였으며, 0.9 mg을 유지량으로 했다.
- Glimepiride는 1 mg으로 감량하여 지속하였고, metformin과 voglibose는 중단했다. 0.6 mg으로 증량했을 때 가슴의 작열감을, 0.9 mg으로 증량했을 때 위의 답답함을 자각했지만 그 후 호전되었다.
- 혈당 조절은 순조롭게 개선되었고 투여 시작 6개월 후 HbA1c 6.4%, 12개월 후 6.0%, 경과 중에 glimepiride는 중단했다. 또한 체중은 6개월에 2 kg, 12개월에 6 kg 감소했다.

1 인크레틴(incretin) 관련 약제

현재 새로운 제2형 당뇨병 치료제로서 인크레틴 관련 약제는 가장 광범위하게 사용되고 있다. 인크레틴이란 위장관에 음식물이 들어가 영양소가 흡수되었을 때 분비되는 호르몬으로, 췌장에서 인슐린 분비를 촉진한다. 소장 하부의 L-세포에서 분비되는 GLP-1 (glucagon-like polypeptide-1)은 그 하나이다. 포도당 농도 의존성으로 췌장 베타세포에서 인슐린 분비를 촉진하고, 췌장 알파세포에서 글루카곤 분비를 억제함으로써 혈당 강하 작용을 발휘한다[1]. GLP-1는 기타 중추신경계를 매개로 한 식욕억제, 위 배출 지연, 심장보호 등 췌장 외 작용이 보고되고 있으며, 다면적인 혈당 강하 작용과 함께 항동맥경화 작용에 대한 기대도 크다[2]. 인크레틴 관련 약제는 GLP-1 수용체 작용제와 DPP-4 억제제로 분류되는데, 여기에서는 GLP-1 수용체 작용제의 임상적 사용에 대해 설명하기로 한다.

02 치료의 실제

2 GLP-1 수용체 작용제란?

장관에서 분비되는 본래의 GLP-1은 혈중 분해효소인 DPP-4에 의해 빠르게 비활성화되기 때문에 그 상태에서는 치료제로서 적합하지 않다. Exendin-4 exenatide는 미국 도마뱀의 침샘에 존재하는 글루카곤과 유사한 펩티드로, DPP-4의 작용부위인 N-말단의 아미노산에 변화가 있어 DPP-4에 의한 비활성화를 받지 않는다. 또한 사람 GLP-1 수용체 작용제인 liraglutide는 지방산을 부가하여 알부민과 친화성을 높임으로써 DPP-4 내성을 획득하여 이 단점을 해결했다. 한편 dulaglutide는 GLP-1 수용체 작용제 영역의 아미노산 잔기를 3개 치환하여 DPP-4에 의한 비활성화를 피함과 동시에 용해도를 개선하고, 면역원성을 낮추었다. 또한 GLP-1 수용체 작용제 영역에 IgG4의 Fc 영역을 결합함으로써 분자량을 크게 하여 투여 부위에서 서서히 흡수되고 신장에서 청소율이 저하되어 혈중 농도가 지속되기 때문에 주 1회 투여가 가능해졌다.

GLP-1 수용체 작용제는 작용시간의 길이로 볼 때 단시간 작용형과 장시간 작용으로 분류된다. Exenatide와 유사한 구조를 가진 lixisenatide는 전자로, liraglutide와 주 1회 주사제인 서방형 exenatide 또는 dulaglutide는 후자로 분류된다. 이 작용시간의 차이는 혈당 개선 효과에도 영향을 미치는 것으로 알려져 있다. 단시간형은 강력한 위 내용물의 배설을 지연시키는 작용을 하기 때문에 식후의 혈당 상승을 억제하는 데 효과가 있다. 반면에 장시간형에서는 이 작용이 즉시 감소하기 때문에 장기적으로 인슐린의 분비촉진과 글루카곤의 분비억제 작용을 통해 주로 공복혈당을 저하시킨다[3]. 이들 효과의 차이점은 GLP-1 수용체 작용제를 선택할 때 유용한 지침이 될 수 있다. 양자의 특징은 표 1과 같다.

표 1 단시간 작용형과 장시간 작용형 GLP-1 수용체 작용제의 특징

		단시간 작용형	장시간 작용형
약물		exenatide (1일 2회 제제) lixisenatide	서방형 exenatide (바이듀리언) (주1회 제제) liraglutide
반감기		2~5시간	12시간~며칠
효과	공복혈당	약한 강하 작용	약한 강하 작용
	식후혈당	약한 강하 작용	약한 강하 작용
	공복 시 인슐린 분비	약한 촉진 작용	강한 촉진 작용
	식후 인슐린 분비	저하	약한 촉진 작용
	글루카곤 분비	저하	저하
	위 내용물 배출에 미치는 영향	지연	약간 지연
	혈압	저하	저하
	심박수	증가하지 않거나 약간(0~2bpm) 증가	중등도(2~5bpm)의 증가
	체중감소	1~5kg	2~5kg
	구역의 발생	20~50% 서서히(수 주일~수 개월) 감소	20~40% 빠르게(4~8주까지) 감소

3 GLP-1 수용체 작용제의 임상효과

췌장에서 인슐린분비능이 유지되고 있는 환자에게 사용하는 것이 원칙이며, 적응증은 제2형 당뇨병 환자이다. 과거 임상연구 성적에서는 exenatide는 설폰요소제와 병용으로 용량 의존적으로 HbA1c 값을 저하시키고 다시 체중감소 효과를 보였다. 또한 liraglutide는 단일 제제를 투여하거나 설폰요소제를 병용 투여하면 빠르고 양호하게 HbA1c를 저하시켰다. 이들 약물은 기존의 당뇨병 치료제와 동등하거나 그 이상의 HbA1c 개선 효과를 보였고 체중증가 억제, 혈압 저하 효과를 보였으며, 췌장 베타세포의 기능 개선 효과는 기대를 모으고 있다. 심혈관사고 등 동맥경화증에 대한 억제 효과는 당초부터 기대를 모았다. 최근 심혈관사고의 발생위험이 높은 제2형 당뇨병 환자를 대상으로 표준치료를 실시한 후 liraglutide를 추가 투여(최대 1.8 mg)했을 때, 복합 주요 평가변수인 심혈관 사망, 비치명적 심근경색증 또는 비치명적 뇌졸중의 위험은 위약군에 비해 상당히 저하된 것으로 보고되었다(LEADER 연구)[4].

4 실제 진료에서 GLP-1 수용체 작용제의 사용법

인슐린 제제를 포함한 복수의 당뇨병 치료제 중에서 GLP-1 수용체 작용제는 어떤 위상을 갖는 것일까? 기존에는 신약이 등장할 때마다 기존의 치료제에 추가되는 경우가 많았지만, 각 환자 상태를 고려한 치료제 선택은 소홀했던 점을 부인할 수 없다. 당뇨병학회는 "병태에 맞는 경구혈당강하제의 선택"을 권장하고 있지만, 이것은 주사제인 GLP-1 수용체 작용제에 대해서도 동일하다. 환자의 병태에 맞는 약물의 사용은 혈당 조절의 개선뿐만 아니라 합병증의 예방과 진행 저지를 통해 건강한 사람과 똑같이 미래의 생활의 질을 유지하기 위해서 중요하다고 생각된다.

a) GLP-1 수용체 작용제가 효과적이라고 생각되는 병태생리

GLP-1은 다양한 췌장작용과 췌장 외 작용을 갖지만 조기에 임상과 직결되는 것은 ① 포도당 의존성의 인슐린 분비촉진과 글루카곤 분비억제에 의한 혈당 개선 작용, ② 위 내용물 배출 지연에 의한 식후 고혈당의 개선 작용, ③ 체중감소 작용 등을 생각할 수 있다. 따라서, 본 약물의 가장 적합한 대상은 당뇨병의 유병기간이 비교적 짧고 인슐린 분비가 아직 유지되고 있으며 비만을 합병한 경우이다. 또한 고도비만이나 간식 등 섭취량이 많은 증례도 좋은 적용이 된다. 해외의 임상연구에서는 exenatide와 liraglutide 투여 시 체중감소가 확인되고 있다. 당뇨병 치료제에서

DPP-4 억제제를 배제한 인슐린분비촉진제 또는 pioglitazone은 인슐린으로 체중증가가 문제가 되지만 GLP-1 수용체 작용제는 이들과 대조적인 성질을 보인다. 이미 설폰요소제가 투여되어 조절이 불량하지 않지만 체중증가를 보이는 경우라도 본 약물의 병용은 효과를 기대할 수 있다. 기타 작용으로 수축기혈압 저하나 지질 개선 효과, 지방간 개선 등도 보고되고 있으며 이들 작용은 체중감소와 독립적으로 나타난다. 따라서, 대사증후군을 합병한 제2형 당뇨병의 치료에도 효과적이다.

b) GLP-1 수용체 작용제는 일차선택약제가 될 수 있을까?

Liraglutide와 dulaglutide는 식사요법이나 운동요법으로 충분한 효과를 얻을 수 없는 제2형 당뇨병 환자에게 적용한다. 따라서, 단일제제의 사용이 가능하고 생활습관개선으로 효과를 얻을 수 없는 경우에는 일차선택약제가 될 수 있다. 당뇨병이 발생한지 얼마 되지 않은 증례에서는 식후 고혈당이나 비만을 보이는 경우가 많아 좋은 적용으로 생각된다. 또한 췌장 베타세포 보호 효과나 심혈관사고 억제 효과가 임상적으로 명확해지면 보다 조기에 사용될 가능성이 있다. 반면에 exenatide와 lixisenatide는 현재 단독 사용 시 일본에서 보험 적용이 되지 않는다.

c) GLP-1 수용체 작용제와 DPP-4 억제제의 구분법

GLP-1 수용체 작용제와 DPP-4 억제제의 구분법은 정해진 기준은 없고 전문의에게도 환자의 병태생리나 합병증, 생활습관 등을 고려하여 각 경험에 근거해서 정하는 것이 현실이다. 외래에서 당뇨병 치료에서 중요한 포인트는 저혈당을 피하는 것이다. 진단된 지 얼마되지 않은 제2형 당뇨병 환자는 초기 치료제로 인슐린 분비를 촉진하지 않는 약물(비구아나이드, DPP-4 억제제, 알파-글루코시다아제 억제제)을 사용하는 경우가 많다. 그래도 충분히 조절되지 않으면 다음의 방법으로 GLP-1 수용체 작용제로 변경하는 경우가 있다. 후자는 자가혈당측정이 일본에서 보험에 적용되기 때문에 자가관리의 동기부여로서도 유용하다. 두 약물의 차이는 표 2와 같다.

표 2 DPP-4 억제제와 GLP-1 수용체 작용제의 차이

DPP-4 억제제	GLP-1 수용체 작용제
경구 투여	주사 투여
내인성의 활성형 인크레틴 농도를 늘린다.	외인성으로 혈중 GLP-1 농도를 고농도로 한다.
혈당을 낮추지만 체중은 증가하지 않는다.	체중감소 효과
고령 신기능장애자에 대한 설폰요소제와 병용은 저혈당의 위험성이 있다.	특히 설폰요소제와 병용으로 저혈당이 일어날 가능성이 높아진다.
구역이나 구토의 부작용은 적다.	용량 의존적으로 구역의 부작용이 늘어난다.

DPP-4 억제제와 GLP-1 수용체 작용제의 차이

DPP-4 억제제는 경구혈당강하제인데 반해 GLP-1 수용체 작용제는 주사제이기 때문에 환자의 복약 순응도에 큰 차이가 있다. 또한 DPP-4 억제제의 작용기전은 내인성의 인크레틴의 분해를 억제하는 것이기 때문에 인크레틴의 혈중 농도는 생체가 분비하는 이상의 농도로는 상승하지 않는다(생리적 범위 내 상승). 그에 반해 GLP-1 수용체 작용제는 외인성으로 대량의 GLP-1(수용체 작용제)를 주사하기 때문에 생리적으로 일어날 수 없는 혈중 농도가 된다(약리적 농도). 따라서, 혈당 강하 작용은 DPP-4 억제제, GLP-1 수용체 작용제에서 모두 나타나지만 체중감소 작용이나 구역, 구토라는 부작용은 GLP-1 수용체 작용제에서만 명백하게 나타난다.

d) 인슐린요법에서 GLP–1 수용체 작용제로 교체와 병용요법

GLP–1은 췌장 베타세포에서 인슐린 분비를 증강시킨다. 따라서, 제1형 당뇨병과 같이 인슐린분비능이 고갈되어 있는 병태생리에서는 효과를 기대할 수 없다. Liraglutide가 발매되던 초기에 인슐린 치료제는 다수 교체가 이루어졌고, 그 결과 고혈당을 일으키는 증례나 그 중에는 당뇨병성 케톤산증이 발생하여 불행한 결과를 낳은 예가 있었다. GLP–1 수용체 작용제는 인슐린과 동일하지 않다는 것을 인식해야 한다. 필자의 경험에서는 당뇨병의 유병기간이 길고 만성 당독성으로 인슐린분비능이 심하게 저하된 예, 인슐린 투여량이 1일 20단위를 초과하는 예, 식사요법을 전혀 기대할 수 없는 예에서는 인슐린을 교체하기가 어려웠다. 이런 증례에서는 생활습관에 개입하여 필요 시 강화인슐린요법을 실시하고 당독성을 해제한 후 다시 검토하는 것이 바람직하다. 교체하기 전에 인슐린분비능이나 제1형 당뇨병의 지표인 항GAD 항체를 검사하는 것은 매우 중요하다. 또한 단시간 작용형 GLP–1 수용체 작용제인 lixisenatide는 인슐린과 병용할 수 있다. 공복혈당을 기저 인슐린으로, 식후혈당을 lixisenatide로 조절한 치료법은 BOT에서 basal–bolus therapy로 진행할 때 효과적인 수단이 될 수 있다. 이미 liraglutide와 dulaglutide도 인슐린 제제와 병용할 수 있게 되었다.

이것은 금물!	인슐린에서 GLP-1 수용체 작용제로 교체는 인슐린 의존 상태에서는 금물이다!

5 외래에서 시작법과 주의점

Exenatide는 1회 5 μg을 1일 2회 아침, 저녁 식전 60분 이내에 피하주사한다. 투여 시작 1개월 이상 경과한 것을 기준으로 의사의 지시에 따라 최대 1회 10 μg까지 증량이 가능하다. Liraglutide는 1일 1회 0.3 mg으로 시작하고 1주일 이상 간격을 두고 0.3 mg씩 증량한다. 최대 사용량은 일본에서는 1일 0.9 mg으로 제한되고 있다. 주사 시점은 아침 또는 저녁 중 하나를 선택하지만 가능하면 같은 시각에 주사하도록 교육한다. Lixisenatide는 1일 1회 아침, 저녁 식전에 10 μg으로 투여를 시작하고 1주일 이상 간격을 두고 5 μg씩 20 μg까지 증량할 수 있다. 서방형 exenatide는 주 1회 2 mg, dulaglutide는 주 1회 0.75 mg을 피하주사한다. DPP-4 억제제와 마찬가지로 GLP-1 수용체 작용제에서도 인슐린분비촉진제(설폰요소제와 글리나이드)나 인슐린 제제와 병용할 때에는 저혈당의 위험성을 충분히 배려할 필요가 있다.

6 부작용

GLP-1 수용체 작용제에 의한 부작용은 주로 구역, 구토, 가슴쓰림, 변비 등 위장관 증상이다. 많은 증상은 시간이 지남에 따라 개선되지만 간혹 일시적으로 약물의 투여를 감량하거나 중지하는 경우도 있다. 위식도역류질환으로 역류성식도염에 이른 증례도 있어 이런 경우에는 양성자펌프억제제(proton pump inhibitor, PPI)나 항구토제를 투여해야 한다.

참고문헌

1) Nauck MA, et al. Normalization of fasting hyperglycaemia by exogenous glucagon-like peptide 1 (7-36 amide) in type 2 (non-insulin-dependent) diabetic patients. Diabetologia. 1993; 36: 741-4.

2) Holst JJ, et al. Glucagon-like peptide-1, glucose homeostasis and diabetes. Trends Mol Med. 2008; 14: 161-8.

3) Meier JJ. GLP-1 receptor agonists for individualized treatment of type 2 diabetes mellitus. Nat Rev Endocrinol. 2012; 8: 728-42.

4) Marso SP, et al. Liraglutide and cardiovascular outcomes in type 2 diabetes. N Engl J Med. 2016; 375: 311-22.

〈鈴木義史〉

3. 약물요법의 실제

D. 약물요법의 주의점

이것이 중요!

① 설폰요소제는 소량이라도 저혈당을 일으키는 경우가 있다. 특히 신기능장애 · 간기능장애가 있는 환자 및 노인은 중증 저혈당을 일으킬 가능성이 있으므로 주의해야 한다. 또한 설폰요소제는 DPP-4 억제제나 SGLT2 억제제와 병용할 경우도 중증 저혈당에 주의해야 한다.

② 식사요법을 준수하지 않으면 인슐린 주사, 설폰요소제, 티아졸리딘디온은 체중이 증가한다.

③ 신기능장애 · 간기능장애가 있는 환자 및 노인은 약물의 대사 및 배설이 지연되기 때문에 부작용에 주의한다. 비구아나이드로 젖산산증에 의한 사망 예가 보고되고 있다.

Key Words

체중증가, 신기능장애, 간기능장애, 저혈당 고령자

1 저혈당

보통 혈당이 70 mg/dL 미만인 경우, 저혈당으로 진단하여 대처한다. 저혈당의 증상은 교감신경 증상과 중추신경 증상이 있다. 교감신경 증상은 발한 · 두근거림 · 손떨림 등의 증상이다. 중추신경 증상은 혈당이 50 mg/dL 이하가 되면 졸음, 탈력, 집중력 저하 등이 일어나고, 혈당이 30 mg/dL 이하가 되면 경련, 혼수가 되며 대응이 늦어지면 의식이 돌아오지 않는 경우도 있다. 노인 또는 자율신경병증이 있는 환자는 교감신경 증상이 나타나지 않고 갑자기 혼수가 되는 경우가 있으므로 주의가 필요하다(저혈당 무감지증). 작용시간이 긴 설폰요소제에서는 저혈당을 일으키기 쉽고 장시간 지속되기 때문에 주의가 필요하다(지연성 저혈당). 특히 glibenclamide는 혈당 강하 작용이 강하고 작용시간이 길며 중증 저혈당의 빈도가 높기 때문에 사용 빈도는 줄어들고 있다. 저혈당은 약물의 종류나 용량의 차이, 식사가 늦어지거나 먹지 못했거나 운동 중이나 후에 일어나기 쉽다. 식사를 하지 못할 때에는 복약을 중지하도록 교육하는 것이 중요하다.

증 례 71세 남성, 제2형 당뇨병, 저혈당

[병력]

- 당뇨병, 고혈압, 이상지질혈증, 폐기종으로 가까운 병원에서 외래진료 치료 중이다.
- 2011년 9월 5일부터 식사를 하지 못하게 되었다. 9월 6일 몸을 비틀거려 10시경 근처 병원에서 진료를 받았다.
- 간이혈당 28 mg/dL로 포도당을 정맥주사하고 혈당 393 mg/dL까지 상승한 후에 귀가했다.
- 점심식사는 하지 않았지만 16시 경에 의식장애 때문에 구급차로 본원에 내원하였다. 혈당 35 mg/dL로 입원하게 되었다.
- 복약 약물: glimepiride 3 mg 2정 아침 · 저녁, alogliptin 25 mg 1정 아침, metformin 250 mg 2정 아침 · 저녁, amlodipine 5 mg 1정 아침, losartan/hydrochlorothiazide 복합제 1정 아침, fluvastatin 30 mg 1정 저녁, ambroxol 45 mg 1정 아침, 브롬화 티오트로피움 수화물(스피리바) 흡입 1일 1회

[과거력] 장폐색(수술)

- 현재 증상 : 신장 168 cm, 체중 65 kg, 혈압 108/72 mmHg, 의식장애 II-10(JCS). 가족력: 당뇨병(-), 고혈압(-), 생활습관: 담배 1일 20개비, 알코올(-)

[검사] 흉부 X선 : 폐기종, 심전도 : 정상

- 식후혈당 35 mg/dL, HbA1c 6.9%, BUN 57 mg/dL, Cr 2.2 mg/dL, 요산 11.8 mg/dL, Na 136 mEq/L, K 3.7 mEq/L, 동맥혈: pH 7.43, PaO_2 62 mmHg, $PaCO_2$ 33 mmHg, BE -2.0 mol/L, 젖산 1.3 mmol/L

[치료경과]

- 50% 포도당 40 mL 정맥주사로 혈당 219 mg/dL이 되어 의식이 선명해졌고 식사도 가능했지만 탈수과 설폰요소제에 의한 저혈당 때문에 솔리타(Solita)-T1호(포도당 2.6%) 1,500 mL/일 지속 정맥투여. 저녁 식전혈당 88 mg/dL, 저녁 식후혈당 227 mg/dL. 경구혈당강하제는 중지하고 혈당이 높을 때에는 인슐린 scale로 대응. 11일째부터 alogliptin 25 mg 1정을 아침에만 시작하였고, 12일째 공복혈당 141 mg/dL, BUN 15 mg/dL, Cr 1.0 mg/dL과 혈당과 탈수가 개선되어 15일째에 퇴원하였다.

이 환자는 식사를 하지 못할 때에는 '당뇨병약'을 중지하도록 설명을 들었지만 어떤 것이 '당뇨병약'인지 알지 못했기 때문에 복약을 지속했다. 또한 탈수에 의한 신기능저하도 약물의 배설을 저하시키고 저혈당의 지연에 영향을 주었다고 생각했다. 노인은 일반적으로 간기능 · 신기능저하 등에 의한 약물대사 · 배설 지연이 있으며, 특히 75세 이상의 후기 노인, 다양한 약물(당뇨병 치료제 이외) 병용 환자, 신부전 환자, 식사 섭취 저하에서는 중증 저혈당의 위험이 높아지는 것으로 알려져 있다. 실제로 노인은 이 환자처럼 많은 약을 복용하는 사람도 많고 자신이 복용하는 약이 어떤 질병 때문인지 이해하고 있지 않은 경우도 많기 때문에 주의가 필요하다.

설폰요소제와 DPP-4 억제제를 병용한 경우, 노인에서는 중증 저혈당이 일어나기 쉽기 때문에 설폰요소제의 감량[glimepiride는 2 mg까지, glibenclamide는 1.25 mg까지 gliclazide는 40 mg까지]에 대해서는 '인크레틴의 적정 사용에 관한 위원회'가 권고하고 있다. 이 환자는 HbA1c 6.9%로

조절이 양호하기 때문에 입원 후 glimepiride는 중지하였다. 설폰요소제와 SGLT2 억제제를 병용한 경우도 중증 저혈당이 일어나기 쉽기 때문에 마찬가지로 설폰요소제의 감량이 필요하다(SGLT2 억제제의 적정 사용에 관한 위원회). 또한 이 환자는 고령으로 폐기종이 있으며 탈수를 일으켰기 때문에 metformin에 의한 젖산산증을 일으킬 위험성이 높았다. '비구아나이드의 적정 사용에 관한 위원회'의 권고에 따라 metformin도 중단했다.

최근 저혈당과 심혈관 사망의 관계가 문제가 되고 있다. 엄격한 혈당 조절이 미세혈관장애나 대혈관 합병증 등 당뇨병의 합병증 발생이나 진행을 저지한다는 것은 틀림없는 사실이다(UKPDS33, UKPDS80). 하지만 유병기간이 길고 관상동맥질환이나 자율신경병증을 합병한 제2형 당뇨병에 설폰요소제나 인슐린 치료로 혈당 정상화를 시도하면 중증 저혈당이 일어나고 교감신경의 활성화에 의해 심근경색증을 유발한다. 또한 자율신경병증이 있으면 저혈당 무감지증이 일어나 사망률이 증가하는 것으로 나타났다(ACCORD 연구). 또한 설폰요소제 중에서 glibenclamide는 심근에도 결합하여 허혈에 의한 심근보호(preconditioning)를 소실시키기 때문에 심근경색증 후의 사망률을 증가시킬 가능성이 있다. Gliclazide에는 이런 부작용은 없다.

이것은 금물!	설폰요소제나 metformin은 탈수 상태에서는 복용하지 않는다.

2 체중증가

인슐린 주사와 설폰요소제, 티아졸리딘디온은 체중을 증가시킨다. 특히 인슐린 주사는 식사요법이 적절하게 이루어지지 않으면 체중은 크게 증가한다(UKPDS34, ADOPT)(그림 1). DPP-4 억제제는 체중을 증가시키지 않지만 metformin, 알파-글루코시다아제 억제제는 체중을 감소시키는 경우도 있다. GLP-1 수용체 작용제, SGLT2 억제제는 체중을 감소시킨다.

설폰요소제는 공복혈당을 저하시키기 때문에 공복감이 증가하여 식사 섭취량을 증가시킨다. Pioglitazone의 체중증가는 지방의 체내분포를 바꾸기 때문이다. 피하지방은 증가하지만 내장지방은 감소하기 때문에 지질 대사에는 좋은 영향을 준다. 하지만 공복감이 증가하여 식사 섭취량이 증가하는 경우가 있다. 과식으로 체중이 3 kg 이상 증가하면 혈당 조절 악화로 이어지기 때문에 중지를 고려한다. Pioglitazone에 알파-글루코시다아제 억제제 · 비구아나이드 · SGLT2 억제제를 병용하면 체중증가는 감소한다. 또한 pioglitazone는 체중증가가 부종에 의한 가능성이 있으므로 주의해야 한다.

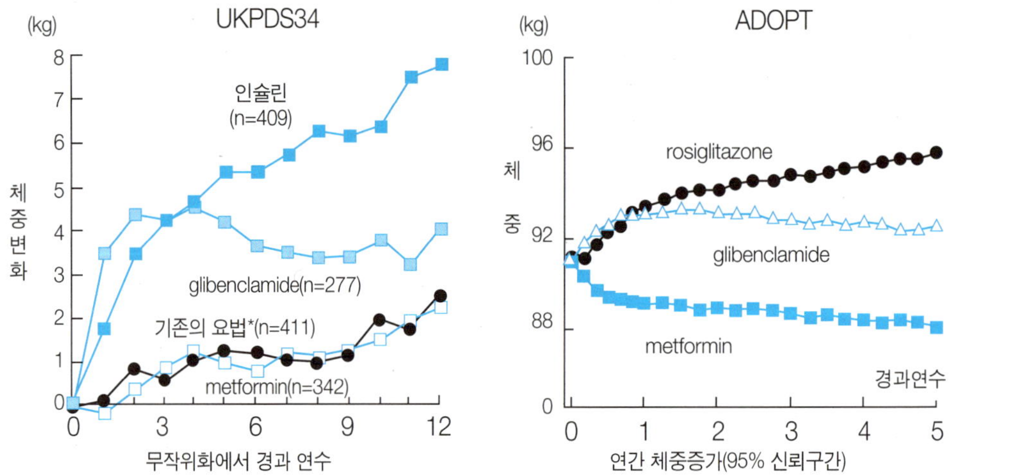

* 식사요법에 이어 설폰요소제,
인슐린±metformin
(공복혈당〉15mmol/L의 경우)

glibenclamide (+1.6 kg)와 rosiglitazone (+4.8 kg)은 체중증가가 있고 metformin은 체중증가가 없다(-2.9 kg).

그림 1 치료에 따른 체중증가

이것은 금물! 체중증가의 원인이 되는 공복감은 약물에 의해서도 유도되기 때문에 조절이 불량한 예에서도 쉽게 해당 약을 늘리지 않는다!

3 신기능장애 · 간기능장애 · 심부전이 있는 환자

신부전에서는 인슐린의 약 40%가 신장에서 분해되기 때문에 인슐린 분해가 저하되고 인슐린의 필요량이 감소하며 혈당이 저하되는 경우가 있으므로 주의가 필요하다. 또한 간이나 신장은 약물의 대사 및 배설을 담당하는 중요한 장기이며 간기능장애 · 신기능장애를 합병한 환자에게 경구혈당강하제를 사용할 경우에는 주의해야 한다(표 1). 하지만 동일한 계열의 약물에서도 각각 대사 및 배설이 다르기 때문에 신중 투여에 대한 판단은 어렵지만 금기에 관해서는 중증의 부작용이 나타날 가능성이 있으므로 사용은 삼가야 한다.

표 1 주요 경구혈당강하제(예시)

<table>
<tr><th colspan="2">상품명</th><th>아마릴</th><th>파스틱</th><th>글루코파지</th><th>액토스</th><th>글루코바이</th><th>자누비아</th><th>가브스</th><th>트라젠타</th><th>슈글렛</th></tr>
<tr><th colspan="2">일반명</th><th>glimepiride</th><th>nateglinide</th><th>metformin</th><th>pioglitazone</th><th>acarbose</th><th>sitagliptin</th><th>vildagliptin</th><th>linagliptin</th><th>ipragliflozin</th></tr>
<tr><td rowspan="3">신기능장애</td><td>중증도</td><td>금기</td><td>금기</td><td rowspan="2">금기</td><td>금기</td><td>신중투여</td><td rowspan="2">신중투여</td><td rowspan="2">신중투여</td><td rowspan="3"></td><td rowspan="3"></td></tr>
<tr><td>중등도</td><td rowspan="2">신중투여</td><td rowspan="2">신중투여</td><td></td><td></td></tr>
<tr><td>경도</td><td>신중투여</td><td>신중투여</td><td></td><td></td><td></td></tr>
<tr><td rowspan="3">간기능장애</td><td>중증도</td><td>금기</td><td rowspan="3">신중투여</td><td>금기</td><td>금기</td><td>신중투여</td><td></td><td>금기</td><td></td><td>신중투여</td></tr>
<tr><td>중등도</td><td rowspan="2">신중투여</td><td rowspan="2">신중투여</td><td rowspan="2">신중투여</td><td></td><td></td><td rowspan="2">신중투여</td><td></td><td></td></tr>
<tr><td>경도</td><td></td><td></td><td></td><td></td></tr>
<tr><td colspan="2">고령자</td><td>신중투여</td><td>신중투여</td><td>신중투여</td><td>신중투여</td><td>신중투여</td><td>신중투여</td><td></td><td></td><td></td></tr>
</table>

1. 설폰요소제는 간에서 대사되어 신장에서 배설되기 때문에 중증의 신기능장애, 간기능장애에서는 금기이다. 속효성 인슐린분비촉진제 가운데 nateglinide는 투석 환자에서 혈중 농도 증가는 없었지만 혈당 강하 작용이 있는 대사산물이 증가하고 중증 저혈당을 일으키기 때문에 투석 환자에게는 금기로 하고 있다. Mitiglinide, repaglinide는 이런 작용은 적어 투석 환자에게 신중하게 투여한다.
2. 알파-글루코시다아제 억제제인 acarbose는 장내 세균에서 분해된 약간의 대사산물이 체내에 들어가 간기능장애를 일으키는 경우가 있다. 그 빈도는 0.1% 미만으로 작지만 전격성 간염(fulminant hepatitis)을 일으키는 경우가 있으므로 투여 시작 후 6개월까지는 매월 간기능검사를 실시해야 한다. Voglibose에서도 간기능장애가 보고되고 있어 똑같은 주의를 해야 한다. Miglitol에서는 전격성 간염에 대한 보고는 없다. 알파-글루코시다아제 억제제는 중증의 간경화에 투여한 경우, 변비 등을 계기로 고암모니아혈증이 악화되고 의식장애를 일으키는 경우가 있으므로 주의가 필요하다. 또한 acarbose와 miglitol은 중증의 신기능장애에서는 약물의 혈중 농도가 증

가하기 때문에 신중히 투여한다.

3. Pioglitazone은 신장에서 나트륨 재흡수를 촉진하기 위한 순환 혈장량이 증가하고 부종 및 심부전이 일어나는 경우가 있다. 부종은 pioglitazone 복용자 8%에서 보고되고 있고 여성이나 인슐린을 병용할 때, 당뇨병성 합병증이 있는 환자에게 많다. 부종이 생긴 경우에는 감량 또는 중지한다. 중지해도 부종이 개선되지 않을 때에는 furosemide 투여와 동시에 심부전을 의심하여 흉부 X선 · 심전도 · 심초음파 · BNP 등 검사를 실시한다. BNP가 100 pg/mL 이상이면 심부전으로 대처한다. 여성 등 부종이 일어나기 쉬운 환자는 15 mg으로 시작한다. 따라서, pioglitazone은 심부전 · 신부전이 있는 환자에게 금기로 한다. Pioglitazone은 간에서 대사되기 때문에 중증의 간기능장애에서는 금기로 한다. 또한 동일 계열의 약물인 troglitazone이 전격성 간염 때문에 판매 중지되었지만 pioglitazone은 전격성 간염에 대한 보고가 없다.
4. Metformin은 빈도는 높지 않지만 젖산산증에 의한 사망 예가 보고되고 있다. Metformin은 체내에서 대사되지 않고 신장에서 변화되지 않은 상태로 배설되기 때문에 신기능장애가 있는 환자는 혈중 농도가 증가한다. 또한 간기능장애가 있는 환자는 젖산의 대사능이 저하되어 있다. 젖산산증의 증례는 사용설명서에 따르면 금기나 신중 투여의 증례이기 때문에 일본당뇨병학회는 '비구아나이드제의 적정 사용에 관한 권고'를 발표했다. 개요는 ① 신기능장애 환자 → 혈청 Cr 값이 남성 1.3 mg/dL, 여성 1.2 mg/dL 이상인 환자에게는 투여하지 않는다.② 탈수, 아플 때, 과음 등 환자에 대한 주의 및 교육이 필요한 상태 → 이뇨 작용을 하는 약물(이뇨제, SGLT2 억제제 등)과 병용할 때에는 특히 탈수에 주의한다. 아플 때에는 탈수가 우려되기 때문에 일단 복약을 중지하고 주치의와 상담한다.③ 심질환 · 폐기능장애 수술 전후, 간기능 장애 등 환자 → 중증의 간기능 장애는 금기로 한다. ④ 노인 → 신기능, 간기능을 보고 투여량을 조절해야 한다. 75세 이상 노인에게는 원칙적으로 새로 투여는 하지 않는다.
5. DPP-4 억제제는 sitagliptin, alogliptin, anagliptin, saxagliptin은 신장에서 배설되기 때문에 중등도 이상의 신기능장애에서는 신중하게 투여하고 용량을 조절해야 한다. Vildagliptin은 간기능장애를 일으킨다고 보고되고 있기 때문에 투여 시작 전후 1년간 적어도 3개월마다, 그 후에도 정기적으로 간기능검사를 한다. 따라서, 중등도의 간기능장애에서는 금기로 한다. Linagliptin, teneligliptin은 담즙으로 배설되기 때문에 신기능장애가 있는 경우라도 용량을 변경할 필요는 없다.
6. SGLT2 억제제는 간에서 대사되기 때문에 중증의 간기능장애에서는 신중하게 투여한다. 중등도 이상의 신기능장애에서는 요당 배설이 저하되어 그 효과는 떨어진다. 중등도의 신기능장애 · 투석에서는 효과를 기대할 수 없으므로 투여하지 않는다. 또한 노인은 탈수 증상(갈증 등)을 늦게

인지할 우려가 있으므로 주의한다.

마지막으로 당뇨병 환자의 고령화가 진행되고 있는 가운데 일본당뇨병학회는 2016년 노인의 혈당 조절 목표치를 발표했다. 건강하고 저혈당의 위험이 적은 고령의 당뇨병 환자의 목표치는 HbA1c 7.0% 미만이지만, ① 치매가 합병된 환자,② 발병질환으로 일상생활능력(ADL) 저하가 큰 환자,③ 저혈당 위험이 높은 환자, ④ 사회적 지원이 적은 환자의 목표치는 그 정도에 따라 높게 설정되어 있다. 노인은 약물의 대사 및 배설이 지연되기 때문에 저혈당 등 부작용이 생기기 쉽고(그림 1 참고), 엄격한 혈당을 목표로 하여 많은 종류의 약을 다량으로 투여하는 것은 주의해야 한다.

이것은 금물!	간, 신장 기타 장기기능, 연령, 생활습관을 고려하지 않은 약물 투여는 금물이다.

참고문헌

1) 日本糖尿病学会, 編. 経口薬療法. 高齢者の糖尿病. In: 糖尿病治療ガイド 2016-2017. 文光堂; 2016. p.48-56. p.95-8.

2) 日本糖尿病学会, 編. 経口血糖降下薬の適応と処方. 高齢者糖尿病. In: 糖尿病専門医研修ガイドブック. 診断と治療社; 2014. p.211-28. p.355-60.

3) 日本糖尿病学会, 編. 血糖降下薬による治療. 高齢者の糖尿病. In: 糖尿病診療ガイドライン 2016. 南江堂; 2016. p.83-122. p.411-48.

4) 本城　聡, 他. 当院における過去 3 年間のスルホニル尿素薬による重症低血糖発作症例の解析. 糖尿病. 2010; 53(1): 30-3.

〈三村正裕〉

4. 당뇨병에 합병한 고혈압의 치료

이것이 중요!

① 당뇨병에 합병한 고혈압의 강압목표는 130/80 mmHg 미만

② 강압제의 선택에는 ACE 억제제(ACEI), 안지오텐신 II 수용체 차단제(ARB)가 첫 번째로 선택되며, 효과가 불충분한 경우에 칼슘차단제(CCB), 이뇨제를 추가하거나 ACEI, ARB를 증량한다.

Key Words

ARB, ACEI, CCB, 이뇨제

증 례 52세 남성, 신장 179cm, 체중 67kg

[진단]

제2형 당뇨병, 고혈압, 이상지질혈증

[현병력]

- 20년 전부터 당뇨병으로 치료 중이며, 가까운 병원에서 인슐린을 처방받았지만 혈당 조절이 불량하여 본원으로 의뢰되었다. 인슐린(펜필N) 아침 16단위, 저녁 8단위, voglibose 0.6 mg #3로 치료하고 있다. 발바닥 저림증 있음.
- 흡연: 1일 20개비, 30년간
- 초진 시 검사: 혈압 138/83 mmHg, HbA1c 11.7%, LDL-C 169 mg/dL, HDL-C 79 mg/dL, TG 65 mg/dL, 요단백(2+)

[경과]

- 내원 시에 증식성 망막병증, 신경병증, 현성 단백뇨를 보였다.
- 2,000 kcal, NaCl 6g, 단백질 50 g의 식사요법을 교육하고 인슐린 aspart 아침, 점심 8단위, 펜필 50R 저녁 16단위로 변경하여 서서히 혈당을 낮추었다. 동시에 안과에서 광응고술을 시행했다.
- 5개월 후에는 HbA1c 8.2%까지 저하되었다. 1년 후 혈압 144/80 mmHg로 상승했고 candesartan 8 mg을 시작했다. 요단백은 (2+ → 1+)로 감소했다.
- 9개월 후 혈압은 150/90 mmHg로 다시 상승하여 amlodipine 5 mg을 추가했다. 혈당 조절은 HbA1c 7.4% 전후로 변화했다. 그 후 혈압은 120~130/70 mmHg 정도로 개선되었다.
- 1년 후 요단백(-)으로 음성화되었고, 다시 3년 후 소변 알부민 15 mg/gCr (무작위 소변)와 알부민뇨도 거의 보이지 않게 되었다.

이처럼 치료를 시작할 때 현성 단백뇨가 보이는 증례에서도 ARB를 중심으로 한 강압제의 관리와 혈당 조절로 개선을 기대할 수 있다.

서론

당뇨병 환자에 대한 고혈압의 빈도는 비당뇨병 환자의 약 2배이며, 그 배경에는 인슐린저항성 상태나 대사증후군이 있다. 양자의 합병으로 뇌혈관장애나 허혈성 심질환의 발생빈도는 크게 증가한다.

대사증후군은 교감신경 활성이 높아지고, 특히 조직 내에서 레닌-안지오텐신계가 항진한다. 따라서, 신장에서 나트륨 유지, 심박출량 증가와 말초혈관 저항 증가가 일어난다. 또한 인슐린저항성, 고인슐린혈증에 의해 세뇨관에서 나트륨 재흡수가 촉진되고 순환 혈장량의 증가로 고혈압을 일으킨다(그림 1).

이상과 같이 당뇨병 합병 고혈압의 치료에는 레닌-안지오텐신계 억제, 교감신경계 억제, 순환 혈장량 감소 등의 작용을 하는 강압제 선택이 중요하다.

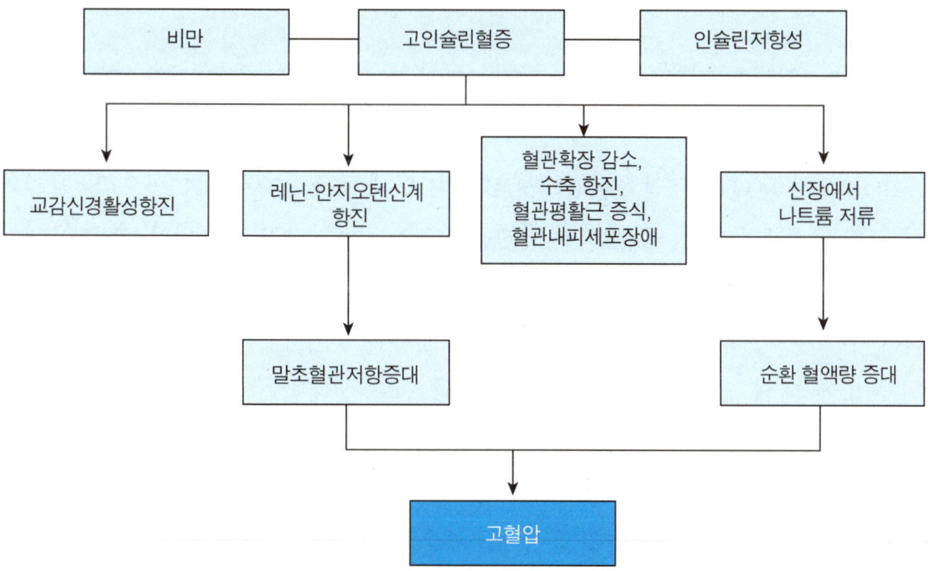

그림 1 당뇨병 환자에 대한 고혈압 발병의 기전

1 당뇨병 합병 고혈압의 치료

과거 일본과 미국, 유럽의 치료목표는 동일했지만 2010년 ACCORD-BP와 메타분석을 검토한 결과 미국에서는 140/80 mmHg 미만, 유럽에서는 140/85 mmHg 미만으로 완화되었다. 하지만 2015년 SPRINT 연구에서 심혈관 위험이 높은 고혈압 환자(당뇨병은 포함하지 않음)의 치료에서 140 mmHg를 목표로 한 군보다 120 mmHg를 목표로 한 군이 예후가 양호한 것으로 나타났다[1].

일본에서는 심근경색증보다 뇌졸중이 많고 강압에 의해 뇌졸중에 의한 사고가 억제되는 것으로 나타나면서 목표 혈압은 130/80 mmHg로 하고 있다.

혈압이 130~139/80~89 mmHg에서 생활습관개선으로 강압목표를 달성할 수 있는 경우에는 체중감량, 저염식, 운동요법 등을 강력하게 실시하고 3개월 정도 경과 관찰한다.

혈압이 140/90 mmHg 이상 또는 생활습관개선만으로 강압 목표를 달성할 수 없다고 생각되는 증례에는 약물치료를 시작한다.

가정혈압(상완 측정)을 참고할 경우에는 상기보다 5 mmHg 뺀 수치를 기준으로 한다.

2 강압제의 선택

일본고혈압학회(JSH) 2014에서는 일차선택약제로 ACE 억제제, ARB를 들고 있으며, 효과가 불충분한 경우에 ACE 억제제, ARB를 증량하거나 CCB 또는 이뇨제를 병용하고 있다. 또한 효과가 불충분한 경우 3개 제제를 병용한다(그림 2).

강압제의 선택에 가장 중요한 것은 강압 목표까지 확실히 낮추는 것이다.

ACE 억제제와 ARB에 대해 당지질 대사에 대한 영향과 신증에 대한 효과의 자료를 바탕으로 일차선택약제로서 권장되고 있다.

하나의 약물로는 불충분한 경우 ACE 억제제, ARB를 증량해야 할 것인지, 아니면 CCB 또는 이뇨제를 병용해야 할 것인지에 대해 강압의 정도가 같은 경우에는 어느 쪽이 위험을 줄일 수 있는지는 명확하지 않다. OSCAR 연구에서는 고용량 ARB군과 표준량 ARB + CCB군에서 심혈관사고에 대한 억제 효과가 검토되었지만 2군 간에 상당한 차이는 나타나지 않았다.

하지만 일반적으로 ACE 억제제, ARB를 증량하기보다 CCB 또는 이뇨제를 병용하는 것이 보다 강압 효과가 높기 때문에 CCB 또는 이뇨제를 병용하는 쪽이 빈도가 높다.

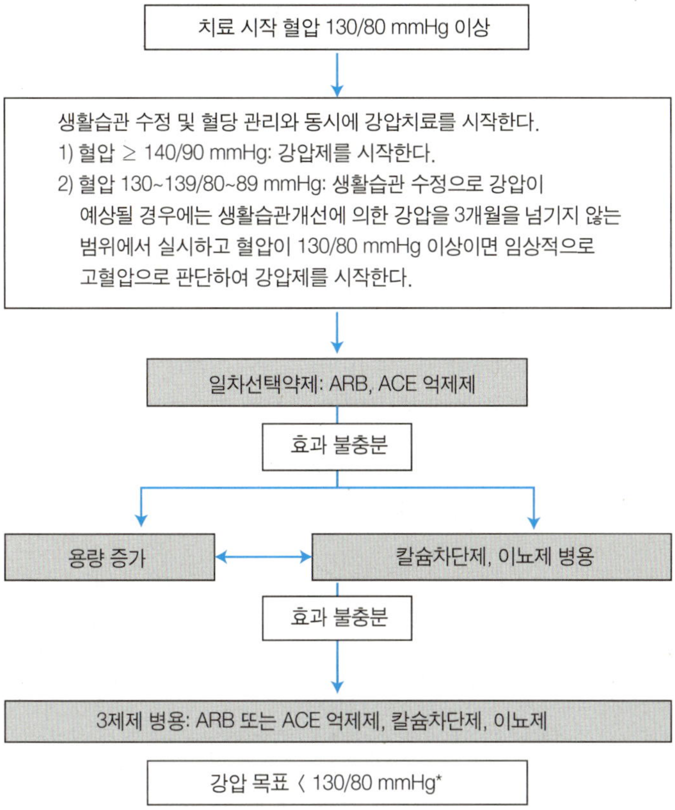

* 다만 동맥경화성 관상동맥질환, 말초동맥질환 합병증례, 노인에서 강압에 동반된 장기 관류 강하에 대한 충분한 배려가 필요하다.

그림 2 당뇨병을 합병한 고혈압의 치료계획(일본고혈압학회 편. 고혈압 치료 가이드라인 2014. 라이프사이언스 출판: 2014)[2)]

당뇨병성 신증에 관해서 ACE 억제제와 ARB의 유용성은 명확하고 미세알부민뇨가 있으면 고혈압의 유무와 상관없이 ACE 억제제 또는 ARB의 투여가 권장된다. 하지만 그 경우에 목표 혈압을 어느 정도로 할 것인지에는 아직 정해져 있지 않다.

최근 실시된 ACCORD 연구에서는 뇌졸중에 관해서는 수축기혈압이 120 mmHg의 엄격한 관리군이 140 mmHg를 목표로 한 표준관리군보다 발생위험을 줄였지만 심혈관사고에 대해 상당한 차이를 보이지 않았다. 미세알부민뇨의 위험 감소 효과는 불명확하다. 또한 수축기혈압이 120 mmHg 이하에서 위험 감소 효과는 명확하지 않다.

3 각종 강압제의 특징과 부작용(표 1)

a) ARB

안지오텐신 II (AII) 유형 1 수용체에 결합하고, AII를 매개로 한 혈관수축, 체액저류, 교감신경활성 항진작용을 억제함으로써 강압한다. 다양한 장기 보호 작용을 하고 심장에 대해 심비대를 억제하고 심부전의 예후를 개선한다. 또한 신장에서는 수출세동맥의 확장으로 사구체 내압을 저하시키고, 요단백 감소, 신기능 개선에 작용한다. 신동맥협착(renal artery stenosis) 예에서는 사용할 수 없으며, Cr 2.0 mg/dL의 신기능저하 예에서는 소량으로 Cr의 경과를 관찰하면서 투여할 필요가 있다. 기타 고칼륨혈증을 일으키기 쉽기 때문에 주의해야 한다. 그 경우에도 투여를 중지하지 않으면 안 되는 경우는 드물고, 칼륨 제한, 칼륨 배설제[폴리스티렌술폰산 나트륨(케이키살레트), 폴리스티렌술폰산 칼슘(카리메트, 아가메이트)]나 이뇨제의 병용으로 대처한다. ARB 중에서 losartan은 요산 저하 작용을 한다.

표 1 주요 강압제의 적극적 적응증

	CCB	ARB/ACEI	이뇨제	베타차단제
좌심실비대	●	●		
심부전		●*1	●	●*1
심방세동		●		
빈맥	●*2			●
협심증	●			●*3
심근경색증 후		●		●
단백뇨		●		
신부전		●	●*4	
뇌혈관장애 만성기	●	●	●	
당뇨병		●		
노인	●*5	●	●	

*1 소량으로 시작하고 주의 깊게 관찰하며 점차 증량한다.
*2 nondihydropyridine계(비DHP계) 칼슘차단제.
*3 이형 협심증에는 주의.
*4 고리이뇨제.
*5 dihydropyridine(DHP)계 칼슘차단제.
(일본고혈압학회 편, 혈압치료 가이드라인 2014. 라이프사이언스 출판: 2014)[2)]

b) ACE 억제제

혈중, 조직 속의 레닌-안지오텐신계를 억제하고 강압계인 칼리클레인 · 퀴닌 · 프로스타글란딘계를 활성화시킨다. ARB와 마찬가지로 장기 보호 작용을 한다. ARB와 신증을 억제한다는 자료는 비슷하지만 ACE 억제제는 심근경색증 후의 생명 예후를 개선시키는 것으로 나타났으며 '심근경색증

이차 예방에 관한 가이드라인'에서는 ACE 억제제가 일차선택약제로 사용되고 있다.

부작용으로 가장 많은 것은 마른 기침으로 20~30%의 예에서 나타난다. 드물게 혈관부종에 의한 호흡곤란이 나타난다. 기타 사용상의 주의는 ARB와 동등하다. 두 종류 이상의 레닌-안지오텐신계 억제제의 병용은 고칼륨혈증 등의 부작용이 있기 때문에 권장하지 않는다. 병용함에 따라 최적의 혈압을 얻을 수 있는 경우에만 주의 깊게 사용해야 한다.

c) 칼슘차단제

세포 외 칼슘이온의 유입에 관한 막전압 의존성 칼슘 통로를 억제함으로써 혈관평활근을 이완하고 말초혈관의 저항을 줄여 혈압을 낮춘다. 혈관확장 외에 심근수축력의 억제나 자극전도계의 억제 작용도 한다. 칼슘차단제는 화학적 골격의 차이로 dihydropyridine(DHP)계와 비DHP계로, 작용하는 칼슘 통로 차이로 L형, N형, T형으로 분류된다. N 또는 T형 칼슘 통로 억제 작용이나 교감신경 억제 작용을 보이는 cilnidipine, efonidipine, benidipine 또는 azelnidipine은 신질환을 합병하는 고혈압에 대해 우수한 항단백뇨 작용을 보이는 것으로 보고되고 있다. 대표적인 DHP계 칼슘차단제는 급속하고 강력한 강압 작용을 가지며 반사성 빈맥을 동반하는 경우가 있다. 1일 1회 투여의 약물이 주류이다.

칼슘차단제의 부작용으로 두근거림, 두통, 화끈거림이 있다. 드물지만 잇몸증식증(gingival hyperplasia)을 일으키는 경우가 있으므로 주의가 필요하다.

d) 이뇨제

주로 티아지드(thiazide)계 이뇨제가 이용된다. 원위세뇨관에서 나트륨 재흡수를 억제하고 순환 혈액량을 감소시켜 말초혈관저항을 저하시킴으로써 강압한다. 이뇨제의 부작용으로 저칼륨혈증, 내당능장애, 고요산혈증이 있지만 소량을 사용하면 강압 작용을 훼손하지 않고 이들의 부작용을 경감할 수 있다.

e) 베타차단제

심박출량 저하, 레닌 생산 억제, 중추에서 교감신경억제 작용으로 강압한다. 교감신경이 과활성된 젊은 고혈압 환자, 심근경색증 후, 빈맥 합병, 갑상선기능항진증 합병 등이 적응증이다.

포도당 대사, 지질 대사에 악영향을 미치며 천식 등 폐쇄성 폐질환, 서맥, 레이노현상(Raynaud's phenomenon), 갈색세포종에 대해 금기로 하거나 신중하게 투여한다.

f) 알파차단제

교감신경 말단의 α1 수용체를 차단하고 혈관을 확장시켜서 강압한다. 지질 대사에 좋은 영향을 준다. 부작용으로 기립성 저혈압에 의한 어지럼증, 휘청거림이 있으며 노인은 주의해야 한다.

g) 복합제

ARB와 CCB 또는 ARB와 이뇨제, 또는 이들 3개 약물(투여 제한 있음)의 복합제*가 시판되고 있으며, 가격, 복약 순응도 향상이란 측면에서 유용하다. 하지만 용량 설정을 세밀하게 조절할 수 없는 단점도 있다.

* 최근 세비카HCT (amlodipine/olmesartan medoxomil/hydrochlorothiazid) 등이 최근 발매되었다. 단 매우 사용이 제한적이라 사용하기 어렵다.

이것은 금물! 당뇨병에 합병한 고혈압은 다양한 장기에 장애를 일으키기 때문에 결코 방치해서는 안 된다!

참고문헌

1) The SPRINT Research Group. A randomized trial of intensive versus standard blood-pressure control. N Engl J Med. 2015; 373(22): 2103-16.
2) 日本高血圧学会，編．高血圧治療ガイドライン 2014．ライフサイエンス出版；2014.

〈山本恭平〉

5. 당뇨병에 합병한 이상지질혈증의 치료

이것이 중요!

① 1차 예방에 대해 당뇨병 단독의 합병인 경우는 목표치는 LDL-C 120 mg/dL 미만, HDL-C 40 mg/dL 이상, TG 150 mg/dL 미만이다. 이른 아침 공복 TC, TG, HDL-C를 측정하고 LDL-C는 Friedewald 공식[LDL-C=TC-(HDL-C)-TG/5]로 계산한다. 식후 채혈 또는 TG가 400 mg/dL 이상인 경우에는 non-HDL-C [TC-(HDL-C)]를 이용할 것을 권장한다. non-HDL-C의 목표치는 150 mg/dL 미만이다1).

② IGT의 경우는 NIPPONDATA에 의한 관상동맥질환에 의한 사망률이 0.5% 미만인 경우 LDL-C 140 mg/dL 미만이다. 그 이상의 사망률인 경우는 LDL-C 120 mg/dL 미만을 목표로 한다.

③ 2차 예방(관상동맥질환의 과거력 있음)에 대한 목표치는 LDL-C 100 mg/dL 미만이다.

④ LDL-C를 감소시키기 위해 일차선택약제로 사용하는 약물은 스타틴(statin)이며, 특히 고강도 스타틴이 널리 이용되고 있다.

Key Words

LDL-C, TG, HDL-C, 스타틴, 피브린산(fibrate)

증 례 52세 남성. 주증상: 혈당 조절을 목적으로 입원

[병력]

- 30세부터 당뇨병으로 치료해오다 2년 전부터 치료를 중단했다.
- 오른쪽 눈의 통증, 눈물이 있어 가까운 안과에서 홍채염 진단을 받았다.
- 그때 고혈당과 안저출혈이 있어 광응고술 · 혈당 조절을 목적으로 본원에 입원했다.
- 입원 시 상태: 신장 169 cm, 체중 100 kg, 체질량지수 35 kg/m^2, 혈압 130/80 mmHg, 맥박 90/min reg

[입원 시 검사]

- 혈당 352 mg/dL, HbA1c 12.7%, TC 271 mg/dL, LDL-C 171 mg/dL, HDL-C 42 mg/dL, TG 360 mg/dL
- 안과에서 증식성 망막병증으로 진단을 받고 광응고술을 시작했다. 광응고술을 혈당을 조절하기 위해서 식사요법만으로 경과 관찰하였고, 7일째에는 공복혈당 200 mg/dL까지 개선되었다.
- 하지만 10일째에 구역과 명치에 불쾌감을 호소하며 혈압 저하, 서맥이 나타났다.
- 심전도에서 급성 심근경색증(하벽)으로 진단되어 IABP 삽입, 일시적 심장박동조율기를 하면서 PCI를 시행했다.

- 관상동맥#3 100%, #6 100%, #9 90%, #13 90%의 소견이며, #3에 대해서 스텐트를 유치했다(max CK 3,000 IU/L).
- 고LDL-콜레스테롤혈증에 대해 pitavastatin 2 mg으로 시작했고 LDL-C 85 mg/dL까지 저하되었다.
- 이 증례는 당뇨병, 이상지질혈증, 고혈압이라는 위험요인이 중복된 증례이며, 간혹 입원 중에 심근경색증이 발생하여 신속한 치료로 생명을 유지할 수 있었다.

서론

당뇨병은 비당뇨병에 비해 관상동맥질환의 위험이 2~6배 높은 것으로 보고되고 있고, 당뇨병 발생 전의 IGT 시점에서도 이미 2~3배가 된다는 보고도 있다. 일본에서 시행된 J-LIT에서도 비당뇨병에 반해 당뇨병에서는 2.37배의 사고가 발생하고 있고, JDCS에서는 제2형 당뇨병 환자가 관상동맥질환의 합병빈도가 뇌경색과 비슷하거나 그 이상인 것으로 나타나고 있으며, 그 대표적인 위험요인이 LDL-C이다.

당뇨병에서는 인슐린 부족으로 지방분해가 촉진되고 간으로 유리지방산이 유입된 결과 간에서 VLDL 합성이 항진한다. 그 결과 TG가 풍부한 VLDL이 혈중에 다량으로 방출되지만, LPL 활성의 저하로 VLDL의 이화가 저하되고 고중성지방혈증을 띤다. VLDL의 중간대사산물은 VLDL remnant 또는 IDL로 불리지만 이들은 강력한 동맥경화 유발작용을 한다. LDL-C은 VLDL이 LPL에 의해 대사되어 생성되지만 당뇨병에서 VLDL의 절대량이 많기 때문에 LDL-C도 증가하는 경우가 있다. 이때 LDL-C은 콜레스테롤 함량이 적은 small dense LDL이 되며 산화되기 쉽고 강력한 동맥경화 유발작용을 하는 것으로 알려져 있다[2)].

6개의 대규모 임상연구(AFCAPS, POSCH, VA-HIT, CARE, LIPID, 4S)의 메타분석에 따르면 LDL-C의 저하로 당뇨병 환자의 관상동맥질환의 위험은 평균 약 31% 저하되었다[3)]. HPS 연구의 당뇨병 하위분석에서 LDL-C 수치가 높지 않아도 LDL-C 39 mg/dL의 저하로 위험이 약 25% 낮아졌다. 이들에 의해 당뇨병 환자는 LDL-C 수치가 높지 않아도 지질강하치료로 위험이 감소한다.

이것은 금물! 당뇨병에 합병되는 이상지질혈증은 동맥경화나 장기장애와 관계가 있기 때문에 결코 방치해서는 안 된다!

1 치료

① 생활습관 개선

금연, 식사요법(당뇨병식), 적정한 운동(당뇨병의 운동요법)

② 약물요법(표 1)

a) 스타틴(표 2)

콜레스테롤 합성효소인 HMG-CoA 전환효소를 억제하고 콜레스테롤을 저하시킨다. Pravastatin, simvastatin이 사용되어 왔지만 단독으로 목표치까지 LDL-C를 낮추기가 쉽지 않다. 최근 고강도 스타틴이라 불리는 atorvastatin, pitavastatin, rosuvastatin이 사용되는 경우가 많고 일본에서는 이 세 약제와 이후 나온 약제가 시장의 약 80%를 차지하고 있다.

이전의 JUPITAR 연구나 WOSCOPS 연구에서 스타틴이 당뇨병 발생률을 증가 또는 감소시킨다는 상반된 보고가 있었다. 최근 13개의 스타틴 연구를 검토한 메타분석에 따르면 스타틴 치료는 종류와 상관없이 당뇨병 발생위험을 약 9% 증가시키는 것으로 보고되고 있다. 하지만 심혈관 위험이 높은 환자나 2차 예방 환자에게는 스타틴 치료에 의한 관상동맥질환을 억제하는 장점이 더 많다고 판단해서 주의 깊게 스타틴 치료를 지속해야 한다고 결론을 내리고 있다[4].

적응증 : 1. 고콜레스테롤혈증 2. 가족성 고콜레스테롤혈증

02 치료의 실제

표 1 이상지질혈증 치료제의 효과에 의한 분류

분류	LDL-C	TG	HDL-C	non HDL-C	주요 일반명
스타틴	↓↓↓	↓	↑	↓↓↓	pravastatin*, simvastatin*, fluvastatin, atorvastatin, pitavastatin, rosuvastatin
음이온교환수지	↓↓	-	↑	↓↓	colestimide, cholestyramine
콜레스테롤 흡수 억제제	↓↓	↓	↑	↓↓	ezetimibe
피브린산계 약물	↓	↓↓↓	↑↑	↓	bezafibrate*, fenofibrate, clinofibrate*, clofibrate*
니코틴산 유도체	↓	↓↓	↑	↓	niceritolol, 니코모어*, 니코틴산 코페롤*
probucol	↓	-	↓↓	↓	probucol*
EPA	-	↓	-	-	icosapent ethyl*

↓↓↓: ≤ -25%　↓↓: -20~25%　↓: -10~20%　* 제네릭 있음
↑: 10~20%　↑↑: 20~30%　↑↑↑: ≥30%　-: -10~10%

(일본동맥경화학회 편. 동맥경화성 질환예방 가이드라인 2012년 판. 2012)[1]

표 2 스타틴의 종류와 특징

약물명	성질	신배설(%)	반감기(hr)	시토크롬 P450	약물상호작용	작용
pravastatin	수용성	60	1.8		적다	
simvastatin	지용성	13	2	CYP3A4		
fluvastatin	지용성	6	0.9	CYP2C9		
atorvastatin	지용성	2	13-16	CYP3A4		강력
pitavastatin	지용성	〈 2	10	CYP2C9(매우 경도)	적다	강력
rosuvastatin	수용성	10	20		적다	강력

중대한 부작용 : 횡문근융해증(빈도 불명), 드물지만 CK 상승이나 신부전을 일으키는 경우가 있고, 특히 신기능저하나 탈수가 있는 증례에는 주의가 필요하다. 하지만 CK가 약 500 IU/mL까지 상승하는 증례는 드물지 않게 나타나며, 자각 증상이 없는 경우는 경과 관찰하는 동안 자연스럽게 저하되는 경우도 많다. 또한 CK의 상승 없이 환자 스스로 근육의 피로 또는 불편감을 호소하는 경우도 있으므로 환자가 호소하는 증상을 주의깊게 들어야 한다. 이때 다른 스타틴으로 대체하면 증상이 호전되는 경우도 있다.

신기능이 저하된 예에서는 피브린산계 약물과 병용하는 것은 금기이며, 신기능이 정상인 예에서는 병용에 주의한다. 하지만 ACCORD Lipid 연구에서 TG가 높은 경우 과 피브린산계 약물을 병용하면 심혈관사고를 억제할 수 있는 것으로 나타났다.

b) ezetimibe

장에서 콜레스테롤 흡수를 억제해 효과를 나타낸다. 단독으로 사용했을 때의 효과는 LDL-C −18%, TG −17%, HDL-C +17%로 보고되고 있다. 고강도 스타틴의 상용량으로 목표치까지 LDL-C 저하가 나타나지 않는 경우에 ezetimibe는 스타틴과 병용하여 LDL-C를 30~50% 저하시키기 때문에 유용하다[5]. 동맥경화성 질환 가이드라인 2012에서도 고위험의 고LDL-콜레스테롤혈증에 스타틴을 추가하고 ezetimibe의 투여를 고려하도록 권장하고 있다[1].

적응 : 1. 고콜레스테롤혈증 2. 가족성 고콜레스테롤혈증

부작용 : 횡문근융해증, 간기능장애

c) 음이온교환수지(레진)

장관 내에서 담즙산을 흡착하고 담즙산의 재흡수를 억제함으로써 콜레스테롤에서 담즙산으로 이화를 촉진한다.

신기능저하로 스타틴을 투여할 수 없는 경우나 스타틴으로 부작용이 나타난 예가 적응증이다.

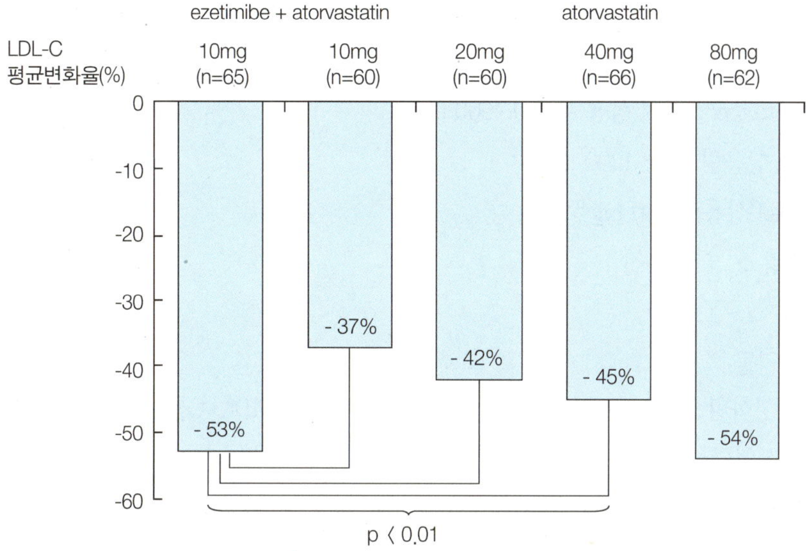

그림 1 스타틴 단독과 스타틴과 ezetimibe 병용에 따른 LDL 저하율의 비교

적응 : 1. 고콜레스테롤혈증 2. 가족성 고콜레스테롤혈증

colestimide 사용량 6정 #2

LDL-C 저하율 10~30%, HDL-C 증가율 8%

부작용으로 변비, 복부팽만감이 있다. 담즙산 외에도 병용약이 흡착되는 경우도 있어 복용시간을 다르게 하는 등의 주의가 필요하다.

d) Probucol

담즙으로 콜레스테롤 배설 촉진을 통해 LDL-C를 저하시킨다.

LDL-C를 15~25% 저하시킨다.

대규모 임상연구가 이루어지지 않았기 때문에 적응증은 스타틴을 투여할 수 없는 증례나 스타틴과의 병용에만 한정된다.

적응 : 이상지질혈증

probucol 상용량 500mg #2

부작용 : 위장관, 간기능장애, 발진, 부정맥

e) 니코틴산 유도체

Lp(a) 저하 작용을 가지는 유일한 이상지질혈증 치료제이다.

유리지방산 동원을 억제함에 따라 TG 저하 작용도 한다.

적응 : 이상지질혈증

nicotinate tocopherol 상용량 300~600 mg #3

nicomol 상용량 600~1200 mg #3

niceritolol 상용량 500 mg #2

부작용 : 안면홍조, 식욕부진

f) 피브린산계 약물

PRAR-α를 활성화함으로써 TG를 40% 저하, TC를 10% 저하, HDL-C를 30~40% 정도 상승시킨다.

적응 : 이상지질혈증

bezafibrate 상용량 400 mg #2

fenofibrate 1회 2캡슐(주성분으로 160 mg까지)을 1일 1회 식후

Fenofibrate는 FIELD 연구에서 심혈관사고, 망막병증 진행, 알부민뇨 증가를 억제하는 것으로 나타났다.

부작용 : 횡문근융해증, 간기능장애

g) 불포화지방산제제

① EPA : icosapent ethyl

간에서 VLDL 합성을 억제하고 TG를 14~20% 저하시킨다. 약간 HDL을 상승시킨다. 일본에서 이루어진 JELIS에서 스타틴과 병용해서 관상동맥질환의 억제 효과가 나타나고 있다. 동맥경화성 질환 가이드라인 2012에서도 고위험의 고LDL-콜레스테롤혈증에 스타틴 투여와 함께 EPA의 투여를 검토할 것을 권장하고 있다.

적응 : 이상지질혈증

icosapent ethyl 1,800~2,700 mg #3

부작용 : 위장관 증상, 출혈 경향

② EPA, DHA 제제(로토리가)

간에서 VLDL 합성을 억제하고 혈중에서 대사를 촉진하며 TG를 10~20% 저하시킨다. 해외에서 심근경색증 후의 환자에게 총 사망, 심혈관 사망, 돌연사의 억제 효과가 나타나고 있다.

적응 : 이상지질혈증

오메가-3 지방산 2~4 g #1~2

부작용은 설사와 간기능장애이다.

h) 항PCSK9 단클론 항체

가족성 고콜레스테롤혈증의 원인 유전자 중 하나인 PCSK9를 억제하는 약물이다. LDL을 50~70% 정도 저하시킨다. 2주 또는 4주에 한번 피하주사로 투여한다. 적응은 가족성 고콜레스테롤혈증 및 고콜레스테롤혈증이며 심혈관사고의 발현 위험이 높고 스타틴으로 효과가 불충분한 증례에 한정된다.

2 치료전략

고LDL-콜레스테롤혈증 치료의 일차선택약제는 스타틴이다. 스타틴 중에서도 효과가 높은 고강도 스타틴이 널리 이용된다. 고강도 스타틴의 상용량으로도 목표치까지 저하되지 않는 경우는 고강도 스타틴을 증량하거나 ezetimibe의 병용을 고려한다. 스타틴을 부작용 때문에 사용할 수 없는 경우에는 음이온교환수지를 사용한다. 앞으로 고위험의 2차 예방 증례는 항PCSK9 단클론 항체를 사용할 수 있게 될 가능성이 있다.

고중성지방혈증의 치료에는 피브린산계 약물이 일차선택약제로 사용된다. 효과가 불충분한 경우는 불포화지방산제제 또는 니코틴산 유도체를 사용한다.

고LDL-콜레스테롤혈증 고중성지방혈증이 동반된 경우는 고LDL-콜레스테롤혈증의 치료를 우선하지만, TG가 1,000 mg/dL에 미치는 경우는 췌장염을 유발할 위험이 있으며, TG의 치료를 우선한다. 고위험으로 LDL-C와 TG 모두 치료가 필요한 경우는 스타틴과 피브린산계 약물의 병용이 효과적이지만, 신중하게 투여해야 해서 간기능이나 CK의 모니터링이 필수적이다.

참고문헌

1) 日本動脈硬化学会, 編. 動脈硬化性疾患予防ガイドライン 2012 年版. 2012.
2) 山本恭平, 他. 糖尿病性ケトアシドーシスで発症し, 併発した著明な高中性脂肪血症と重症急性膵炎の治療に血漿交換が有用であった一例. 糖尿病. 2010; 53(8): 613-8.
3) 平野　勉. 糖尿病における脂質異常のメカニズム. プラクティス. 2009; 26(4): 375-82.
4) 日本糖尿病学会, 編. 科学的根拠に基づく糖尿病診療ガイドライン 2010. 南江堂; 2010.
5) Sattar N, et al. Statins and risk of incident diabetes: a collaborative meta-analysis of randomiseds statin trials. Lancet. 2010; 375: 735-42.
6) Ballantyne CM, et al. Effect of ezetimibe coadoministered with atrovastatin in 628 patients with primary hypercholesterolemia : a prospective, randomized, double-blind trial. Circulation. 2003; 107: 2409-15.

〈山本恭平〉

6. 수술 전후의 혈당 조절

이것이 중요!

① 정규 수술의 경우에는 가능하면 HbA1c < 7.0%를 목표로 혈당을 조절하는 것이 바람직하다. 당뇨병 환자의 수술 연기의 기준은 공복혈당이 200 mg/dL 이상 또는 식후혈당이 300 mg/dL 이상, 소변 케톤체는 양성인 경우이다.

② 당뇨병 환자는 혈당 조절의 정도와 수술 후 식사 시작 시기, 집중치료의 필요성, 수술 후 수액관리의 지속 유무에 따라 8개 양상으로 분류할 수 있으며(그림 3) 그 분류에 따라 관리가 달라진다.

③ 수술 후 다음 다음 날까지 경구 섭취가 시작되는 수술의 경우는 수술 전날에 복용 및 인슐린을 중지하고, scale 표 1로 대응하며 식사 시작과 함께 다시 시작하면 조절이 가능한 경우가 많다(그림 1).

④ 조절이 불량한 예나 수술 후 집중관리나 단식 및 수액 관리가 필요한 예에서는 그림 2의 경과와 같이, 수술 1~2주 전에 입원한 후 강화인슐린요법으로 변경하고, 증례의 필요 인슐린 용량과 필요 기저 인슐린 용량을 정해두면 수술 후 관리하기 쉽다.

⑤ 이 글에서 소개하는 필자가 경험한 scale은 수술 중이나 수술 후 조기에는 HbA1c와 함께 표 1을, 수술 후 식사 시작 후에 식사량을 보고 초속효성의 식후 주사를 표 2에, 4회 주사로 경구섭취가능하면 표 3으로, 집중치료에서 주입기의 scale을 표 5에, 그 후의 수액관리의 혼용주사 scale을 표 4에 나타냈다.

Key Words
수술 전후 혈당 관리, sliding scale, 지속피하인슐린주입, 수액관리

서론

당뇨병 환자의 증가로 수술 전후의 혈장조절이 필요한 증례가 늘어나고 있다. 일본당뇨병학회는 수술 전 혈당 조절의 기준으로 공복혈당 140 mg/dL 이하, 식후혈당 200 mg/dL 이하, 요당(1+) 이하 또는 1일 당질섭취량의 10% 이하의 요당 배설, 케톤체 음성을 목표로 하고, 수술 연기의 기준은 공복혈당 200 mg/dL 이상 또는 식후혈당 300 mg/dL 이상, 소변 케톤체 양성인 경우로 하고 있다. 하지만 응급을 요하는 수술의 경우는 기준에 따른 시간은 없고, 수술 전후에 전신 관리에 병행해서

혈당 조절이 필요하게 된다. 이를 위해서 환자의 상태에 따라 관리의 차이가 극심하고 표준적인 치료 가이드라인을 만들기 어려운 분야이다. 이 글에서는 현장에서 사용할 수 있는 scale을 바탕으로 실제 사용법을 상황에 따라 분류한 8개의 양상 분류로 생각해 보자(그림 3 참고).

1 수술 전후 조절의 근거

환자는 외과적 침습이 더해짐으로써 교감신경계가 활성화되고, 아드레날린, 글루카곤, 코르티솔, 성장호르몬 등의 인슐린 길항호르몬의 분비가 증가하고 말초의 인슐린저항성이 항진하며 외과적 당뇨병 상태를 띤다. 또한 고혈당은 염증성 시토카인의 방출을 유도하여 면역력 저하 때문에 창상 감염의 위험을 증가시킨다. Van den Berghe는 수술 후 중환자실에서 인공호흡으로 관리하고 있는 중증 환자를 강화인슐린요법군(혈당 80~110 mg/dL)과 기존의 치료군(180~200 mg/dL)으로 분류하고, 강화인슐린요법군에서 사망률 · 패혈증 발생 · 인공투석수 · 인공호흡관리기간에서 위험이 감소한 것으로 나타났다[1]. 하지만 하위그룹 분석에서는 비당뇨병 환자에서 사망률은 떨어졌지만 당뇨병군에서는 80~110 mg/dL에서 중증 저혈당의 빈도가 늘어나고 사망률이 증가하는 경우도 나타났다[2]. 또한 NICE SUGAR 연구[3]에서는 강화인슐린요법군은 대조군에 비해 중증 저혈당과 심혈관사고의 증가가 나타났다. 이런 영향으로 미국내과학회는 2011년에 수술 후 중환자실 등에서 혈당 관리를 140~200 mg/dL로 정한 가이드라인[4]을 발표했다.

2 수술 전에 파악해야 할 것

당뇨병 상황과 전신 상태의 파악이 필요하다. 당뇨병의 ① 유형,② 유병기간, ③ 치료내용(복용, 인슐린), ④ 공복혈당, 식후혈당, 소변 케톤체, HbA1c 등, 전신 상태로서 ① 안저검사, ② 신증의 평가, ③ 신경병증의 평가, ④ 대혈관 합병증의 평가(심초음파, 경동맥초음파 등)는 필요하다. 알파-글루코시다아제 억제제와 인크레틴 관련 약제는 수술 후의 위장관 운동을 방해한다는 것에 주의한다.

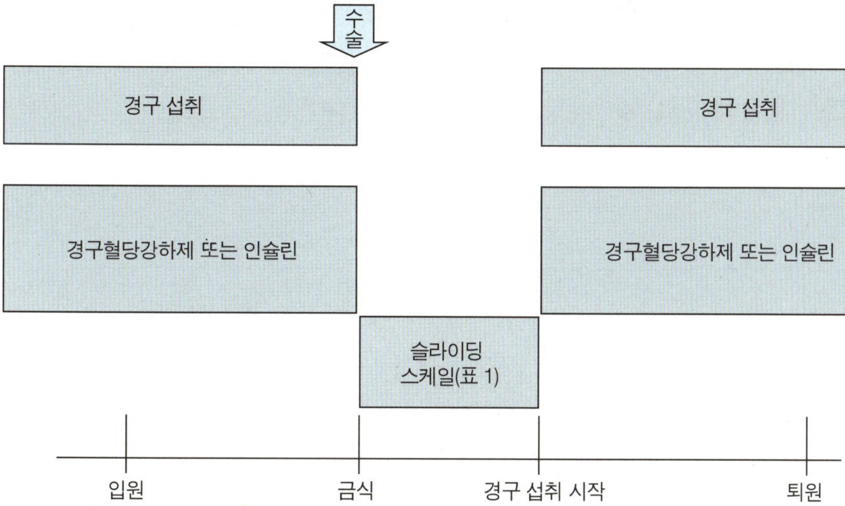

그림 1 조절이 양호한 예의 경과

표 1 수술 중 또는 수술 후 경관영양 시의 sliding scale

scale 식전혈당	scale 저용량 HbA1c〈7.0%	scale 중등량 7.0〈HbA1c〈8.0%	scale 고용량 HbA1c〉8.0%
≤ 69	포도당 10g 복용 또는 50% 포도당 40mL 정맥주사, 의사 호출		
70~149	0	0	0
150~199	0	2	4
200~249	2	3	6
250~299	3	4	8
300~349	4	5	10
≥ 350	의사 호출		

3 수술 전후 혈당 조절의 실제

정규 수술의 경우에는 가능하면 HbA1c 〈 7.0%를 목표로 혈당을 조절하는 것이 바람직하다.

양호하게 조절된 예는 그림 1과 같이 수술 전날까지 치료를 지속하다가 수술 당일에는 중지하고, sliding scale(표 1, 저용량)로 대응하며 식사 시작과 함께 치료를 다시 시작하면 문제가 되지 않는다. 한편 조절이 불량한 예는 이미 치료저항성이 있어 수술 후 경구 섭취까지 시간이 걸리는 위험한 수술인 경우에는 1~2주 전에 입원하고, 강화인슐린요법으로 조절하면 수술 전후에서 scale의 기준이 생기기 쉽다(그림 2).

수술 전후의 환자는 그림 3과 같이 ① 혈당 조절의 좋음과 나쁨, ② 수술 이틀 후에 식사 시작이 가능한가?, ③ 중환자실 등 수술 후의 집중관리가 필요한가?, ④ 중증 때문에 수술 후 지속적인 수액관리가 필요한가에 따라 #1~8의 유형으로 분류할 수 있다.

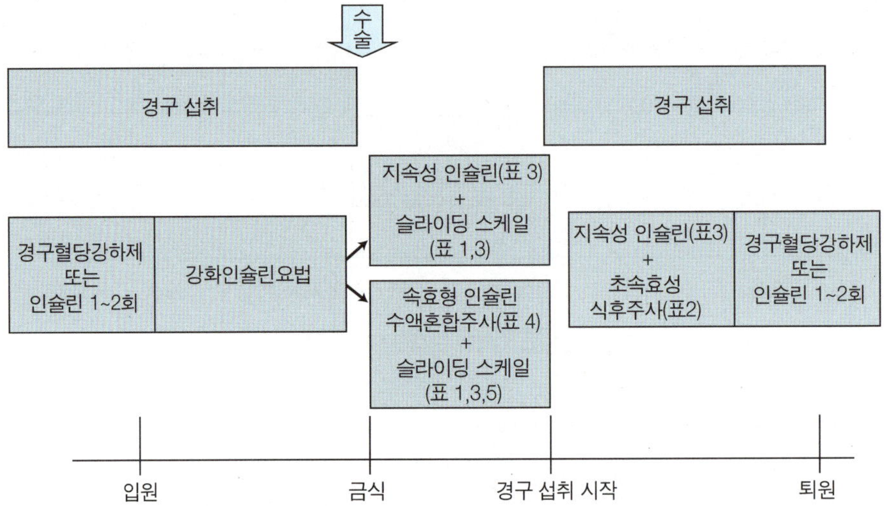

그림 2 조절이 불량한 예의 경과

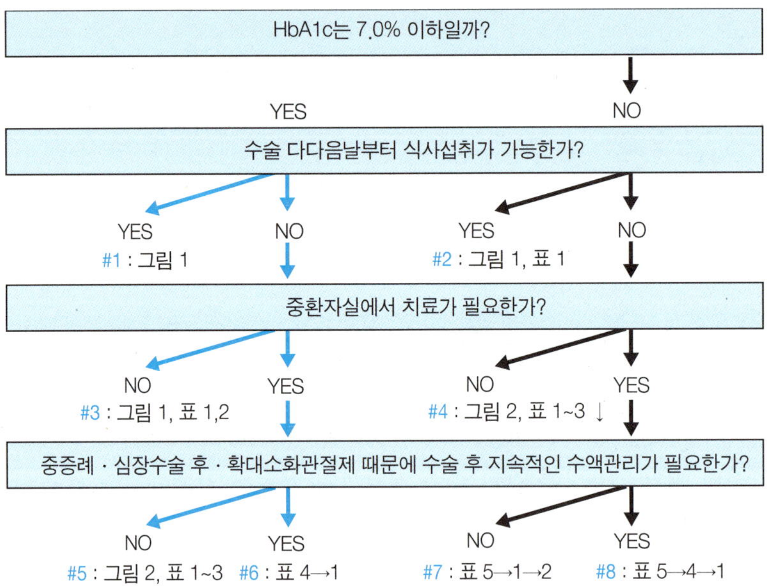

그림 3 수술 후 관리에 의한 치료의 흐름

#1은 정형외과 · 부인과 · 비뇨의학과 등 수술 다음 날부터 경구 섭취가 다시 시작되는 경우이며, 경구혈당강하제로 조절되는 양호한 예에서는 전날부터 약을 중지하고 식사를 다시 시작한다. metformin은 수술 전후 2일간 약의 복용을 중지한다. 인슐린의 경우에도 당일분만 중지해서 scale도 불필요한 경우도 많다(그림 1). scale은 표 1에 저~고용량의 예를 제시하지만, #1의 경우는 저용량으로 scale에 걸리지 않는 경우가 많다.

유형 #2는 조절 불량으로 scale(표 1)을 준비하고, 수술 전에 인슐린을 사용할 경우는 기저 인슐린 부분(중간형의 용량 또는 지속성의 총량)의 5~70%를 지속성 인슐린으로 바꾸고 1회 주사로 계속해서 scale(표 1)을 병용하면 좋다. 지속성 인슐린(glargine 등)의 단계적 용량 조절에는 이른 아침 공복혈당을 보고 표 3을 활용한다. 표 2는 경구 섭취가 불안정한 경우에 사용하지만, 이미 강화인슐린요법으로 초속효성의 용량이 결정되어 있으면 식사 시작과 함께 주식량의 1/3 이하는 0, 1/3~2/3은 반량, 2/3 이상은 전량 식후에 주사한다.

표 2 수술 후 경구 섭취가 불안정한 경우의 sliding scale을 원칙으로 한 초속효성의 식후 주사

식사량(주식) / 식전혈당	0~1/3	1/3~2/3	2/3이상
≤ 69	포도당 10g 복용 또는 50% 포도당 40mL 정맥주사, 의사 호출		
70~149	0	0	0
150~199	0	1	2
200~249	2	3	4
250~299	4	5	6
300~349	6	7	8
≥ 350	의사 호출		

표 3 수술 후 기저 인슐린 및 식전 인슐린 보정

이른 아침 공복혈당	glargine 추가량
≤ 69	-2
70~149	0
150~199	+1
≥ 200	+2

식전혈당(mg/dL)	초속효성 인슐린 추가량
≤ 69	-2
70~149	0
150~199	+1
200~249	+2
250~299	+3
300~349	+4
≥ 350	의사 호출

#3은 집중치료가 필요하지 않지만 경구 시작까지 시간이 걸리는 조절이 양호한 예에 해당하는 위장관 · 췌장 절제 등의 경우이며, 수술 중부터 경구 섭취까지는 표 1을, 식사 시작으로 주식량을 관찰하면서 초속효성을 식후 주사로 관리한다(표 2).

#4는 #3의 조절 불량 예이긴 하지만 이 유형은 수술 전에 인슐린을 시작하는 경우가 많기 때문에 기저 인슐린 부분은 앞의 내용에 따라 그림 2의 경과로 표 1, 2의 scale을 참고한 후 변동이 극심한 경우는 표 3을 활용하여 인슐린 용량을 조정한다.

#5는 수술 전부터 집중관리하게 될 것으로 예상되는 혈당이 양호한 심장이나 확대소화관 수술 예이긴 하지만, 이 경우는 가능하면 수술 전에 그림 2와 같이 강화인슐린요법으로 바꾸는 것이 좋다. 출혈량이 많고 장시간이 걸리는 수술의 경우에는 조절이 잘 되어도 당뇨병성 케톤산증이 될지도 모른다. 최소한 BOT로 해야 한다. 표 1~3을 활용하여 scale의 시점은 최소 6시간마다(0, 6, 12, 18시), 수술 전의 기저 인슐린 용량은 지속하게 된다.

#6은 수액관리가 필요한 혈당이 양호한 집중치료 환자이며, 신경계나 적혈구의 대사 유지에 기본은 1일 150~180 g의 포도당이 들어가도록 수액을 조정한다. 제2형 당뇨병의 경우 포도당 10 g에 1단위, 제1형 당뇨병의 경우 5 g에 1단위를 기준으로 한다. 미리 인슐린 총량을 알고 있으면 기저 인슐린 부분을 수액으로 균등하게 분할 주사하여 표 4에 따라 수액교환 시 속효성 인슐린 주입량을 조정하고, 이것으로 개선되지 않는 경우는 표 1의 scale을 병용한다.

#7은 조절이 불량한 집중치료 환자이며, 기본은 수술 후 표 5와 같이 지속주입(속효성 인슐린 50단위 + 생리식염수 49.5 mL)으로 조정한다. 지속적으로 사용하는 시작량이지만, 수술 전 1일 인슐린 총량의 24분의 1을 시작량으로 한다. 다만 응급수술 등의 경우는 2 mL (2단위)/시로 시작한다. 경구 · 경관이 시작되면 기저 인슐린 부분을 다시 시작하고 표 1의 scale로 대응, 경구 시작에 따라 표 2를 활용한다.

표 4 수액혼합주사 sliding scale

수액교환 시 혈당(mg/dL)	속효성 인슐린 조정량
≤ 69	-1
70~199	0
200~299	+1
300~349	+2
≥ 350	의사 호출

표 5 주입 펌프 sliding scale 현재 용량에 대한 인슐린의 증감

혈당(mg/dL)	인슐린 저용량	고용량	응급수술 시
≤ 69	인슐린을 중지하고 50% 포도당 40mL 정맥주사		
70~149	시간당 0.2mL(0.2U) 감량	0	0
150~199	0(그대로 인슐린 총량의 1/24)		1.0
200~249	시간당 0.4mL(0.4U) 증량	시간당 0.5mL(0.5U) 증량	1.5
250~299	시간당 0.6mL(0.6U) 증량	시간당 1.0mL(1.0U) 증량	2.0
300~349	시간당 0.8mL(0.8U) 증량	시간당 1.5mL(1.5U) 증량	2.5
≥ 350	의사 호출		

#8은 조절이 불량한 예의 심혈관, 식도암, 간 절제, 광범위한 대장절제 인공항문 등 재건과 수술 후의 집중관리가 필요한 예나 척추 등 장시간 침습이 큰 수술이나 출혈이 많은 수술의 경우이며, 표 5의 주입 펌프로 주로 조절한다. 혈당 측정은 변동하기 쉽기 때문에 수술 직후에는 1~3시간마다 조정한다. 안정 후에는 고칼로리 수액으로 진행할 경우는 주입 총량을 IVH에 넣은 후 표 4에서 속효성 인슐린 용량을 수액교환 시에 조정하고 표 1의 sliding을 활용하게 된다.

이상은 범례에 해당하며, 표 1처럼 sliding을 저~고용량으로 분류하지만 환자의 상태에 따라 수술 전 예상과 크게 달라지는 것을 경험한다. 결국, 어떤 알고리즘을 사용하려 하면 빈번한 혈당 측정과 인슐린에 의한 조정밖에 없는 것이 현실이다[5].

이것은 금물!

비교적 고용량의 설폰요소제로 혈당이 조절되어 있는 환자의 심장수술이나 뇌종양 및 확대소화관 절제 등의 경우, 수술 전 혈당이 좋다고 해서 그대로 수술로 진행하면 고삼투압성 고혈당 증후군 · 당뇨병성 케톤산증이 되는 경우가 있다. 수술 후 관리가 길고 감염을 발병할 가능성이 있는 환자는 수술 전에 강화인슐린요법으로 해야 한다.

증 례 1

[병력]

- 52세 남성. 병력 25년의 제1형 당뇨병으로 강화인슐린요법을 받던 중이며, 외래에서는 aspart를 아침 10, 낮 12, 저녁 12, glargine는 취침 전 24단위로 치료했다.
- A1c 7.5%. 신증 2기. 넘어져서 오른쪽 대퇴골경부골절로 정형외과에 입원했다.
- 입원 시 무작위 혈당은 230 mg/dL, 소변 케톤체는 음성.

[진료 포인트]

- 위장관 수술이 아닌 경우, 수술 다음 날부터 경구 섭취가 가능한 경우, 수술 전에 감염을 발병하지 않은 경우, 외래 검사에서 대혈관 장애가 보이지 않는 경우에 그림 1의 경과에 따라 인슐린을 조정했다.
- 인슐린은 glargine를 전날 밤까지 하고, 당일 속효성 인슐린은 중단했다.
- 금식을 하고 수액보충은 KN3호 수액 4개를 기본으로 하고, 각 5단위의 휴물린 R(humulin R)을 혼합주사(포도당 5g 1단위 또는 glargine 24단위의 1/4양의 6단위를 각 혼용주사)했다.
- 수술 중부터 수술 다음 날까지는 표 1의 중등량으로 4시간마다 scale로 했다.
- 다음 날 아침식사부터 시작에 맞추어 표 2에 따라 식사 섭취량을 보면서 예정했던 양을 조정했다.
- 식사는 전량 섭취가 가능해서 항생제만 지속 정맥투여하고 다음 날부터 glargine를 다시 시작했다.

증 례 2

[병력]

- 73세 여성. 제2형 당뇨병으로 병력 14년, 인슐린 치료 중.
- 외래에서는 30R 아침 16 저녁 8단위로 HbA1c 8.2%. 복용은 metformin 2정, acarbose 100 mg 3정, 며칠 전부터 복통은 있었지만 참을 수 있었다.
- 하지만 개선되지 않고 복통이 악화되었고 발열도 있어 구급차로 이송되었다.
- 백혈구 1.8만, 좌심방이동이 있고, CRP 36.0. CT에서 방광자궁~후복막에 복수가 보이고 충수돌기 주위로 연결되어 주위 지방직에 염증 소견을 보였다.
- 충수돌기염 천공성 복막염으로 진단되어 응급수술을 받았다.

[진료 포인트]

- 혈당 조절이 불량하여 응급 감염질환을 보였다. 개복 · 절개 · 배액술 후, 중환자실에서 며칠 동안 관리했다.
- 수술 중에는 5% 포도당이 함유된 수액에 2단위의 휴물린 R을 혼합주사하여 표 1의 고용량 scale로 대응했다.
- 수술 후 중환자실에서는 고칼로리 수액이 되었기 때문에 포도당 10 g에 휴말린 R을 1단위의 비율로 하고, 교환 시에 표 4를 사용해서 휴물린 R의 양을 조절했다.
- 혈당이 불안정하여 표 5의 주입 scale 고용량을 시간 1단위를 시작 속도로 하고(총 인슐린 용량 24단위 ÷24시간) 측관에서도 지속하여 대응했다.
- 혈당 측정은 중환자실 입실 후 안정까지 1시간마다, 그 후 3시간, 4시간마다 실시했다.
- 수술 후 5일째부터 고칼로리 수액으로 경구가 시작되었기 때문에 변경한 유지수액에 포도당 10 g당 1단위로 환산한 휴물린 R을 혼합주사하고, 사용한 주입기의 24시간 총량 또는 원래의 기저 인슐린 총량의 16단위를 지속성 인슐린 피하주사로 하여 표 1의 sliding scale을 사용하였고 저혈당이 있으면 단계적으로 용량을 줄였다.
- 그 후 식사 시작에 맞추어 표 2의 scale을 사용하자 정상 상태가 되었다.

참고문헌

1) Van den Berghe G, Wouters P, Weekers F et al. Intensive insulin therapy in critically ill patients. N Engl J Med. 2001; 345: 1359–67.
2) Van den Berghe G, Wilmer A, Milants I, et al. Intensive insulin therapy in mixed medical surgical intensive care units. Diabetes. 2006; 55: 3151–9.
3) NICE SUGAR Study Investigators: Finfer S, Chittock DR, Su SY. et al. Intensive versus conventional glucose control in critically ill patients. N Engl J Med. 2009; 360: 1283–97.
4) Qaseem A, Humphrey LL, Chou R, et al. Use of intensive insulin therapy for the management of glycemic control in hospitalized patients: a clinical practice guideline from the American College of Physicians. Ann Intern Med. 2011; 154(4): 260–7.
5) Shine SJ, Uchkado M, Crawford CC. et al. Importance of perioperative blood glucose management in cardiac surgical patients. Asian Cardiovasc Thoracic Annals. 2007; 15(6): 534–8.

〈藤原敏正〉

7. 당뇨병과 한방

이것이 중요!

① 혈당 조절은 약물치료가 우선된다.

② 인슐린저항성을 일으키는 비만 개선에 한약제를 시도할 수 있다.

③ 한약제는 신경병증 등의 당뇨병성 합병증의 발생 및 진행 억제에 유용할 가능성이 있다.

④ 과식행동에 대해 한약제는 정신적인 면에 작용하여 비만을 개선하는 효과를 기대할 수 있다.

Key Words

비만, 동맥경화 예방, 당뇨병성 신경병증, 미세순환 개선

증 례 1 36세 남성, 회사원, 제2형 당뇨병

[현 병력]

20세 시절(체중 100kg)에 당뇨병 발병. 당초에는 복약 약물로 치료했지만 혈당 조절이 불량(HbA1c 10%)하여 27세부터 인슐린 치료를 시작했다. 이번에 한방치료를 희망하며 내원했다.

[과거력] 고혈압으로 약물 복용 중. 최대 체중 120kg(16세 때)

[가족력] 특기할 만한 사항 없음.

[생활습관] 흡연 : 1일 30개, 15년(6개월 전부터 금연). 음주 : 소주 컵 1일 2잔

[현재 상태] 신장 175cm, 체중 97kg, BMI 32kg/m^2, 혈압 143/85mmHg

[검사] HbA1c 8.3%

[치료경과]

- 다른 병원에서 초속효성 인슐린 제제(휴마로그)
- 아침 식사 전 6단위, 점심식사 전 6단위, 인슐린 아날로그 혼합제(휴마로그 믹스 50주) 저녁식사 전 8단위는 지속했다. 금주를 포함한 식사 교육을 실시함과 동시에 변비(2~3일에 1회의 배변)를 보였기 때문에 방풍통성산엑스 7.5g #3로 시작했다. 치료 시작 4개월이 되자 약 4kg의 체중감소를 보였고, HbA1c도 7.0%까지 개선되었다. 그것으로 인슐린 투여량의 감량도 가능해졌다.

증 례 2 76세 여성, 제2형 당뇨병

[현 병력]

- 25년 전 발생한 제2형 당뇨병. 발병 당초부터 내복약을 시작했다.
- 현재 복약 약물은 glibenclamide, miglitol, metformin, sitagliptin이며, HbA1c는 7.3%이었다.
- 망막병증의 치료에 안과 외래진료 치료중이다. 이번 양측 하지의 냉감과 저린감이 있어 한방치료를 희망하여 내원했다.

[과거력] 18세 때 충수절제술

[가족력] 모친이 당뇨병

[생활습관] 흡연 : 없음. 음주 : 기회가 있을 때

[현재 상태] 신장 150cm, 체중 46kg, 체질량지수 20 kg/m^2, 혈압 147/57 mmHg

[검사] HbA1c 7.3%

[합병증] 신증 없음

[치료경과]

- 다른 병원에서 복약 약물은 그대로 지속했다.
- 당뇨병성 신경병증에 의한 저림증으로 생각했고, 냉감도 보이기 때문에 우차신기환엑스 7.5 g #3로 투여했다.
- 같은 약을 복용한 후부터 냉감과 저림증 모두 호전되었고 6개월 후에는 HbA1c도 6.4%까지 개선되었다.

1 당뇨병 치료에 자주 사용되는 한약제

그림 1[1]을 이용해서 설명한다.

a) 내장비만에 사용하는 한약제

· 방풍통성산: 얼굴에 열이 많고 비만이 있는 사람에게 좋다. 요시다[2]는 비만 쥐에게 방풍통성산을 투여한 검토에서 방풍통성산이 갈색지방조직을 활성화하고 열 생성을 항진함으로써 체중을 감소시킨다고 보고하고 있다.

02 치료의 실제

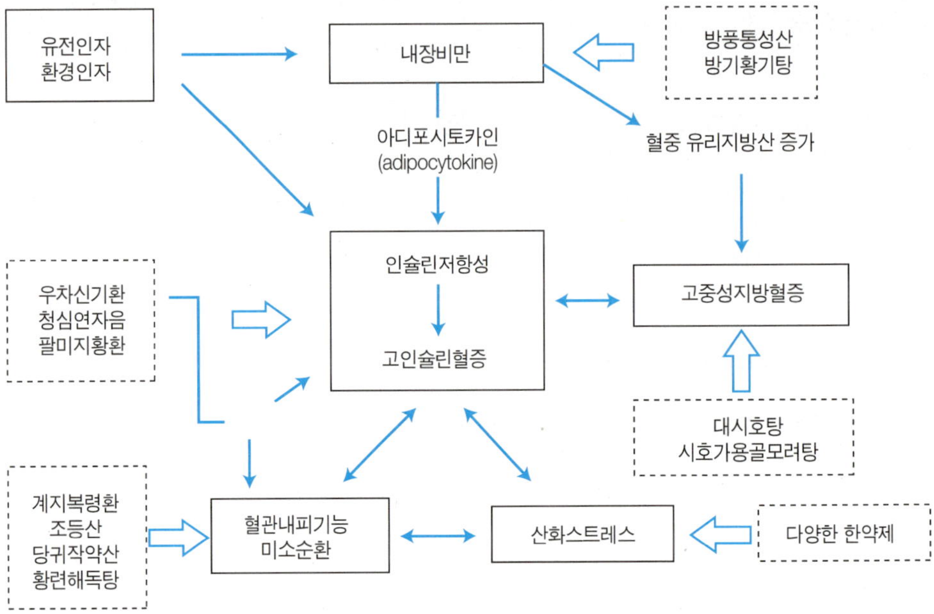

그림 1 인슐린저항성 관련인자와 한약제

이 약은 설사를 유발하는 약이 함유되어 있기 때문에 설사에 주의한다.

· 방기황기탕: 물살이 찌는 체질의 비만이 있는 사람에게 사용한다. 망막병증이나 신증이 있어서 운동요법을 시행하기 어려운 내장비만형 당뇨병 환자에게 방기황기탕을 이용하고 상당한 내장지방 감소가 있었다는 보고[3]가 있다.

b) 고중성지방혈증에 사용하는 한약제

· 시호가용골모려탕: 비교적 체력이 있고 스트레스가 심한 사람에게 사용한다. 제2형 당뇨병 환자에게 초고속 CT를 이용해서 3년 동안 검토한 결과, 시호가용골모려탕 투여군은 beraprost 투여군에 비해 관상동맥 석회화의 진행을 상당히 억제했다는 보고[4]가 있다.

c) 당뇨병성 신경병증에 사용하는 한약제

· 우차신기환(팔미지황환): 팔미지황환에 우슬과 차전자를 가미한 것이 우차신기환이다. 팔미지황환보다 하지의 저림증이나 부종이 있는 경우에 효과를 보인다. 사카모토[5]는 당뇨병성 신경병증을 가진 환자를 대상으로 우차신기환과 mecobalamin의 무작위화 비교시험을 시행하고, 12주가 경과한 후 우차신기환군은 mecobalamin군에 비해 자각 증상인 저림증이 상당히 개선되었다고 보고하고 있다. 신경병증을 개선한 작용기전으로 이후 연구에서 척수 내 kappa 오피오이드

수용체의 자극에 의한 중추성 진통작용, NO 생산 증가를 통한 말초성 진통작용, 말초혈류량 증가나 혈소판 응집능 억제 작용 등이 명확해지고 있다. 지황이라는 생약을 포함해서 위쓰림을 호소하는 경우가 있으므로 주의한다.

d) 미세순환 개선을 목적으로 사용하는 한약제

· 계지복령환: 한의학에는 어혈이라는 개념이 있는데, 현대의학의 미세순환장애의 병태생리와 유사하다. 계지복령환은 대표적인 어혈개선제이며, 혈액 유동(rheology)의 개선 작용이나 혈관 내피기능 보호 작용, 항산화작용 등을 하는 것으로 보고되고 있다.

2 한약제의 복용방법

한약제 처방에서 체중은 물론 모든 기능의 저하상태나 병용약물의 유무 등을 고려해서 투여량을 조정한다. 또한 한약제는 보통 공복 시에 복용하는 것이 기본이지만, 각 상황에 맞게 식전 · 식후를 불문하고 복용하도록 지시한다.

보다 이해를 높이기 위한 원 포인트!

한방치료는 몸의 자연치유력을 높여 심신의 균형을 조정하는 것을 주안점으로 둔다. 따라서, 장기별로 치료하는 현대의학과는 사고방식이 다르다. 당뇨병과 같은 만성 질환은 몸 전체의 균형을 무너뜨리는 일이 많아 각종 병태생리에 맞추어 한약제를 선택한다. 한의학에는 '음양'이라는 독특하게 병태생리를 인식하는 방법이 있어, 양의 병태생리(= 열이 있는 병태생리)에 대해서는 청열제(= 열을 식히는 한약제)를 사용한다. 음의 병태생리(= 몸이 찬 병태생리)에 대해서는 온열제(= 몸을 따뜻하게 하는 한약제)를 사용한다. 예를 들어 방풍통성산은 청열제이며, 대황이라는 설사제를 함유한 한약제이기 때문에 냉증이고 무른 변을 보는 사람에게는 사용하지 않는다. 반면에 우차신기환은 온열제이며 부자라는 열약을 함유하고 있기 때문에 냉증이 있는 사람에게 효과적이며 열이 많은 사람에게는 사용하지 않는다.

3 주의해야 할 생약

a) 감초

감초를 함유한 한약제에 의해 위알도스테론증(pseudoaldosteronism)을 일으키는 경우가 있으므로 주의해야 한다. 최근에는 스스로 건강식품 등을 복용하고 있는 경우도 있어 그 중에 생약성분(감초 포함)이 들어있는 경우도 있으므로 주의해야 한다. 진찰 중에 부종의 유무를 확인하고 혈압의 변동을 체크하며 간혹 혈액검사를 실시함으로써 조기에 발견할 수 있다. 과거에 위알도스테론증을 일으킨 경우에는 재투여로 다시 일어날 가능성이 높기 때문에 감초를 함유하지 않는 한약제부터 선택하는 것도 필요하다.

b) 마황

마황의 주성분은 에페드린(ephedrine)이며 교감신경 자극작용으로 두근거림 · 부정맥이나 요폐를 일으키는 경우가 있다. 또한 식욕부진이나 불면의 원인이 될 가능성도 있으므로 충분히 주의한다. 따라서, 마황, 갑상선호르몬제, theophylline 제제를 병용할 때에는 세심한 주의가 필요하다.

c) 대황

주성분은 sennoside이며, 소위 설사제로 이용되는 생약물이다. 적응 밖의 사용으로 복통이나 설사가 일어나므로 주의해야 한다.

d) 지황

팔미지황환이나 우차신기환 등에 함유되어 있지만 위장장애를 일으킬 가능성이 있어 위장이 약한 경우에는 주의해서 사용한다.

이것은 금물!	병명에 의한 치료에 따른 약물 선택을 함으로써 한약제가 다제병용이 되지 않도록 할 것!

4 최근의 치료경험

과식하는 비만인 사람에 대해 억간산의 투여로 감량 효과가 있었다는 보고[6]가 있다. 억간산은 정신적인 면에 대한 효과로서 알츠하이머병의 환각, 망상, 우울, 공격적 언어, 배회 등의 행동심리증상(behavioal and psychological symptoms of dementia: BPSD)에 효과적이며, 최근 빈번하게 이용되고 있는 한약제이다. 쉽게 화를 내고 과식하게 되는 과민증에 대해 억간산은 섭식행동을 정상화함으로써 항비만효과를 기대할 수 있다.

참고문헌

1) 後藤博三，中川孝子．漢方薬．内分泌・糖尿病科．2005; 2: 55–61.
2) 吉田俊秀，日置智津子．肥満治療としての漢方薬の作用機序．医学のあゆみ．2002; 202: 1005.
3) 吉田麻美，大澤仲昭，花房俊昭，他．内臓肥満型糖尿病患者に対する防己黄耆湯の効果．日東洋医誌．1998: 49: 249–56.
4) 吉田麻美，大澤仲昭，花房俊昭．柴胡加竜骨牡蛎湯の冠動脈硬化に対する作用．日東洋医誌．2003: 54: 504–8.
5) 坂本信夫，佐藤佑造，後藤由夫，他．糖尿病性神経障害の東洋医学的治療．糖尿病．1987; 30: 729.
6) 大平征宏，齋木厚人，山口　崇，他．易怒性から過食する肥満患者における抑肝散の有用性に関する検討（後ろ向き研究）．日東洋医誌．2015; 66: 191–6.

〈谷川聖明〉

제 3 장
특수한 상태의 당뇨병

1. 임신과 당뇨병

이것이 중요!

① 임신성 당뇨병의 관리는 주산기 합병증의 예방 및 모친과 아기의 장기 예후 에 관여하기 때문에 중요하다.

② 건강한 아이를 희망하는 당뇨병 환자는 임신 전 관리가 필수적이다.

③ 임신 중의 혈당 관리에는 체중증가에 유의하고 적절한 에너지양을 지시한다.

④ 임신 중의 약물치료는 인슐린을 사용한다.

⑤ 임신성 당뇨병으로 진단된 임신부는 당뇨병 발생의 고위험군이며 출산 후에 내당능의 재평가가 필요하다.

Key Words

선별검사, 진단기준, 산후의 추적검사, 임신 전 관리

서론

임신 중의 당대사 이상에는 당뇨병이 임신 전부터 존재하는 임신성 당뇨병과 임신 중에 발견된 당대사 이상이 있다. 후자에는 임신성 당뇨병(gestational diabetes, GDM)과 임신 중 명백한 당뇨병(overt diabetes in pregnancy)이 있다. HAPO 연구[1]의 결과를 바탕으로 일본에서도 2010년 GDM의 진단기준이 26년 만에 크게 개정되어 동년 7월부터 사용을 시작했다. 하지만 진단기준에 학회 간 일부 의견 차이가 있어서 재검토하기 시작했고, 합의를 통해 통일된 기준이 작성되었다. 2015년 8월부터 그 진단기준을 사용하고 있다. 이 개정으로 보다 엄격하게 진단이 이루어짐에 따라 GDM으로 판명된 임신부는 확실히 증가했고, GDM 임신부를 진찰할 기회는 점점 늘어나고 있다. GDM의 임상적인 의의는 표 1처럼 단기부터 장기적인 예방에 관여하는 것이다. 임신 중뿐만 아니라 모친과 아이 모두 장기적인 합병증에 관련되기 때문에 GDM의 관리는 중요하다.

표 1 임신성 당뇨병의 임상에서 과제

임신부의 결과	· 모친과 아이 쌍방에 다양한 합병증이 생김에 따라 주산기의 관리로서 중요
모체의 장기 예후	· GDM보다 당뇨병, 대사증후군의 발생이 문제
아이의 장기 예후	· 자궁 내 환경이 아이의 성장기 또는 그 이후에 미치는 영향
다음 임신 시 선천성 이상의 빈도를 낮춘다.	· 모체가 그 후에 임신할 때의 고혈당을 예방함으로써 다음 아기의 선천성 이상의 빈도를 낮춘다.

1 임신성 당뇨병의 선별검사와 진단기준

GDM은 '임신 중에 처음으로 발견 또는 발생한, 당뇨병에 이르지 않은 당대사 이상이다'라고 정의하고 있으며, 임신 중의 명확한 당뇨병, 임신성 당뇨병은 포함되지 않는다. GDM은 임신 중의 생리적인 인슐린감수성 저하에 대해 대상적인 인슐린 분비의 증가가 불충분하기 때문에 발생한다. GDM의 위험요인으로는 요당 양성, 당뇨병 가족력, 임신 전 비만, 과도한 체중증가, 거대아 출산 경험, 35세 이상 등이 있다. 이들 위험요인만으로 간과되는 경우가 많기 때문에 초진 시와 임신 24~28주에 선별검사를 실시할 것을 권장하고 있다. 선별검사법은 무작위 혈당 100 mg/dL 이상 또는 50 g 경구당부하검사(GCT, cut-off 값 140 mg/dL)로 실시하는 경우가 많다. 양성이면 75 g 경구당부하검사(75 g OGTT)을 실시하여 진단한다. GDM, 임신 중의 명확한 당뇨병의 진단은 표 2에 기초해서 실시한다[2].

2 임신성 당뇨병의 합병증

모체 합병증에는 임신성 고혈압, 양수과다, 거대아 및 과체중아, 첫 제왕절개술, 태아사망 등을 들 수 있다. 임신성 당뇨병에서는 기관형성기의 불량한 혈당 조절로 선천성 기형의 발생이 증가하지만, GDM에서는 기형의 발생률에 미치는 영향은 적은 것으로 보인다. 신생아의 합병증으로 저혈당, 호흡장애, 다혈증, 고빌리루빈혈증, 저칼슘혈증, 심근비대 등이 있다. 이들의 합병으로 GDM 임신부의 아기는 신생아 집중치료실로 입실율이 높아진다.

표 2 임신 중의 당대사 이상과 진단기준(2015년 8월 1일 개정)

진단기준
1. 임신성 당뇨병(gestational diabetes mellitus(GDM)) 75 g 경구당부하검사에서 다음 기준의 1점 이상을 충족한 경우에 진단한다. ① 공복혈당 ≥ 92 mg/dL ② 1시간 값 ≥ 180 mg/dL ③ 2시간 값 ≥ 153 mg/dL
2. 임신 중의 명확한 당뇨병(overt diabetes in pregnancy)(주 1) 다음 중 어느 하나를 충족한 경우에 진단한다. ① 공복혈당 ≥ 126 mg/dL ② HbA1c 값 ≥ 6.5% *무작위 혈당 ≥ 200 mg/dL 또는 75 g 경구당부하검사 2시간 값 ≥ 200 mg/dL의 경우는 임신 중의 명확한 당뇨병의 존재를 염두에 두고, ① 또는 ②의 기준을 충족하는지 여부를 확인한다(주 2)
3. 임신전 당뇨병(pregestational diabetes mellitus) ① 임신 전에 이미 진단을 받은 당뇨병 ② 확실한 당뇨병성 망막병증이 있는 것

주 1: 임신 중의 명확한 당뇨병에는 임신 전에 간과되었던 당뇨병과 임신 중의 당대사의 변화에 영향을 받은 당대사이상, 임신 중에 발생한 제1형 당뇨병이 포함된다. 모두 분만 후에는 진단의 재확인이 필요하다.

주 2: 임신 중, 특히 임신 후기는 임신에 의한 생리적인 인슐린저항성의 증가를 반영하고, 당부하 후의 혈당은 임신하지 않았을 때보다 높은 수치를 보인다. 따라서, 임의 혈당 수치 또는 75 g 경구당부하검사 후 혈당 수치는 임신하지 않았을 때의 당뇨병 진단기준을 그대로 적용시킬 수가 없다.

이들은 임신 중의 기준이며, 출산 후에는 다시 임신하지 않았을 때의 '당뇨병의 진단기준'에 근거해서 재평가하는 것이 필요하다.

(일본임신당뇨병학회와 일본당뇨병학회의 합동위원회)

3 임신 시의 혈당 관리목표

혈당 관리의 목적은 주산기 합병증이나 거대아 출생을 예방하는 것이며, 그 목적을 달성하기 위해서는 건강한 임신부에 가까워지도록 엄격한 혈당 관리가 중요해진다. 주산기의 합병증이 감소한다는 보고가 있는 공복혈당 〈 95 mg/dL, 식후 1시간 혈당 〈 140 mg/dL, 식후 2시간 혈당 〈 120 mg/

dL가 목표가 되는 경우가 많다. 이 목표를 달성하기 위해서는 혈당의 모니터링은 필수적이다. 일본에서 2016년 4월부터 자가혈당측정(SMBG)의 보험 적용이 확대되어, 인슐린 사용 예 및 임신 중의 명확한 당뇨병과 함께 '75 g 경구당부하검사의 기준 3점 중 2점 이상 양성', '75 g 경구당부하검사의 기준 1점 이상 양성이면서 비임신 시 체질량지수 ≥ 25'가 인정되었다. 1일 4회 검사를 기본으로 최소 필요량의 SMBG를 실시하고, 그 결과를 빨리 치료에 반영할 수 있도록 환자교육체계를 조성하는 것이 필요하다.

기타 지표로는 당화알부민(GA)이 유용하다. 일본임신당뇨병학회 주산기 합병증과 HbA1c 및 GA와 관련성을 검토하고, 기준치를 HbA1c (NGSP) 4.4~5.7%, GA 11.5~15.7%로 정했다[3]. HbA1c는 철결핍상태의 영향을 받아 혈당 추이와 차이가 있는 경우가 있다. 또한 GA는 약 2주일로 HbA1c보다 단기간의 지표이다. 임신 중에는 HbA1c와 GA는 월 1회에 한하여 따로 산정이 가능하고 조합해서 확실한 혈당 조절을 할 수 있다.

4 임신 중의 식사요법

임신부는 표준체중[신장(m)^2×22]×30kcal를 기존으로 하고, 에너지 · 단백질 · 미네랄 등 임신 했을 때 필요한 부가량을 더한다. 일본인의 식사섭취 기준(2015)에 근거한 에너지 지시량은 표 3과 같다[4]. 또 건강한 임부의 적정 체중의 증가는 비임신 시 BMI<18.5에서 9~12kg, BMI 18.5~25미만에서 7~12kg, BMI≥25에서 개별대응(및 5kg을 기준)을 참고하여 모체 및 태아가 과도한 체중증가를 일으키지 않도록 조절한다. 거대아의 발생에는 공복혈당뿐만 아니라 식후혈당이 관련이 때문에 혈당치를 적절하게 유지하기 위해서 1일 총에너지량의 배분과 섭취시각도 배려한다. 경우에 따라서 1회 식사로 섭취하는 에너지를 분할하는 분할식사를 교육한다. GDM 임신부 중에는 분할 식사만으로 혈당이 양호하게 조절될 수 있는 증례도 있다. 분할하는 에너지량이나 영양소는 증례마다 연구할 필요가 있다.

비만 GDM 임신부에게 가벼운 운동이 권장되는 경우가 있지만, 운동요법의 의의에 대해서는 명확하게 제시되어 있지 않다. 모체나 태아의 안전에 유의해서 실시한다면 식후의 운동은 식후혈당 상승을 억제할 가능성이 있으므로 추가 수단으로서 검토해도 좋을 것이다.

표 3 일본인의 식사섭취 기준(2015)에서 에너지 지시량

비만(체질량지수 ≥ 25)	표준체중 × 30kcal
비비만 : 초기	표준체중 × 30kcal + 50kcal
중기	표준체중 × 30kcal + 250kcal
말기	표준체중 × 30kcal + 450kcal
수유 중	표준체중 × 30kcal + 350kcal

(후생노동성. 일본인의 식사섭취 기준(2015년 판))[4]

이것은 금물! 임신 후반이 되면 모체는 에너지원으로서 지질에 의존하게 되고 산증을 일으키기 쉬워진다. 모체가 산증을 일으키는 극단적인 에너지 및 당질의 제한은 이루어져서는 안 된다.

5 임신 중의 약물요법

식사요법으로 목표 혈당에 도달할 수 없는 경우에는 인슐린 치료를 실시한다. 경구혈당강하제의 사용은 임신부에게는 권장할 수 없기 때문에 원칙적으로 인슐린 치료로 변경한다. 각종 인슐린의 미국식품의약국(FDA)에 의한 약물태아위험도 분류를 표 4에 나타냈었다. 분류 B는 임신 시에 안전하게 사용할 수 있지만 분류 C를 사용할 때에는 그 안전성에 대해 충분히 사전동의(informed consent)가 필요하다. 하지만 같은 범주 내에서 위험에 큰 오차가 생기는 경우도 있어 FDA는 약물태아위험도 분류를 폐지한다고 발표하고, 2015년 6월 이후는 분류시스템이 아니라 임신에 관한 기술형 사용설명서를 의무화하고 있다. 의료계 종사자가 각 인슐린 제제의 장점과 단점을 평가한 후 사용할 인슐린 제제를 선택하는 것이 중요해진다. 식후 고혈당의 개선을 위해서 최근에는 추가분비의 보충에 초속효성 인슐린이 이용되는 경우가 많다. 또한 공복혈당이 조절 목표에 도달하지 않는 경우에는 중간형 또는 지속성 인슐린을 시작한다. 임신 후반기에는 인슐린 투여량이 증가한다. 분만 후에는 재빨리 인슐린의 중지 또는 투여량의 감량이 필요하다.

표 4 각종 인슐린과 FDA 분류

분류명	일반명	대표적 상품명	FDA 분류
초속효성 인슐린	인슐린 aspart 인슐린 lispro 인슐린 glulisine	노보래피드 휴마로그 애피드라	B B C
속효성 인슐린	인슐린	휴물린 R 노보린 R	B B
중간형 인슐린	이소펜인슐린 수성 현탁	휴물린 N 노보린 N	B B
지속성 인슐린	인슐린 detemir 인슐린 glargine 인슐린 degludec	레버미어 란투스 트레시바	B C C

이것은 금물! 설폰요소제 및 비구아나이드는 인슐린 치료에 효과가 없다는 보고가 있지만, 안전성이 확립되어 있다고는 할 수 없다. 원칙적으로 인슐린 치료를 실시한다.

6 분만

분만 시기와 방식은 모친과 아기의 상태에 따라 결정한다. 당대사이상을 합병한 임신에서는 임신 40주 이후의 임신 지속의 장점은 적다는 생각이 기본이다. 또한 과체중아, 분만정지, 태반기능부전, 임신성 고혈압의 합병 등의 이유로 제왕절개가 선택되는 것이 건강한 임신부에 비해 높은 비율을 보인다.

7 산후의 추적검사

모유는 모친과 아기 모두 심신의 건강을 위해서 유용하다. 수유는 기간 의존성으로 모체의 제2형 당뇨병의 발생을 감소시키는 효과가 있다. 일본산부인과학회의 진료 가이드라인에서는 GDM으로 진단된 임신부에 대해 산후 6~12주에 75 g 경구당부하검사에서 재평가가 권장되고 있다. 최근 대규모 메타분석에서는 GDM 임신부가 향후 당뇨병을 발생할 위험은 정상 혈당 임신부의 7.43배로 높은 비율이다[5]. 따라서, 분만 후에 내당능이 정상화되어도 운동습관이나 식생활에 주의하고, 당뇨병 발생의 고위험군으로 파악하고 장기간에 걸친 추적이 필요하다. 초회 내당능 평가 후의 추적 간격에 대해서는 향후 검토가 요망된다. 특히 다음 아기를 희망할 경우는 정기적인 추적검사와 계획임신에 대한 설명은 반드시 필요하다(증례 제시 참고).

증 례

[증례]

- 37세 여성. 신장 157 cm, 임신하지 않았을 때의 체중 66 kg (체질량지수 26.8)
- 가족력 : 어머니와 외할머니가 제2형 당뇨병
- 과거병력 : 첫째 임신 당시(5년 전) GDM으로 인슐린 사용, 산후의 추적검사 없음.

[경과]

- GDM의 과거력이 있어서 둘째를 임신한 14주에 75 g 경구당부하검사를 시행하기 전 수치는 125 mg/dL, 1시간 수치는 290 mg/dL, 2시간 수치는 259 mg/dL이었다. 당뇨병성 망막병증의 합병은 없었고, HbA1c (NGSP)가 6.4%였다. 이 수치로 볼 때 임신 중의 명확한 당뇨병의 기준을 충족하지 않아 GDM으로 진단되었다. 입원 후 1일 1,600 kcal의 식사용법과 인슐린 치료를 시작했다.
- 출산 직전에는 인슐린 lispro (26-20-24) 단위를 각 식전에 또는 중간형 인슐린 14단위를 취침 전에 투여해야 했지만 치료 시작 후에는 GA11% 전후로 변화했다.
- 39주 2,920 g의 아기를 출산하고 모친과 아기 모두 합병증을 보이지 않았다. 수유 중에는 인슐린 lispro (4-4-4)

단위를 각 식전에 감량한 후 인슐린 치료를 지속하였고, 진단을 재확인하기 위해서 75 g 경구당부하검사 시행이 예정되어 있다.

[해설] 본 증례는 이전 임신 당시의 GDM으로 그 후의 정기적인 추적검사는 하지 않아 임신 판명 후에 다시 GDM으로 진단되었다. 다음 임신 시 모친과 아기의 합병증 위험을 줄이고 당뇨병 발생을 예방하기 위해서도 GDM으로 진단된 과거력이 있는 여성의 추적검사는 중요한 과제이다.

8 임신성 당뇨병에 대하여

임신 초기에 HbA1c 7%, 공복혈당 120 mg/dL을 초과할 경우는 선천성 기형 및 유산의 위험이 높아질 가능성이 있고, 임신 전 관리가 중요하다. 망막병증 · 신증 · 신경병증에 대한 평가와 대처를 실시하고, 모체의 장기 예후 에 미치는 영향을 최소한으로 한다. 의료인은 여성 환자에게 당뇨병과 임신에 관한 정보를 정확하게 전달하고 임신 전체 경과를 통해 팀 의료로 임신부를 지원하는 체제가 있는 병원에서 추적검사할 필요가 있다.

참고문헌

1) HAPO Study Cooperative Research Group, et al. Hyperglycemia and adverse pregnancy outcomes. N Engl J Med. 2008; 358(19): 1991-2002.
2) 中林正雄, 平松祐司, 杉山　隆, 他. 妊娠糖尿病診断基準変更に関する委員会報告. 糖尿病と妊娠. 2010; 10: 21.
3) Hiramatsu Y, Shimizu I, Omori Y, et al. Determination of reference intervals of glycated albumin and hemoglobin A1c in healthy pregnant Japanese women and analysis of their time courses and influencing factors during pregnancy. Endocr J. 2012; 59(2): 145-51.
4) 厚生労働省: 菱田　明, 佐々木敏, 監修. 日本人の食事摂取基準〔2015年版〕(第 2 版). 第一出版; 2014.
5) Bellamy L, Casas JP, Hingorani AD, et al. Type 2 diabetes mellitus after gestational diabetes: a systematic review and meta-analysis. Lancet. 2009; 373(9677): 1773-9.

〈橘 香穂里〉

2. 노인과 당뇨병

이것이 중요!

① 노인 당뇨병의 치료에서는 우선 저혈당 및 고혈당에 의한 급성 합병증을 예방하고, 현재의 생활기능이나 삶의 질을 유지하는 것에 중점을 두며, 인지기능이나 일상생활능력(ADL) 동반질환, 예후의 전망, 기호나 사회상황 등 환자 상태에 따라 개별적으로 관리목표를 설정한다.

② 노인은 우선 저혈당을 피하고 그 다음에 고혈당을 가능한 범위에서 시정한다. 인지기능이나 ADL이 감소될수록 저혈당 회피를 중요시하고 덜 엄격한 혈당 관리목표(상한)를 설정한다. 또한 인슐린이나 설폰요소제 등 중증 저혈당이 우려되는 약물을 사용하고 있는 경우는 혈당의 하한치도 설정한다.

③ HbA1c가 양호하더라도 혈당 변동이 큰(저혈당과 고혈당이 함께 있음) 경우가 있으므로 간혹 아침 식전 · 식후의 혈당이나 1,5-anhydroglucitol(1,5-AG) 등 혈당 변동을 평가한다.

④ 설폰요소제나 인슐린 사용 시에는 저혈당이나 신기능저하에 대해서 특히 주의해야 한다. 비교적 저혈당을 일으키기 어려운 약물이라도 비구아나이드나 SGLT2 억제제를 사용할 때에는 신기능저하나 탈수에 충분히 주의하고, DPP-4 억제제, 알파-글루코시다아제 억제제(AGI, pioglitazone 등에 대해서도 노인에 관한 각 약물의 주의점을 고려하면서 활용한다.

Key Words

혈당 관리목표의 개별/하한 설정, 인지기능/ADL, 저혈당 무감지증, 1,5-AG

내당능은 나이가 들면서 저하되기 때문에 급속한 고령화에 따라 고령의 당뇨병 환자도 증가하는 추세이며, 그 중요성으로 이 책에서도 많은 항목에서 고령 환자에 관한 설명이 이루어지고 있다. 따라서, 각론적 내용은 각 장으로 미루고 여기에서는 노인 당뇨병의 치료방침에 대한 전체적인 입장을 중심으로 설명하기로 한다.

1 노인 당뇨병의 치료목적

일반적으로 당뇨병 치료의 목적은 주로 만성 합병증의 진행을 예방하는 데 적절한 혈당을 유지하고, 생명 및 각 장기기능의 장기 예후 를 개선하는 데 있다. 하지만 노인 의료에서는 전반적으로 장기간의 생명 예후보다 현재의 생활기능을 가능하면 유지하여 삶의 질을 누리는 데 중점을 둔다. 또한 노인의 중요한 특징으로 인지기능이나 일상생활능력(ADL), 합병증 및 동반질환, 이들에 의한 생명 및 생활기능의 예후 전망, 또는 기호나 생활습관 등 병상 및 조건이 매우 다양하기 때문에 각 상황에 맞는 목표와 방법을 설정하게 된다. 이 점은 고령의 당뇨병 환자에 대해서도 마찬가지이며, 혈당을 엄격하게 관리해서 얻을 수 있는 장점(만성 합병증 예방, 장기 예후 개선 등)과 단점(저혈당, 치료에 따른 부하 등)의 균형은 각 병상에 따라 달라진다. 따라서, 최근 ADL, 인지기능, 동반질환 수, 간병이 필요한 수준 등의 상황에 따라 고령의 당뇨병 환자의 혈당 관리목표를 단계적으로 설정해야 한다는 목소리가 국내외에서 제기되고 있으며[1], 2016년 5월 일본당뇨병학회와 일본노년의학회가 합동으로 '노인 당뇨병의 혈당 조절 목표(HbA1c 값)'를 발표하였다(그림 1)[2].

2 노인 당뇨병의 혈당 관리목표

각국에서 제언에서도 엿볼 수 있듯이, 노인의 혈당 관리의 기본적인 입장은 '우선 저혈당을 예방하는 것이고, 고혈당에 대해서는 저혈당을 일으키지 않는 범위에서 시정하는 것'이다. 노인, 특히 유병기간이 길고 합병증이 진행된 환자는 저혈당 무감지증을 일으키기 쉽고, 의식수준의 저하나 넘어짐, 또는 치매나 심혈관사고 등 다양한 위험이 증가한다. 만성 고혈당이 미치는 장기적인 영향에 비해 이들 저혈당에 따른 병태생리에는 노인이고 피하고 싶은 단기적 불이익이 많으며, 특히 현상 유지를 중요시하는 ADL 저하/간병이 필요한 환자에서는 그 단점이 뚜렷해진다. 따라서, 어느 제언에서도 신체/생활기능의 저하가 진행될수록 저혈당 회피를 중시하여 관리목표의 상한이 높아지는 것을 알 수 있다. 몇 개의 제언에서는 관리하한도 설정하고 있다. 실제로 미국의 시설에 입소하는 노인은 HbA1c 8.0~8.9%의 관리가 그 이하에 비해서 생명/기능 예후가 양호했다는 보고[3]가 있으며, 일본에서 고령의 당뇨병 환자를 대상으로 한 대규모 임상연구(J-EDIT)에서도 뇌졸중이나 당뇨병 관련 전체 사고(뇌 · 심혈관사고나 신장 · 혈당 관련 사망 등)의 발생위험은 HbA1c 7.3~8.7%에서 가장 낮아지는 J-curve를 보였다[4]. 즉 적어도 HbA1c (평균 혈당)로 볼 때, 노인(특히 ADL 저하 예)는 성인 환자의 목표에 비해 약간 높은 혈당 관리가 생명/기능 예후를 포함해서 총체적인 이익이 크다는 동의가 이루어지고 있다.

	범주 I	범주 II	범주 III
환자의 특징 및 건강상태[주1)]	① 인지기능정상 그리고 ② ADL 자립	① 경도 인지장애~경도 치매 ② IADL 저하, BADL 자립	① 중등도 이상의 치매 또는 ② BADL 저하 또는 ③ 많은 동반질환이나 기능장애

<table>
<tr><td rowspan="2">중증 저혈당이 우려되는 약물(인슐린 제제, 설폰요소제, 글리나이드 등)의 사용</td><td>없음
주 2)</td><td colspan="2">< 7.0%</td><td>< 7.0%</td><td>< 8.0%</td></tr>
<tr><td>있음
주 3)</td><td>65~74세
< 7.5%
(하한 6.5%)</td><td>≥ 75세
< 8.0%
(하한 7.0%)</td><td>< 8.0%
(하한 7.0%)</td><td>< 8.5%
(하한 7.5%)</td></tr>
</table>

치료목표는 연령, 유병기간, 저혈당의 위험성, 지원체제 등과 함께 노인은 인지기능이나 BADL, IADL, 동반질환 등도 고려해서 개별적으로 설정한다. 다만 나이에 따라 중증 저혈당의 위험성이 높아진다는 데 충분히 주의한다.

주 1: 인지기능이나 BADL (옷입기, 이동, 목욕, 화장실 사용 등), IADL (쇼핑, 식사준비, 복약관리, 금전관리 등)의 평가에 일본노년의학회 홈페이지(http://www.jpn-geriat-soc.or.jp/)를 참고한다. 수명의 말기 상태에서는 명백한 고혈당을 예방하고 그에 동반된 탈수나 급성 합병증을 예방하는 치료를 우선한다.

주 2: 노인 당뇨병에서도 합병증 예방을 위한 목표는 7.0% 미만이다. 다만 적절한 식사요법이나 운동요법만으로 달성 가능한 경우, 또는 약물치료의 부작용 없이 달성 가능한 경우는 목표를 6.0% 미만, 치료를 강화하기 어려운 경우는 목표를 8.0% 미만으로 한다. 하한을 설정하지 않는다. 범주 III에 해당하는 상태에서 여러 약물의 병용에 따른 유해작용이 우려되는 경우나 중증의 동반질환을 가지고 있고 사회적 지원이 열악한 경우에는 8.5% 미만을 목표로 하는 것도 허용된다.

주 3: 당뇨병 유병기간도 고려해서 합병증 발생 및 진행저지가 우선되는 경우에는 중증 저혈당을 예방하는 대책을 강구하면서 각 노인마다 개별적인 목표나 하한을 설정해도 좋다. 65세 미만부터 이들 약물을 이용해서 치료 중이고, 혈당 조절 상태가 그림의 목표나 하한을 밑도는 경우에는 기본적으로 현상을 유지하지만, 중증 저혈당에 충분히 주의한다. 글리나이드는 종류, 사용량, 혈당 등을 감안하여 중증 저혈당이 우려되지 않는 약물로 분류되는 경우도 있다.

[중요한 주의사항]

당뇨병 치료제의 사용에 있어서 일본노년의학회 편 '고령자의 안전한 약물요법 가이드라인'을 참고하기 바란다. 약사용으로는 많은 약물을 병용하는 것을 피하고 부작용이 출현할 수 있다는 데 충분히 주의한다.

그림 1 노인 당뇨병의 혈당 조절 목표(HbA1c 값)

(노인 당뇨병의 치료향상을 위한 일본당뇨병학회와 일본노년의학회의 합동위원회. 노인 당뇨병의 혈당 조절 목표. 제59회 일본당뇨병학회 연합 학술 집회. 2016)[2)]

반면에 혈당 관리의 상한에 대해서도 역시 신체/생활기능저하가 진행될수록 '고혈당에 의한 급성 합병증'을 최소한 피할 목적으로 설정되어 있다. 실제로 지금까지 발표되어 온 유럽노인당뇨병워킹그룹(EDWPOP)[5)], 미국당뇨병학회(ADA)/미국노인의학회(AGS)[6)], 국제당뇨병연맹(IDF)[7)] 및 일본당뇨병학회 · 일본노년의학회 합동위원회[2)]에서 제언한 환자의 병태생리 분류는 유사하다[1)]. 대략의 상한으로서 건강한 노인은 7.0~7.5% 미만, 인지기능 · ADL 저하/간병이 필요하거나 시설입소/동반질환이 다수인 노인은 8.0~8.5% 미만이라고 되어 있다. 또한 하한의 설정은 대부분이 7.0% 이상, 인지기능 · ADL 저하/간병이 필요한 환자/다발동반질환 및 인슐린 사용 예

등에서는 7.5% 이상이 되고 있다. 가장 느슨한 상한인 HbA1c 8.5%의 의학적 근거에 대해 ADA/AGS 공동성명에서는 평균 혈당 200 mg/dL에 해당한다고 되어 있으며, 그 이상의 수준에서는 요당 역치를 초과하여 탈수, 고삼투압성 고혈당 증후군, 창상 치유의 지연 등 급성 합병증의 위험이 늘어난다고 설명하고 있다[6]. 앞의 J-EDIT에서도 8.8% 이상이 가장 예후가 불량하며, 또한 혈당 250 mg/dL 이상에서는 백혈구 기능도 저하되어 감염 위험이 늘어나는 등 HbA1c 8.5%를 상한으로 하는 설정에는 일정한 임상적 의의가 있는 것으로 추정한다.

증 례

[증례]

- 83세 여성.
- 뇌경색 후유증으로 좌측 반신마비가 있어 ADL은 휠체어로 이동하고, 인지기능은 정상이었지만 최근 동작이 둔하고 멍하니 있는 상태가 두드러졌다.
- 152 cm, 45 kg, 체질량지수 19.5, 식사 섭취는 양호하다.

[경과]

- 20년 동안 제2형 당뇨병(triopathy 있음)과 고혈압으로 오랫동안 강압제와 glibenclamide를 1일 5 mg 복용 중이었다. 최근 6개월 동안 HbA1c는 6.8%에서 6.1%로 줄었고 빈혈은 없었다.
- Cr 0.52 mg/dL에서 0.81 mg/dL으로 변화하는 경과를 보였다. 언제나 점심 때 내원하였고, 최근에도 점심 식전혈당은 115~130 mg/dL정도였지만, 정밀검사로 아침 식전과 2시간 후에 채혈해보니, 아침 식전과 2시간 후 혈당이 72/188 mg/dL, 1,5-AG 1.1 μg/mL, eGFR 50.2 mL/min/1.73 m^2, cystatin C 1.19 mg/L이었다.
- 신기능저하에 따른 설폰요소제 작용의 증가로 잠재성 저혈당을 동반한 혈당 변동이 증가되었다고 생각했다.
- 가장 먼저 glimepiride를 1일 2 mg으로 교체했다. 그 후에도 담즙배설형 DPP-4 억제제나 알파-글루코시다아제 억제제를 추가하면서 glimepiride를 감량하기 시작했고 gliclazide로 교체했다.
- 최종적으로 gliclazide 1일 10 mg + linagliptin 1일 5 mg + voglibose 1일 0.6 mg으로 HbA1c는 7.6%, 아침 식전과 2시간 후 혈당은 154/178 mg/dL, 1,5-AG 4.8 μg/mL이 되었고, 의식수준이나 활동성이 개선되었다.

3 잠재성 저혈당/혈당 변동 및 신기능의 평가

본 증례와 같이 혈당이 평균(즉 HbA1c)를 중심으로 크게 변동하고, 잠재성으로 저혈당과 고혈당이 함께 있는 경우, HbA1c나 무작위 혈당만으로 간과될 우려가 있다. 특히 HbA1c가 6.5% 이하로 저하되었을 때, 저혈당을 일으키기 쉬운 약물을 사용했을 때, 의식수준의 변화(인지기능의 저하)가 있는 상황에서는 저혈당 (무감지증)의 가능성을 평가해야 한다. 혈당 변동의 평가에는 아침 식전 · 식후혈당이나 1,5-AG (기준치 14.0 μg/mL 이상)가 유용하다[8]. 요당 배출시간의 누적을 예민하게 반영하여 저하되는 1,5-AG는, HbA1c 7.0% 이하의 경도 고혈당으로 정상 혈당

영역에서는 원래 상승한다. HbA1c와 1,5-AG가 모두 낮으면 평균 혈당이 낮아도 요당이 나온다. 즉 고혈당 및 반동성으로 저혈당도 존재한다는 것을 추정할 수 있다(HbA1c 7.0% 이상이면 보통 1,5-AG는 저치이다). 또한 노인은 저혈당 등의 약 부작용이 증강되는 위험을 피하기 위해서 정기적인 신기능의 평가가 중요하고, 보통 Cre에서 추산되는 eGFRcre에 의해 평가한다. 하지만 특히 80세 이상이나 허약한 노인은 종종 근감소증(sarcopenia)을 보이고, Cre가 일반 기준치 이내라도 신기능은 저하되어 있는 경우가 있으므로 근육량의 영향을 받지 않는 cystatin C나 eGFRcys에 의한 평가도 고려한다.

4 약물치료의 주의점

고령의 당뇨병 환자에게는 저혈당, 신기능저하, 탈수 등의 관점에서 특히 주의하면서 사용해야 하는 약물이 몇 가지가 있다(구체적인 내용은 '약물치료' 참고). 인슐린이나 설폰요소제는 특히 내인성 인슐린 분비가 저하된 조절이 불량한 예에서 필요한 중요한 약이지만 중증 저혈당을 일으키기 쉽다. 따라서, 다른 약물과 병용하는 방법으로 가능하면 저용량으로 사용하고, 특히 신기능저하 시에는 더욱 감량하거나 중지하는 것을 고려함과 동시에 사용 시의 혈당 관리목표에는 하한을 설정하도록 권장하고 있다[2]. Metformin은 저혈당 위험이 낮고, 체중도 늘어나지 않는 유용한 약물이긴 하지만, 드물게 젖산산증의 위험이 신기능이 저하된 예에서 높아진다. 신장 예비능이 저하되어 있는 일이 많은 노인은 eGFR에 근거한 권장투여량을 사용하거나 금기(eGFR이 1분에 30 mL/1.73 m^2 미만에서는 금기이며, 30~45 미만에서는 신중하게 고려)로 하고 있으며[9], 탈수 위험 등도 감안하면 일반인보다 적은 투여량을 설정하는 것도 유용하다(글루코파지 이외의 비구아나이드는 노인에게 금기). SGLT2 억제제는 저혈당 위험이 적은 반면에 요당 배설 항진작용에 따른 탈수나 요로감염 등, 노인에게는 특히 부작용에 대한 우려로 주의 환기가 필요하지만[10], 최근에는 노인에 대한 유용성도 시사되고 있다[11,12]. 그리고 적은 저혈당 위험으로 양호한 혈당 강하 효과를 보이며 신기능저하 예에서도 사용할 수 있는 DPP-4 억제제는 노인 당뇨병에 대한 유용성을 나타낸다는 의견도 늘고 있어 사용하기 편리한 약물이 되고 있다. 또한 알파-글루코시다아제 억제제, pioglitazone은 역시 저혈당을 일으키지 않고, 각각 위장관 증상이나 심부전 · 골절 위험 등 노인과 관련한 주의사항을 고려하면서 병태생리에 맞는 선택이나 병용으로 활용할 수 있다. 또한 종종 체중감소를 일으키는 metformin, 알파-글루코시다아제 억제제, SGLT2 억제제 등을 노인에게 사용할 때에는 저영양이나 근감소증(sarcopenia)으로 이어지면 생명을 단축하거나 ADL, 삶의 질 저하 등의 단점이 될 수 있으므로 주의한다.

이것은 금물! 특히 설폰요소제나 인슐린 등으로 치료 중인 노인에 대해서는 HbA1c를 너무 낮추지 않는다! ADL · 인지기능이나 동반질환의 상태에 따라 하한을 의식하고, 명확하게 하회할 경우는 아침 식전 · 식후의 혈당이나 1,5-AG 등의 평가를 고려해서 혈당 변동(특히 저혈당)의 존재를 간과하지 않도록 한다.

참고문헌

1) 荒木　厚. 高齢者の糖尿病診療における高齢者総合機能評価. 日本臨牀. 2013; 71: 1913-20.
2) 高齢者糖尿病の治療向上のための日本糖尿病学会と日本老年医学会の合同委員会. 高齢者糖尿病の血糖コントロール目標. 第 59 回日本糖尿病学会年次学術集会. 2016 年 5 月 20 日, 京都. http://www.jds.or.jp/modules/important/index.php?page=article&storyid=66
3) Yau CK, Eng C, Cenzer IS, et al. Glycosylated hemoglobin and functional decline in community-dwelling nursing home-eligible elderly adults with diabetes mellitus. J Am Geriatr Soc. 2012; 60: 1215-21.
4) Araki A, Iimuro S, Sakurai T, et al. Non-high-density lipoprotein cholesterol: an important predictor of stroke and diabetes-related mortality in Japanese elderly diabetic patients. Geriatr Gerontol Int. 2012; 12 Suppl 1: 18-28.
5) Sinclair AJ, Paolisso G, Castro M, et al. European Diabetes Working Party for Older People 2011 clinical guidelines for type 2 diabetes mellitus. Executive summary. Diabetes Metab. 2011; 37 Suppl 3: S27-38.
6) Kirkman MS, Briscoe VJ, Clark N, et al. Diabetes in older adults. Diabetes Care. 2012; 35: 2650-64.
7) Federation ID. International Diabetes Federation IDF Global Guideline for Managing Older People with Type 2 Diabetes. In: Sinclair A, et al, editors. IDF-WDC 2013; Melbourne, Australia 2013.
8) Dungan KM, Buse JB, Largay J, et al. 1,5-anhydroglucitol and postprandial hyperglycemia as measured by continuous glucose monitoring system in moderately controlled patients with diabetes. Diabetes Care. 2006; 29: 1214-9.
9) 日本糖尿病学会, ビグアナイド薬の適正使用に関する委員会. ビグアナイド薬の適正使用に関する Recommendation 改訂版. 2014.
10) 日本糖尿病学会, SGLT2 阻害薬の適正使用に関する委員会. SGLT2 阻害薬の適正使用に関する Recommendation 改訂版. 2016.
11) Yokote K, Terauchi Y, Nakamura I, et al. Real-world evidence for the safety of ipragliflozin in elderly Japanese patients with type 2 diabetes mellitus (STELLA-ELDER): final results of a post-marketing surveillance study. Expert Opin Pharmacother. 2016; 17: 1995-2003.
12) Zinman B, Wanner C, Lachin JM, et al. Empagliflozin, cardiovascular outcomes, and mortality in type 2 diabetes. N Engl J Med. 2015; 373: 2117-28.

〈小林一貴, 横手幸太郎〉

3. 고도비만과 당뇨병

이것이 중요!

① 비만 치료의 원칙은 감량을 하는 것이며, 식사요법에는 (초)저에너지식을 이용한다.

② 당지질을 제한하고 단백질이나 비타민 · 미네랄을 보충하는 데는 포뮬러식이 유용하다.

③ 비만 치료제는 적절한 생활습관개선을 지도할 때 효과를 발휘할 수 있다.

④ 외과적 치료는 극적인 체중감소와 그에 따른 당뇨병 개선 효과를 볼 수 있다.

⑤ 외과적 치료를 안전하게 수행하기 위해서는 영양이나 심리사회적인 측면에서 장기적인 사후평가가 필수적이다.

Key Words

비만, 포뮬러식, mazindol, 위소매절제술(sleeve gastrectomy), 대사성 수술(metabolic surgery)

증 례 (그림 1)

[병력]

- 38세 여성. 원래 고도 비만이 있었지만 방치하고 있었다.
- 32세 때 첫째를 임신하고 그 때 제2형 당뇨병 진단을 받았다(HbA1c 13.5%). 초속효성과 지속성에 의한 강화인슐린요법을 시작했지만 체중, 혈당 조절이 충분히 이루어지지 않았고 경과하는 중에 임신성 고혈압을 발생하였으며, 심실중격결손이 있는 거대아(4,100 g)를 분만했다.
- 그 후 일시적으로 식사요법이 효과적이어서 체중감소, HbA1c 저하를 보여 인슐린 용량을 감량했지만, 다시 체중증가와 HbA1c 상승으로 비만의 외과적 치료를 위해 입원하게 되었다.

[검사 소견]

165 cm, 105 kg, 체질량지수 38.6, 혈압 143/87 mmHg, HbA1c 8.9%, 공복혈당 197 mg/dL, 혈중 CRP 6.3 ng/mL, TC 235 mg/dL, TG 167 mg/dL, HDL-C 38 mg/dL, γGTP 891 U/L, 신기능 정상, 요단백 1일 1.3g, 소변 케톤 음성, 당뇨병성 망막병증 없음, 경동맥 죽상반 있음.

[임상 경과]

- 당뇨병 조절이 불량하기 때문에 수술방식으로 당뇨병 개선 효과가 높은 위우회술(gastric bypass)이 선택되었다.
- 혈당은 수술 후 빠르게 저하되어 수술 후 1주일 만에 인슐린 투여는 중지되었다.
- 수술 후 2년 만에 30 kg의 체중감소를 보였고, 투약 없이 HbA1c는 5.5~5.9%를 유지했다.

03 특수한 상태의 당뇨병

- 또한 둘째를 임신하고 출산했지만 주산기의 이상은 나타나지 않았다.

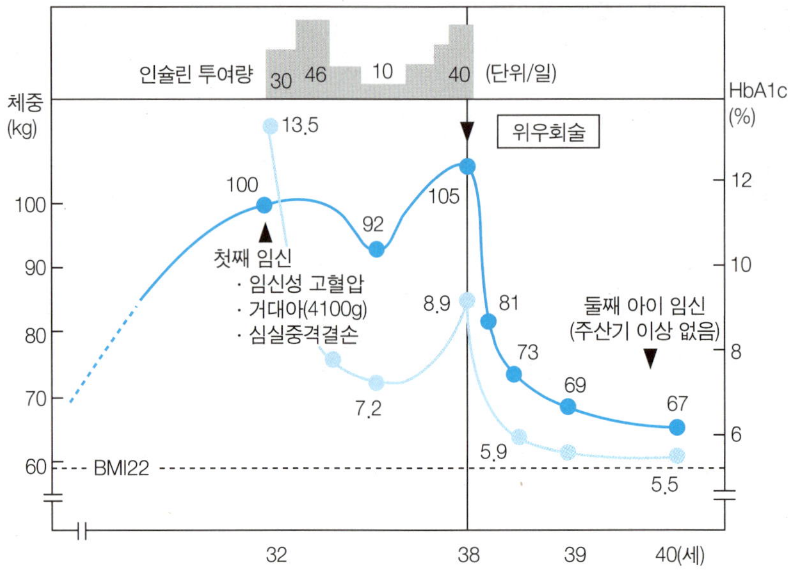

그림 1 비만의 외과적 치료 후 극적으로 당뇨병 조절이 개선된 고도비만 증례

1 비만의 내과적 치료(식사, 운동, 약물치료 등)

비만은 당뇨병을 비롯한 대사질환과 이에 기반한 관상동맥질환이나 뇌혈관장애 등의 건강장애를 일으킨다. 일본인은 보다 낮은 비만도로도 쉽게 당뇨병이 되기 때문에 비만의 경계선을 외국보다 낮은 체질량지수 25로 한다. 또한 비만과 함께 건강장애를 합병한 경우, 일본에서는 독자적으로 '비만'으로 정의하여 치료대상으로 하고 있다. 비만의 치료는 감량이며 그 기본은 식사나 운동요법이라는 내과적 치료이다.

a) 비만에 대한 식사요법의 기본

비만 치료의 원칙은 섭취에너지를 소비에너지보다 줄이는 것이다. 각종 영양소에 대해 우선 3대 영양소에 대해서는 당질이나 지질은 가능하면 제한하는 한편 체내 단백질의 파괴를 막기 위해 단백질은 충분히 섭취한다. 또한 비타민이나 미량미네랄은 충분히 섭취하는 것이 기본이다.

① 단백질 섭취의 중요성

비만의 식사요법은 일반적으로 1일 1,000~1,300 kcal의 저에너지식(low calorie diet, LCD)이나 1일 600 kcal 이하의 초저에너지식(very low calorie diet, VLCD)을 이용한다. 감량할 때 필수 아미노산이 부족하면 골격근의 위축이나 심근장애를 일으킬 가능성이 있고, 비타민이나 미량미네랄이 부족하면 다양한 대사이상이 야기되기 때문에 이들은 충분량을 보충하는 것이 기본이다. 감량 시 필요한 단백질 섭취량은 1일 60 g으로 한다.

이것은 금물!	과거에 이루어진 금식요법은 돌연사의 위험이 있어 금기로 한다.

② 포뮬러식

포뮬러식은 필수 아미노산을 포함한 동물성 중심의 단백질을 한 끼 식사분으로 20 g, 비타민이나 미네랄을 충분히 섭취하는 한편 에너지원이 되는 당질, 지질을 필요 최소한으로 한 조정식이다(표 1). 1일 세 끼 식사를 치환하면 1일 500 kcal 정도의 VLCD가 된다. 입원 관리 하에 심신의 증상의 관찰과 수분 관리를 엄중하게 하면 안전하게 시행할 수 있으며, 최초 4주면 10 kg 정도의 감량 효과를 얻을 수 있다. 한 두 끼 식사를 치환하는 방법이라면 외래에서도 시행할 수 있다.

보통의 식사에서도 감량에 따라 당지질 대사, 고혈압을 개선할 수 있지만 포뮬러식의 1회 치환법을 실시하면 동일한 에너지의 보통식에 비해서 체중, 내장지방 면적, 혈압, 공복혈당, HbA1c, 혈중 인슐린, 중성지방이 감소하거나 저하되며, HDL-C가 상승한다[1]. 또한 동맥경화, 비만과 관련한 신기능장애, 심부전, 수면무호흡증, 무릎 골관절염의 증상, 월경이상 등의 개선 효과도 보고되고 있다[2,3].

③ 비만의 식사요법에서 당지질의 비율

식사 중의 당지질의 비율에 대해서는 역사적으로도 평가가 유동적이며, 최근 화제가 되고 있는 '저당질식'도 그 정의 자체가 애매하다. 일본당뇨병학회가 권장하는 당질 비율 50~60%에 대해 40~50%를 이 글에서는 저당질식이라고 부른다.

표 1 주요 포뮬러식의 조성

열량 및 영양성분		옵티패스트-70 [1봉지당]	마이크로다이어트 [1봉지당]	오베큐어[1인분]	식사섭취 기준 1일량
열량	(kcal)	84	174	170	
단백질	(g)	14	20	22	표준체중(kg)×1.0~1.2g
지질	(g)	0.4	3.7	2.0	
당질	(g)	6.0	11.2	15.0	
식물섬유	(g)	-	8.0	4.5	10g/1,000kcal
비타민 A	(μg)	300(1,000IU)	350	300	8.25μg×체중×1.4
비타민 D	(μg)	20(80IU)	4.2	2.5	5.0μg
비타민 E	(mg)	4.0(6.0IU)	4.4	10	7~9μg
비타민 K	(μg)	-	35	5	80μg×체중×0.75
비타민 B1	(mg)	0.45	0.9	1.4	1.1mg
비타민 B2	(mg)	0.52	0.9	1.6	1.2mg
니아신	(mg)	4.0	13	6.5	17mg
비타민 B6	(mg)	0.6	1.3	1.4	1.6mg
엽산	(μg)	80	163	300	200μg
비타민 B12	(μg)	1.2	2.2	2.4	2.0μg
판토텐산	(mg)	2.0	2.3	3.0	5mg
비타민 C	(mg)	18	60	50	85mg
칼슘	(mg)	160	380	330	600mg
인	(mg)	160	250	300	남1,050, 여900mg
칼륨	(mg)	390	800	500	남2,000, 여1,600mg
나트륨	(mg)	184	260	230	600mg
마그네슘	(mg)	52	116	165	4.5mg/kg×1.2
철		3.6	9.0	6.0	12mg
아연		-	7.0	3.5	12mg
요오드	(μg)	-	60	20	95μg
셀렌	(μg)	-	28	10	24.3μg×체중/60×1.2
크롬	(μg)	-	56	10	35μg

많은 국내외 연구에서 일치하는 것은 저당질식이 체중이나 내장지방을 더욱 감소시키고, 식후 고혈당도 개선되며, 지질도 중성지방의 저하나 HDL-C의 상승을 볼 수 있다는 것이다[4]. 반면에 LDL-C에 대해서는 지질이 상대적으로 증가하기 때문에 저당질식이 불리하다. 각 병태생리에 따라 당지질의 비율을 결정해야 한다.

황제다이어트(Atkins diet)와 같은 극단적인 저당질식에서는 중증의 케톤산증이 보고되고 있어 권장하지 않는다. 또한 저당질식에서는 지질이 증가하기 때문에 지방독성을 야기하는 장쇄포화지방산의 섭취는 피하고 어유(fish oil)나 식물성 기름으로 다가불포화지방산을, 또한 중쇄지방산을 섭취하는 것을 권장하고 있다.

b) 비만의 약물치료

치료 효과가 장기간에 걸쳐 지속되기가 매우 어렵고, 보조적인 효과를 기대하며 비만 치료제가 병용되는 경우도 있다. 비만 치료제의 작용은 주로 식욕억제, 열 생성 촉진, 흡수억제 중 하나이거나 또는 여러 조합으로 이루어진다. 하지만 효과가 충분하지 않고 부작용의 문제 때문에 그 선택지는 아직 적은 편이다.

국내에서 유일하게 승인하고 있는 mazindol은 카테콜아민 증식작용에 의한 식욕억제 효과를 가지는 비만 치료제이다. 적응은 체질량지수 35 이상, 또한 습관성이기 때문에 1회 처방은 2주일, 3개월을 상한으로 하고 있다(1일 0.5~1.5 mg). 부작용으로 신경질, 갈증, 변비 등이 있지만 심각한 것은 아니다. 평균 3~5 kg 정도의 감량 효과가 있는 것으로 보고되고 있다. 당뇨병 개선 효과는 명확하지 않으며 오히려 체중감소가 적으면 카테콜아민의 작용이 전면으로 나타나 혈당이 악화되는 경우도 있다. 하지만 식사요법을 준수한 후에 동일한 약을 이용하면 체중감소와 함께 혈당 개선 효과도 높다[5].

이것은 금물! 적절한 생활습관개선의 지도 없이 막연하게 비만 치료제를 사용해서는 안 된다.

c) 당뇨병 치료제가 체중에 미치는 영향

GLP-1 제제는 위내용물의 배출을 지연시키거나 중추의 식욕억제 작용으로, SGLT2 억제제는 여분의 당을 소변으로 배출시킴으로써 체중감소와 함께 혈당을 개선하는 약물이다. Metformin, 알파-글루코시다아제 억제제, DPP-4 억제제는 기본적으로 체중변화를 일으키지 않는다.

인슐린이나 설폰요소제는 식사요법을 준수하지 않는 상태에서 막연하게 시용하면 내장지방을 중심으로 체중이 증가하고, 장기적으로 보면 혈당 조절도 어려워지는 사례가 많으므로 주의가 필요하다. pioglitazone은 피하지방을 증가시키면서 혈당을 개선하는 약물로, 비만 예에서 보다 효과가 높지만 체중증가를 우려하는 환자도 적지 않게 있으므로 그 약리작용을 잘 이해할 필요가 있다.

2 비만의 외과적 치료와 당뇨병의 개선 효과

내과적인 비만치료는 장기적으로 효과적이지 않는 예도 많다. 이에 반해 2000년부터 내시경 기술의 발달로 미국을 중심으로 외과적 치료가 검토되었고, 극적인 체중감소 효과나 당뇨병 개선 효과가 주목을 받고 있다. 일본에서도 일부 수술방식(복강경하 위소매술)이 2014년 4월부터 보험에 적용되었다. 일본에서 외과적 치료의 적응증은 체질량지수 35 이상, 또는 체질량지수 32 이상의 동반질환(당뇨병, 고혈압, 이상지질혈증, 간기능장애, 수면무호흡증후군 등)의 치료를 주목적으로 하는 경우이다. 원리는 위를 작게 형성하여 섭취에너지를 줄이는 것, 소장의 경로를 변경하여 소화 흡수를 억제하는 것 중 하나, 또는 양쪽을 조합시키는 것이다. 현재 일본에서 이루어지고 있는 주요 수술방식으로 위밴드수술, 위우회술, 위소매절제술, 위소매 · 우회술 등이 있다(그림 2). 세계에서 가장 건수가 많은 위우회술의 초과체중감소율(표준체중을 넘은 체중 중 몇 % 감량하는지)은 60~70%, 수술 2년 후 당뇨병 관해율은 80%이다. 다만 일본인은 위암의 빈도가 높기 때문에 수술 후에 비어있는 상태인 위의 발암위험이 있는 위우회술은 선호되지 않는다. 일본에서 위소매절제술이 가장 많지만, 수술 후 1년이 초과 체중감소율은 50~60%로 양호한 반면에 각종 우회술에 비하면 당뇨병 개선 효과가 약하다.

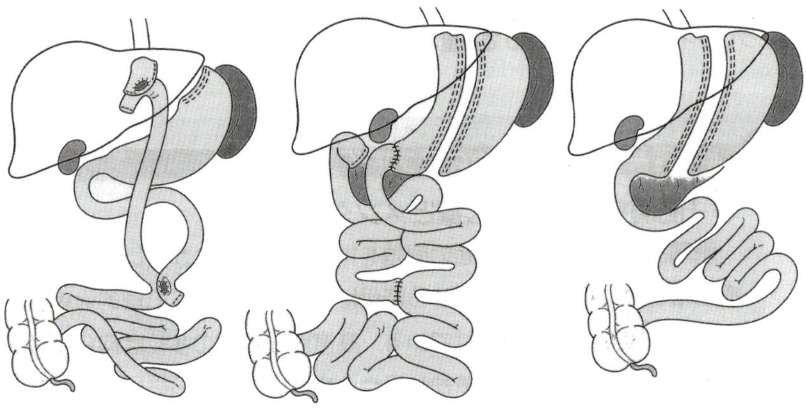

그림 2 일본에서 시행되고 있는 비만의 외과적 치료의 주요 수술방식

a) 대사성 수술(metabolic surgery)

한편 소장의 경로를 변경하여 소화 흡수를 억제하는 수술로서 체중감량 이상으로 당뇨병이 개선되는 것으로 보고되었다. 최근 당뇨병 치료에 중점을 둔 외과적 치료는 '대사성 수술'이라는

독립적인 명칭으로 불리고 있다. 기전으로 인크레틴(incretin) 등 소화관호르몬이 관여하는 것으로 추정된다. 체질량지수가 낮은 증례를 대상으로 하려는 흐름이 세계적으로 확산되고 있고, 일본에서도 당뇨병 치료에 외과의사가 참여하는 시대는 그리 멀지 않을지도 모른다.

b) 팀 의료와 수술 후의 장기 추적평가

비만의 외과적 치료는 외과의사의 수술만으로 끝나는 것이 아니라, 비만의 다양한 병태생리에 대해 각 분야의 전문의가 모이고 많은 직종의 의료계 종사자가 지원함으로써 비로소 안전하고 효과적인 치료가 된다. 내과의 역할은 특히 수술 후의 장기간의 추적평가(follow up)이며, 다시 체중증가나 영양소의 결핍을 예방하기 위해서 영양사와 협력한다. 심리사회적인 측면의 문제나 변화에 대응하기 위해서는 심리치료사, 간호사, 병원의 사회복지사 등과 연대하여 치료할 필요가 있다. 수술 전에도 혈당 조절이나 수술 영역의 확보를 위한 간 축소* 등 가능하면 수술 위험을 줄일 수 있는 관리를 해야 한다.

*마이크로다이어트에 의한 VLCD로 감량시키는 것.

보다 이해를 높이기 위한 원 포인트!

※ '비만증의 팀 의료와 정신치료'

비만 환자는 심리사회적인 문제를 안고 있는 경우가 많다. 외과적 치료도 시작되고 적극적으로 치료하는 시대가 된 것이야말로 심리적 치료나 충실한 케어를 더욱 요구하고 있다. 고도비만 증례의 다수는 어떤 정신질환을 가지고 있어서 정신건강의학과 의사나 심료내과 의사, 또는 임상심리사가 팀에 합류하는 것이 이상적이다.

한편 환자가 많이 만나는 사람은 내과 의사, 간호사, 영양사이다. 얼마나 정확하게 환자를 이해하고 대응방침을 일치시킬 것인지가 환자뿐만 아니라 의료인을 혼란에 빠뜨리지 않는 열쇠가 된다. 환자는 지적 능력, 인지, 성격적 편향을 보이는 경우가 많고, 이것 때문에 쉽게 상처를 받거나 피해 망상적이 되어 의료인 쪽의 의도가 제대로 전달되지 않는 경우가 많다. 예를 들어, 병에 관한 지식이 부족한 환자는 로르샤흐검사(Rorschach test)에서 'high-lambda' 라는 소견을 얻는 경우가 많다. 이것은 불쾌하거나 이해하기 힘든 것은 보지 않으려는 심리적인 방어기구를 반영하는 것이고, 병에 관한 지식이 없다는 배경에는 자신감이 없거나 쉽게 상처받을 수 있는 마음이 있다는 것을 나타낸다. '성격이 나쁘다', '이해력이 없다', '노력이 부족하다' 라고 결정짓지 말고, 왜 잘 되지 않는지, 환자의 마음에 다가가서 경청하고 공감하는 태도를 보여주는 것이 중요하다.

참고문헌

1) Shirai K, Saiki A, Oikawa S, et al. The effects of partial use of formula diet on weight reduction and metabolic variables in obese type 2 diabetic patients–Multicenter trial. Obes Res Clin Pract. 2013; 7(1): e43–54.
2) Saiki A, Nagayama D, Ohira M, et al. Effect of weight loss using formula diet on renal function in obese patients with diabetic nephropathy. Int J Obes. 2005; 29(9): 1115–20.
3) Nagayama D, Endo K, Ohira M, et al. Effects of body weight reduction on cardio-ankle vascular index(CAVI). Obes Res Clin Pract. 2013; 7(2): e139–45.
4) Miyashita Y, Koide N, Ohtsuka M, et al. Beneficial effect of low carbohydrate in low calorie diets on visceral fat reduction in type 2 diabetic patients with obesity. Diabetes Res Clin Pract. 2004; 65(3): 235–41.
5) 齋木厚人，小山朝一，宮下　洋，他．肥満 2 型糖尿病にフォーミュラー食，マジンドールを用いた減量時の糖脂質代謝変動比較．肥満研究．2004; 10: 287–91.

〈齋木厚人，龍野一郎〉

제 4 장
합병증의 치료와 관리 포인트

1. 급성 합병증

1-1. 고혈당 위기(당뇨병성 케톤산증과 고삼투압성 고혈당 증후군)

이것이 중요!

① 제1형 당뇨병에는 매우 단시간의 경과로 당뇨병성 케톤산증(DKA)로서 발생하는 전격성 제1형 당뇨병이라는 유형이 있다는 것을 알아 둔다.

② 전격성 제1형 당뇨병에서는 하루 진단이 늦어지면 치명적이 될 수 있다.

③ DKA 치료의 기본은 대량의 생리식염수, 속효성 인슐린의 지속 정맥주사, 칼륨의 보충이다.

④ 제2형 당뇨병에서는 탄산음료를 많이 마시는 소위 페트병증후군에서도 DKA가 되는 예가 있다.

⑤ SGLT2 억제제의 부적절한 사용에 의한 DKA도 보고되고 있으므로 주의가 필요하다.

⑥ 고삼투압성 고혈당 증후군(HHS)은 노인의 경증 제2형 당뇨병 환자이고, 스테로이드제, 감염, 고칼로리 수액 등이 계기가 되어 발생하며, 노인이고 기저 질환이 있기 때문에 DKA에 비해 예후가 불량한 경우가 많다.

Key Words

DKA, 전격성 제1형 당뇨병, HHS, 페트병증후군

당뇨병의 급성 합병증 중에서도 저혈당에 이어서 응급성이 높은 '당뇨병성 케톤산증(DKA)', 그것이 첫 증상으로 발생하는 '전격성 제1형 당뇨병', '고삼투압성 고혈당 증후군(HHS)'에 대해 설명하기로 한다.

1 당뇨병성 케톤산증(diabetic ketoacidosis, DKA)

a) 특징

· 인슐린 작용의 부족으로 일어나는 케톤증, 산증이 주요 특징이고, 탈수가 더해져 의식장애를 일으킨다. 제2형 당뇨병에서는 탄산음료를 다량으로 마시는 사람에게 일어나는 경우가 있어 소위 페트병증후군으로 최근 주목을 받고 있다.

· 기저 질환으로 급성 심근경색증, 급성 감염, 뇌혈관장애를 합병하는 경우에는 중증화하기 쉽기 때문에 중환자실에서 고도의 관리가 필요하다.

· DKA가 의심될 경우에는 즉시 초기 치료를 시작하고 병행해서 상근하는 당뇨병 전문의 및 응급의학과 의사가 있는 의료기관으로 이송을 준비해야 한다.

b) 진단

혈당이 보통 300 mg/dL 이상이고, 요당 및 소변 케톤체가 강양성을 보이며, 구토, 복통과 함께 의식수준이 저하되어 있는 경우, DKA로 진단할 수 있다. 다만 혈당이 200 mg/dL 전후인 것도 있어 혈당만으로 중증도를 판단해서는 안 된다. 탈수, 명백한 케톤뇨, 위장관 증상처럼 DKA에 특징적인 소견도 확인해서 판단해야 한다.

신약 SGLT2 억제제에 의한 DKS도 보고되고 있다. 인슐린의 중지, 극단적인 당질 제한, 다량의 탄산음료가 원인이 된다. 본 약물에 의한 DKA는 혈당이 정상에 가까워도 케톤산증의 가능성이 있다. 특히 전신 권태감, 구역 및 구토, 체중감소 등을 동반한 경우에는 혈중 케톤체를 확인한다. 본 약물을 사용할 때에는 일본당뇨병학회의 'SGLT2 억제제의 적정 사용에 관한 권고'를 준수한다[1].

c) 치료

DKA가 의심되면 즉시 생리식염수를 시간당 1,000 mL (14~20 mL/kg/시간)의 속도로 지속 정맥주사한다. 다만 노인과 소아의 경우, 지속 정맥주사의 속도는 7~10 mL/kg/시간으로 절반으로 한다.

그 다음으로 성인의 경우는 속효성 인슐린 0.1단위/kg (체중 50 kg이라면 5단위)를 우선 1회 정맥주사하고, 이어서 지속 정맥투여 안에 속효성 인슐린 0.1단위/kg/시간을 추가하며, 전문의가 있는 의료기관으로 재빨리 이송한다. 또한 소아는 속효성 인슐린의 1회 정맥주사를 해서는 안 된다.

치료 핵심은 다음과 같다.

(1) 생리식염수의 대량 수액

(2) 인슐린의 지속 정맥주사

(3) 칼륨의 보충

원칙적으로 중환자실 관리로 혈당은 1시간마다, 전해질, pH는 2시간마다 측정한다.

구체적인 내용은 ADA (미국당뇨병학회)에 의한 알고리즘을 참고하기 바란다[2].

다음은 주요 내용이다.

① 적절한 수액(생리식염수)

즉시 생리식염수를 1,000 mL/시간(14~20 mL/kg/시간)의 속도로 지속 정맥주사한다. 다만 노인과 소아의 경우, 지속 정맥투여의 속도는 7~10 mL/kg/시간으로 한다.

혈당이 250~300 mg/dL까지 낮아지면 5% 포도당을 포함한 유지수액으로 변경하고 혈장 삼투압이 정상화되어 의식상태가 개선될 때까지는 혈당을 250~300 mg/dL로 유지하고, 그 후에는 150~200 mg/dL을 목표로 한다.

② 인슐린의 지속 정맥주사

속효성 인슐린을 시간당 0.1단위/kg으로 주입 펌프로 지속 정맥주사한다. 혈당이 시간당 50~70 mg/dL에서 떨어지지 않는 경우는 인슐린 용량을 1.5~2배로 늘린다. 반대로 시간당 100 mg/dL 이상 저하될 경우에는 인슐린을 감량한다. 혈당이 250~300 mg/dL까지 떨어지면 인슐린 용량은 절반으로 줄인다.

이것은 급속히 혈당을 개선시키면 급격한 삼투압의 변화로 뇌부종을 일으킬 위험이 있기 때문이다.

③ 칼륨의 보충

DKA에서는 인슐린의 작용 부족과 산증 때문에 세포 안보다 세포 밖으로 칼륨이 이동하기 때문에 혈청 칼륨은 보통 높은 수치가 된다. 하지만 삼투성 이뇨로 칼륨은 밖으로 상실되어 있어 칼륨의 보충이 필수적이다.

특히 입원 시에 혈청 칼륨 값이 저하되어 있는 경우에는 중증의 칼륨 부족이 존재하고, 치료에 따라 칼륨이 저하되면 부정맥을 유발할 위험이 있어 칼륨의 보충과 주의 깊은 심전도 모니터링이 필요하다.

보통 다음과 같이 칼륨의 보충을 실시한다.

K 〉 5 mEq/L K는 보충하지 않고 2시간마다 K를 확인한다.

3.3 〈 K 〈 5	20~30mEq/L로 K를 보충한다. K 4~5mEq/L을 유지한다.
K 〈 3.3	인슐린의 투여는 삼간다. 40mEq/L/hr로 K를 보충한다. (K 〉 3.3이 될 때까지)

④ 산증의 보정

중탄산에 의한 산증의 보정은 원칙적으로 이루어지지 않는다.

pH 〈 7.0의 심한 산증의 경우만 중탄산으로 보정한다.

⑤ 피하주사로 교체

산증이 소실되어 경구 섭취가 가능해지면 각 식사 직전의 초속효성 인슐린과 취침 전의 지속성 인슐린에 의한 강화인슐린요법으로 교체한다.

인슐린의 지속 정맥주사는 인슐린 피하주사 시작 후에도 반드시 2시간은 지속하는 것이 중요하다.

⑥ 원인의 검색

DKA로 발생한 제1형 당뇨병 외의 경우, DKA가 된 원인의 검색과 그 대응도 중요하다.

주요 유인으로 인슐린 치료의 중단, 감염, 외상, 급성 심근경색증, 폐색전증, 뇌경색, 급성 췌장염, 위장관출혈, 열사병, 알코올, 약물(특히 스테로이드) 등을 들 수 있다.

! 주의

DKA는 제1형 당뇨병의 첫 증상인 경우도 있다. 특히 제1형 당뇨병의 새로운 아형(subtype)으로 중요한 '전격성 제1형 당뇨병'은 급성 발생 제1형 당뇨병의 약 20%를 차지하고, 발열, 위장관 증상으로 발생하며, 며칠간의 경과로 DKA에 빠지게 된다. 하루라도 진단이 늦어지면 생명이 위험해진다. 임상에서 중요한 병태생리이다. 다음은 본원에서 경험한 전격성 제1형 당뇨병의 증례를 제시한 것이다[3].

증 례 전격성 제1형 당뇨병으로 발생한 27세 여성(임신 초기)

[주요 호소] 발열, 구역 및 구토, 호흡곤란

[과거력] 혈소판감소성 자반병(3세)

[가족력] 특기할 만한 사항 없음(당뇨병의 가족력 없음)

[병력]

- 2003년 12월 5일부터 명치 통증, 식욕저하, 미열이 나타났다. 7일에 38.9℃의 발열, 성기출혈을 일으키고, 9일에 가까운 산부인과에서 유산으로 진단되어 자궁내용 제거술을 시행했다. 10일부터 구역 및 구토, 호흡곤란이 나타났다. 갈증도 나타나서 11일에 산부인과에서 지속 정맥투여를 실시했지만 증상은 개선되지 않았고, 12일 오전 2시경 구급차로 본 센터로 이송되어 진료를 받았다.
- 급성 위장염, 과환기증후군으로 진단되어 오전 4시경, 일단 귀가했지만 증상이 악화되었기 때문에 동일 아침 9시경, 휠체어로 내과외래로 재진했다. 의식수준은 GCS에서 E3(말을 하면 눈을 뜸) V4(착란상태) M6(명령에 따름), 졸려 했다. 혈압 115/58 mmHg, 심박수 130회/분, 호흡수 34회/분, 체온 35.7℃, 빈맥과 과환기를 보였다.
- 혈당은 978 mg/dL, pH 6.986, $PaCO_2$ 9.2 mmHg, HCO_3^- 2.1 mmol/L, BE -27.7 mmol/L로, 심한 산증을 보여 DKA로 진단되었다. 즉시 생리식염수의 대량수액, 속효성 인슐린 지속주입(5단위/시간)을 시작했고 중환자실에 입실했다. 그 후 약 2주일 만에 퇴원했고, 현재는 인슐린 지속피하인슐린주입(continuous subcutaneous insulin infusion, CSII)을 실시하여 HbA1c 7.5% 정도로 조절되고 있다.

전격성 제1형 당뇨병은 제1형 당뇨병의 새로운 하위 유형이며, 이마가와는 2000년에 처음으로 보고했다[3]. 인슐린분비능이 급격하게 저하되고 DKA로 발생하는 것이 큰 특징이다.

본 증례도 입원 시 명백한 고혈당을 보였지만 HbA1c는 5.8%로 정상 범위였다. 소변 C-펩티드는 1일 1.5 μg 미만, 혈중 C-펩티드는 0.05 ng/mL 미만이며, 인슐린분비능은 완전히 고갈되어 있었다.

전격성 제1형 당뇨병에서 케톤산증의 진행은 급격하며, 갈증, 다뇨 등 고혈당 증상이 나타난 후 평균 4일 이내에 DKA에 빠진다.

또한 전격성 제1형 당뇨병에서는 약 7%의 증례에서 선행되는 감염 양상(발열, 상기도감염 증상, 위장관 증상)이 나타난다. 증상으로 확인되는 것은 전신 권태감만 보이는 경우도 있고, 경증으로 판단되어 치료가 늦어지는 경우가 있다. 본 증례처럼 케톤산증을 시사하는 구토 및 과환기를 띠는 환자는 특히 주의해야 한다.

병력에서 조금이라도 전격성 제1형 당뇨병이 의심될 경우에는 소변검사 및 간이측정기로 혈당검사를 하는 것이 필수적이다. 하루라도 치료가 늦어지면 불행한 결과를 낳기 때문에 응급의학과 의사, 내과 의사, 산부인과 의사는 본 증상을 항상 염두에 두고 진료에 임해야 한다.

일본당뇨병학회의 전격성 제1형 당뇨병의 선별기준 및 전격성 제1형 당뇨병의 진단기준은 표 1과 같다[5].

또한 새로운 항암제인 면역 체크포인트 억제제의 항 PD-1(programmed cell death-1) 항체, nivolumab이 악성흑색종, 비소세포폐암, 신세포암에 사용되게 되었다. 본 약물 사용 시에 빈도는 낮지만 제1형 당뇨병, 그 중에서도 전격성 제1형 당뇨병을 발생하는 경우가 명확해졌다('다른 약물과 상호작용'참고).

표 1 전격성 제1형 당뇨병의 진단기준(일본당뇨병학회, 2012)

아래의 1~3의 모든 항목을 충족하는것을 전격성 제1형 당뇨병으로 진단한다.

1. 당뇨병 증상이 나타난 후 1주일 전후로 산증 또는 케톤산증에 빠진다(초진 시 소변 케톤체 양성, 혈중 케톤체 상승 중 어느 것인가가 나타난다).
2. 초진 시의 (무작위) 혈당 288 mg/dL 이상이며, HbA1c 값(NGSP) 〈 8.7%*이다.
3. 발생 시의 소변 C-펩티드 〈 10 mg/일, 또는 공복 혈청 C-펩티드 〈 0.3 ng/mL이면서 글루카곤 부하 후(또는 식후 2시간) 혈청 C-펩티드 〈 0.5 ng/mL이다.

*:전격성 제1형 당뇨병 발생 전에 내당능이상이 존재한 경우는 반드시 이 숫자는 해당하지 않는다.

〈참고소견〉

A. 원칙적으로 GAD 항체 등의 췌도 관련 자가항체는 음성이다.
B. 산증으로 진단될 때까지 원칙적으로 1주일 이내지만, 1~2주일의 증례도 있다.
C. 약 98%의 증례에서 발생 시에 혈중 췌장 외분비효소(아밀라아제, lipase, elastase 1 등)가 상승하고 있다.
D. 약 70%의 증례에서 전구증상으로 상기도감염 증상(발열, 인두통 등), 위장관 증상(상복부통, 구역 및 구토 등)을 보인다.
E. 임신과 관련하여 발생하는 경우가 있다.
F. HLA DRB1*0.4:05-DQB1*04:01과의 관련이 명확해지고 있다.

2 고삼투압성 고혈당 증후군(hyperosmolar hyperglycemic syndrome, HHS)

a) 특징과 진단

- 명백한 탈수가 선행되어 순환부전을 일으키는 상태이다. 노인에게 많이 보이며, 경도의 제2형 당뇨병 환자 외에, 그 중에는 HHS을 일으킨 후에야 당뇨병인 것을 알게 되는 노인도 있다.
- 약물(이뇨제, 스테로이드제, 페니토인, 베타차단제, 시메티딘(cimetidine))나 감염, 고칼로리수액, 경관영양 등이 원인이 되어 발생한다. 경련이나 간대성근경련(myoclonus), 수막 자극 증상, 정신 증상을 띠며 뇌졸중과 감별할 때 문제가 된다. 소변 케톤체는 양성인 경우도 있다.
- HHS의 특징은 (1) 혈당이 700 mg/dL 이상(인 경우가 많다), (2) 혈장 삼투압이 350 mOsm/L 이상, (3) pH 7.2 이상, HCO_3^- 18 mEq/L 이하의 혈액검사 소견을 보인다.

b) 치료

HHS의 치료는 기본적으로 DKA와 같지만, 다음과 같은 점에도 주의한다.

- 수분 결핍은 체중의 10~20%가 되어 있는 경우가 많고, 탈수의 정도는 DKA보다 고도이다. 따라서, 보다 급속한 보충이 필요하다.
- 혈당 수치는 DKA 때보다 높은 경향이 있지만, 인슐린감수성은 비교적 양호하며 빨리 혈당이 저하되기 쉽다.
- 노인, 감염, 기저 질환이라는 배경인자에 의해 DKA에 비해 예후는 불량하다.

DKA와 HHS의 비교 및 특징은 표 2와 같다.

표 2 DKA와 HHS의 비교

	당뇨병 케톤산증(DKA)	고삼투압성 고혈압 증후군(HHS)
당뇨병의 유형	제1형 당뇨병에 많다.	제2형 당뇨병
발생 연령	젊은 층에 많다.	노인에게 많다.
전구증상	다뇨, 다음, 위장관 증상	특이적인 것은 없다.
신체이상	탈수, 아세톤냄새	탈수, 경련, 편마비
소변 케톤체	양성~강양성	음성~약양성
혈당	250~1,000mg/dL	600~1500mg/dL
삼투압	〉300mOsm/L	〉350mOsm/L
pH	〈7.3	7.3~7.4
HCO_3^-	10mEq/L 이하	18mEq/L 이하
Na	정상~저하	〉150mEq/L
K	4.0mEq/L 전후	5.0 mEq/L 이상도 많다.
BUN/Cr	약간 높다.	높다.
주의해야 할 합병증	뇌부종, 신부전, 저칼륨혈증	뇌부종, 뇌경색, 심근경색증, 동정맥혈전증
사망률	5% 미만	20~50%
기타 특징	반복경향 있음	개선 후에는 예후 양호

이것은 금물!

단순한 급성 위장염으로 진단하기 전에 DKA, 특히 '전격성 제1형 당뇨병'을 배제시킨다

참고문헌

1) 日本糖尿病学会　SGLT2 阻害薬の適正使用に関する委員会．SGLT2 阻害薬の適正使用に関する Recommendation.
http://www.jds.or.jp/modules/important/index.php?page=article&storyid=48
2) Kitabchi AE, et al. Hyperglycemic crises in adult patients with diabetes. Diabetes Care. 2009; 32(7): 1335–43.
3) Imagawa A, et al. A novel subtype of type 1 diabetes mellitus characterized by a rapid onset and an absence of diabetes-related antibodies. N Engl J Med. 2000; 342: 301–7.
4) 小林倫子，他．妊娠初期に発症し，心電図変化を来した劇症 1 型糖尿病の 1 例．日集中医誌．2005; 12: 25–30.
5) 今川彰久，他．1 型糖尿病調査研究委員会報告〜劇症 1 型糖尿病の新しい診断基準 (2012) 〜．糖尿病．2012; 55: 815–20.

〈岩岡秀明〉

1. 급성 합병증

1-2. 젖산산증

이것이 중요!

① 일본에서 metformin에 의한 젖산산증의 추정 발생빈도는 1년에 10만 명당 1.9명이며 금기에 해당하지 않으면 안전한 약물이다.

② Metformin의 금기는 신부전, 간경화, 심부전, 호흡부전, 감염, 수술 전후이다.

③ 젖산산증은 A형과 B형으로 분류되고, metformin 외에도 여러 원인이 있다.

Key Words

대사성 산증, 젖산산증, 음이온차(AG), metformin

증 례

[증례]

- 60대 여성. 제2형 당뇨병, 고혈압
- 가까운 병원 A 내과에서 metformin (2,250 mg), pioglitazone, glimepiride, miglitol 등을 복용 중이었다.

[젖산산증 발현 3일 전]

A 내과에서 37℃의 미열, 소변 회수 감소, 식사량은 평소의 절반 정도였지만 약물 복용은 지속했다.

[발현일(metformin 중단일)]

식사를 전혀 할 수 없게 되어 약물 복용을 중단했다. 소변 회수는 1일 2회로 감소했고 1회 소변량도 저하되었다.

[발현 3일째]

오후에 화장실에서 나오지 않아 의식이 몽롱한 상태에서 가족에게 발견되었고, B병원에 구급차로 이송되었다.
의식: JCS E3V5M6, 호흡; 호흡수 18회/분, 혈압: 128/57 mmHg 심박수 80회/분, 심방세동, 체온: 측정 불능 (32℃ 이하), 혈당 26 mg/dL (즉시 50% 포도당 투여)

[주요 검사 소견]

- 심초음파 : 좌심실구출률 50%, 벽운동 이상 없음, 심낭액 없음
- 복부 초음파 : 수신증 없음, 신위축 없음, 복수 없음
- 혈액가스 : pH 7.05, PCO_2 24.4, PO_2 130, HCO_3^- 8.3, 음이온차 42.7, 혈중 젖산 수치 20mg/dL, Na 136, K 3.7, Cl 85, BUN 48, Cr 8.59, 백혈구 13,700

[이송 시 평가]

혈당 개선과 체온 회복으로 의식수준은 문제없이 회복했다. 본 환자는 어떤 감염을 계기로, 경구 섭취가 저하되어 급성 신부전이 생기고, metformin 등의 혈당강하제 복용에 의한 저혈당, 젖산산증이 더해져 신기능장애가 진행된 것으로 생각되었다.

[입원 후 경과]

체온 회복, 수액 보충, 포도당에 의한 저혈당의 개선, 탄산수소나트륨의 투여 및 혈액투석으로 산증 및 신부전도 회복되었다. 발현 7일째부터 식사를 다시 시작하였고, 인슐린요법으로 혈당을 조절하였으며, 발현 20일째 호전되어 퇴원했다.

본 증례는 혈중 젖산 수치는 정상 범위 안에 있었지만 증상 및 경과에서 종합적으로 보고 젖산산증이라고 진단했다.

1 젖산산증의 진단, 병태생리, 분류, 치료

건강한 사람의 안정 시 혈중 젖산 수치는 0.5~1.5 mmol/L (5~15 mg/dL)로 유지되어 있으며, 격렬한 운동이나 식후에 일시적인 상승이 보인다.

젖산산증은 혈중 젖산의 명백한 상승과 대사성 산증을 주요 특징으로 하는 병태생리이다.

표 1 젖산산증의 진단기준과 증상

진단기준
1) 혈중 젖산 수치 5~6 mmol/L 이상 (45~55mg/dL) 2) 혈청 pH 7.35 이하 또는 HCO_3^- 15mEq/L 미만의 대사성 산증 음이온차의 증가를 동반한다.
증상
1) 복통, 구토 등의 위장관 증상 2) 과호흡 3) 졸림부터 혼수상태까지 의식장애 4) 전신 경련 5) 쇼크

진단기준은 표 1과 같다[1]. 혈중 젖산 수치는 5~6 mmol/L (45~54 mg/dL)이상으로 증가하고, pH 7.35 이하 또는 HCO_3^- 15 mEq/L 미만의 대사성 산증을 보인다. 젖산은 비휘발산이기 때문에 음이온차[$AG = Na^+ - (Cl^- + HCO_3^-)$]의 증가를 동반한다.

주요 증상은 복통, 구토 등의 위장관 증상, 과호흡, 졸림부터 혼수까지 의식장애, 전신 경련, 쇼크

상태이다.

보다 이해를 높이기 위한 원 포인트 !

※ 음이온차(AG)이란?

AG는 [Na^+ - (Cl^- + HCO_3^-)]의 식으로 계산한다. 정상치는 12±2mEq/L이며, 대사성 산증의 원인을 감별하는 지표가 된다. AG의 증가는 혈중에 비휘발산(nonvolatile acid)이 증가한 대사성 산증 때 나타나고, 당뇨병 케톤 산증, 알코올성 케톤산증, 젖산산증, 신부전 및 살리실산(아스피린) 중독 등이 대표적이다.

AG가 정상적인 대사성 산증은 중탄산염기(HCO_3^-)가 체외로 비정상적으로 소실된 경우에 나타나며 세뇨관성 산증이나 설사 등이 대표적이다.

젖산산증은 젖산의 과잉 생산, 대사저하 또는 이 쌍방에 기인한다. 젖산은 포도당 대사 및 아미노산 대사의 정상적인 부산물이다. 젖산산증은 조직의 저산소 · 순환부전을 동반하는 A형과 동반하지 않는 B형으로 분류된다[2]. A형은 심인성 쇼크, 패혈성 쇼크, 중증 저산소혈증, 일산화탄소 중독, 중증 천식 등으로 일어난다.

B형은 악성종양, 알코올 중독자, 간기능장애, 약물(비구아나이드 등), 비타민 B_1 결핍 등이 원인이 된다.

Metformin은 주로 간의 젖산에서 당신생을 억제함으로써 혈당을 낮추기 때문에 metformin의 투여로 젖산이 증가한다. 보통 그에 따라 젖산의 대사가 증가하고, 젖산 수치의 균형은 유지되지만 젖산의 양이 간의 대사능을 초과한 경우나 간에서 젖산의 대사능이 저하되어 있는 경우에는 이 균형이 무너져서 젖산산증이 나타날 우려가 있다.

젖산산증은 일반적으로 치료가 잘 되지 않으며 사망률이 높고 예후가 불량한 질환이다.

치료 핵심은 혈역학 유지, 기저 질환의 치료, 심한 산증(〈 pH 7.1)에서는 중탄산나트륨액에 의한 개선, 투석치료에 의한 산증의 교정과 metformin의 제거이다.

표 2 젖산산증의 분류

A형	조직의 저산소 · 순환부전 있음 심인성 쇼크, 패혈성 쇼크, 중증 저산소혈증, 일산화탄소 중독, 중증 천식 등
B형	
B1	전신 질환을 동반하는 것 당뇨병, 간기능장애, 악성종양, 패혈증, 비타민 B_1 부족 등
B2	약물, 중독에 의한 것 비구아나이드, 에탄올, 메탄올, 시안화합물, 살리실산, isoniazid 등
B3	선천성 대사이상에 의한 것 제1형 당뇨병, pyruvate dehydrogenase 결핍증 등
B4	기타

2 Metformin 사용상의 주의

Metformin의 주의해야 할 부작용으로 젖산산증이 유명하지만, 그 발생빈도는 1년에 10만 예 중 3예로 매우 드물며, 금기시 되는 증례에만 사용하지 않으면 안전하다[3].

금기시 되는 것은 심부전, 신부전, 간부전, 호흡부전, 알코올 중독자, 전신 감염이 있는 증례이다[4].

일본에서 2010년 metformin의 최대 사용 가능 용량이 2,250 mg이 된 후 보고된 젖산산증 발생 수는 50예, 이 중 사망 예는 10예이다. 사망 예는 금기 예(수술 직후, 간경화, 신기능저하, 감염, 80대에서 누워 지내는 노인 등)에 대한 사용이었다. 그동안 metformin의 추정 처방 수는 약 150만 명, 젖산산증의 발생빈도는 1년에 10만 명 중 1.9개 사례다[5].

따라서, 적정 사용만 준수하면 안전성에는 문제가 없는 약물이다.

비교적 많은 부작용은 위장관 증상(구역 및 구토, 식욕부진, 설사, 복부팽만 등)이며, 소량으로 사용을 시작하고 점차 늘려 가면 좋다.

3 환자 지도의 포인트

Metformin에 의한 젖산산증은 예방이 가장 중요하고, 금기 예에는 사용하지 않으며, 75세 이상의 후기 노인에는 새로 처방을 시작하지 않는 것이 중요하다. 또한 제시한 증례처럼 감기나 급성 위장염 등을 앓고 있을 때에는 즉시 metformin의 복용을 중지하도록 환자뿐만 아니라 가족에게도 잘 설명하고 교육하는 것도 중요하다.

젖산산증의 증상(표 1) 중 위장관 증상은 metformin을 투여하기 시작한 초기에 자주 나는 일반적인 부작용인 위장관 증상과 구별하기 어렵다. 보통의 부작용은 경도이고 일시적이며, 일시적인 감량, 휴약으로 증상은 회복되는 경우가 많지만, 해외에서는 중증의 설사, 구토 등이 젖산산증의 발현 전에 며칠부터 몇 주일 지속되는 예가 보고되고 있다.

이것은 금물! 신부전, 간경화, 심부전, 감염, 수술 전후의 metformin의 사용은 금기!

참고문헌

1) Loft D, et al. Definition of clinically relevant lactic acidosis in patient with internal disease. Am J Clin Pathol. 1983; 80: 484–9.
2) Cohen R, et al. The clinical presentation and classification of lactic acidosis. In: Cohen R, editors. Clinical and Biochemical Aspects of Lactic Acidosis. Blackwell Scientific Publications, 1976. p.40–52.
3) Cryer DR, et al. Comparative outcomes study of metformin intervention versus conventional approach the COSMIC Approach Study. Diabetes Care. 2005; 28: 539–43.
4) 日本糖尿病学会. ビグアナイド薬の適正使用に関する Recommendation 2012 年 2 月 http://www.jds.or.jp/uploads/photos/830.pdf
5) 村上ちひろ, 他. メトグルコ錠　リスク最小化策の実施と評価方法に関する検討　医薬品医療機器レギュラトリーサイエンス. 2014; 45(7): 561–71.

〈岩岡秀明〉

1. 급성 합병증

2. 저혈당(혼수)

이것이 중요!

① 모든 의식장애 환자를 처음 진료할 때 가장 먼저 할 일은 저혈당을 배제하는 것이다. 반드시 간이혈당측정기로 혈당을 측정한다.

② 노인에게는 가장 강력한 설폰요소제인 glibenclamide는 사용하지 말 것!

③ '먹지 못할 때에는 당뇨병 약을 복용하지 말 것'을 환자 본인뿐만 아니라 가족에게도 충분히 교육할 것.

④ 설폰요소제에 의한 저혈당은 오랫동안 지속되는 경우가 많고, 특히 노인에게 설폰요소제의 효과는 3~4일 이상 지속되는 경우가 있다. 따라서, 응급 외래에서 한 번 의식이 회복되어도 반드시 입원치료해야 한다.

⑤ 노인은 여러 약물을 처방한 경우가 많기 때문에 설폰요소제는 따로 포장해 두고, 가족에게는 저혈당 예방법 및 대처법을 설명하고 지도할 필요가 있다.

Key Words

지속성 저혈당, 설폰요소제, 이상 행동, ID 카드

저혈당은 인슐린 등으로도 일어날 수 있지만 이 글에서는 특히 중요한 설폰요소제에 의한 저혈당(혼수)에 대해 설명하기로 한다.

증 례

본원에서 경험한 설폰요소제에 의한 전형적인 저혈당 혼수의 증례를 나타낸다.

[증례]

70세 여성, 제2형 당뇨병

[경과]

- 몇 년 전부터 당뇨병으로 진단되어 가까운 병원에서 glibenclamide (2.5 mg정) 3정(아침 2, 점심 1, 저녁 0)을 복용하고, HbA1c 6.4%였다. 혈청 크레아티닌 값은 1.0 mg/dL.

- 며칠 전부터 설사가 시작되었고 식사는 평소의 1/3 정도인데도 glibenclamide를 그대로 복용했다.
- 혼수로 응급실로 이송, 저혈당 혼수로 진단하여 입원했다.
- 식물인간이 되었고 몇 주일 후 간병이 필요한 상태에서 요양병원으로 옮겨졌다.

이 증례는 설폰요소제에 의한 저혈당 혼수의 전형적인 예이며, 노인은 가장 강력한 설폰요소제인 glibenclamide는 원칙적으로 사용하지 않고, '먹지 못할 때에는 약을 복용하지 않도록 할 것'을 환자 본인뿐만 아니라 가족에게도 충분히 교육하는 것이 중요하다.

1 뇌 CT 전에 혈당 측정을!

모든 의식장애 환자를 진찰할 때 가장 먼저 할 일은 저혈당을 배제하는 것이다. 저혈당은 고혈당보다 빠른 치료를 필요로 한다. 저혈당에서는 의식장애 외에 편마비 등의 국소 징후(focal sign)를 보이는 경우도 있다. '편마비 = 뇌혈관장애'라고 단순하게 생각해서 즉시 뇌 CT를 요구하지 말고, 일단은 간이혈당측정기로 혈당을 측정하는 것이 중요하다(물론 동시에 중앙검사실에서 혈당 측정도 실시한다).

기타 저혈당에서는 구역, 안면 창백, 환각과 같은 증상이 나타나는 경우도 있다. 또한 혈당과 증상 및 징후는 개인차가 크다는 점을 유의해야 한다.

또한 노인의 저혈당에 의한 이상행동은 치매와 혼동하기 쉽기 때문에 주의가 필요하다[1].

저혈당의 원인으로 식사 섭취량의 감소, 인슐린이나 경구혈당강하제 사용량의 오류, 알코올 섭취, 아스피린 등 다른 약물의 투여, 평소보다 과도한 운동 등이 있다.

치료는 환자의 의식장애의 유무나 경구 섭취의 여부에 따라 달라진다. 구체적으로 다음과 같이 대처한다.

a) 의식장애가 없는(경구 섭취가 가능한) 경우

- 포도당 10~15 g을 복용시킨다(설탕, 주스 등이라도 가능)
- 포도당 복용 후 5~10분이 지나도 증상이 개선되지 않으면 다시 추가 복용시킨다.

b) 의식장애가 있는(경구 섭취가 불가능한) 경우

다음의 순서로 대처한다.

- 글루카곤 1바이알(1 mg) 1회 근주(정주도 가능). 그러나, 간경화가 있으면 비효과적이다.
- 혈관을 확보해 10% 포도당 수액과 50% 포도당 40 mL를 정맥주사한다. 정맥주사 후 5~10분이 지나도 회복하지 않는 경우는 다시 40 mL를 정맥주사한다.
- 10% 포도당 500 mL를 지속 정맥주사한다.

위의 처치를 해도 회복하지 않고 부신부전이나 뇌부종이 의심될 경우, 뇌 CT를 시행하고 다음과 같은 처치를 한다. hydrocortisone 100~250 mg 정맥주사 또는 dexamethasone 10 mg 정맥주사 및 20% mannitol 200 mL을 지속 정맥주사한다.

2 여러 약물의 처방에서도 설폰요소제는 따로 포장한다.

경구혈당강하제(설폰요소제)에 의한 저혈당은 오랫동안 지속되는 경우가 많고, 특히 신기능이 잠재적으로 저하되어 있는 노인에게는 설폰요소제의 효과는 3~4일 이상이 지속되는 경우가 있다. 따라서, 응급 외래로 한 번 의식을 회복했다고 해도 반드시 입원치료가 필요하다. 표 1은 설폰요소제에 의한 저혈당(혼수)의 특징을 나타낸 것이다.

저혈당은 환자마다 원인이나 사정이 다르기 때문에 환자와 잘 얘기해서 원인을 특정하는 데 노력한다. 그 결과에 입각해서 치료법을 재검토하고 재발을 일으키지 않기 위해 생활지도를 한다.

표 1 설폰요소제에 의한 저혈당(혼수)의 특징

1. 노인
2. 신기능의 경도 저하
   (혈청 Cr은 정상 또는 경도 상승)
   → 노인은 혈청 Cr만으로 신기능을 평가할 수 없다.
3. Glibenclamide를 복용 중
   최근에는 glimepiride도 늘고 있다.
4. 혈당 조절은 양호(HbA1c ≤ 7.0%)
5. 환자의 이해력에 약간 어려움(치매도 포함)
6. 아픈 날의 대처법에 대해 설명을 듣지 않았다(가족을 포함해서)

예를 들어 필자의 경우에는, 설폰요소제가 저혈당을 유발한 노인에서 처방을 재검토함과 동시에 식사를 평소의 1/2 정도 밖에 섭취하지 못한 경우에는 설폰요소제도 1/2로 줄이고 1/3 이하인 경우에는 설폰요소제를 복용하지 않도록 교육하고 있다.

노인은 여러 약물을 처방한 경우가 많기 때문에 설폰요소제는 따로 포장해서 가족에게는 상기와 같은 저혈당의 예방법을 설명하고 교육한다.

또한 노인(70세 이상)는 설폰요소제의 사용은 가능하면 피하는 것이 중요하다. 사용할 경우에도 가장 강력한 설폰요소제인 glibenclamide의 사용은 피하고, gliclazide나 glimepiride를 사용하는 경우에도 최소량으로 시작하도록 유의한다.

과거 7년 동안(2003년 1월~2009년 8월), 응급센터가 있는 본원에 저혈당에 의한 의식장애로 입원한 29개 증례의 당뇨병 환자를 검토한 결과, 설폰요소제 사용 예는 22건, 인슐린 사용 예는 4건, 자살기도는 1건, 내용 불명은 2건이었다(표 2). 또한 24건(82%)의 환자는 다른 진료소 또는 병원에 외래진료 중인 환자였다.

29개 예의 평균 연령은 77세, 평균 eGFR은 50.7 mL/min, 입원 중(10건) 평균 HbA1c는 6.7%, 평균 총 복용 약물의 수는 6.7개, 노인으로 신기능이 경도 저하되어 있고, 혈당 조절이 양호하며, 여러 약물을 복용 중인 환자가 많은 것으로 나타났다.

표 2 저혈당에 의한 의식장애로 후나바시시립의료센터에 응급으로 입원한 45예의 내역(2003년 1월~2009년 8월)

당뇨병 환자(모두 제2형)의 저혈당 29개 증례(64.4%)	
· 아픈 날 설폰요소제 복용 중	22
· 강화인슐린요법 중	4
· 약물중독(자살기도)	1
· 기타 불명	2
당뇨병과 관련하지 않은 저혈당 16증례(35.6%)	
· 알코올성	9
· 악성종양 말기	4
· 부적절한 수액	1
· 2차성 부신부전 의심	1
· 저영양 상태	1

설폰요소제 사용 사례 22건에서 설폰요소제의 내역은 glibenclamide가 11건, glimepiride가 7건, gliclazide가 3건, 불명이 1건, 이들 22건의 예후는 식물인간이 4건, 사망이 2건으로 27%의 환자가 예후가 불량했다.

본원에서 이와 같은 분석결과에서도 설폰요소제 처방에서 저혈당의 고위험성은 강하게 시사된다.

약물치료를 실시하고 있는 당뇨병 환자에게는 당뇨병의 내용이나 복용 중인 약물명 등을 기록한

응급연락용 'ID 카드'를 항상 휴대하도록 하면 좋다. 그 다음으로 가족이나 친구, 새로운 동료, 교사 등에게는 저혈당 시의 처치를 설명하고 협력을 구한다. 'ID 카드'는 일본당뇨병협회에 문의하면 우편료만 지불하면 구할 수 있다.

또한 자동차를 운전하는 환자에게는 반드시 포도당을 다량 함유한 식품(캔 주스, 초콜릿 등)을 자동차에 상비하도록 한다. 운전 중에 저혈당의 기미가 보이면 비상등을 점멸시켜 즉시 자동차를 갓길에 세우고, 휴대하고 있는 포도당을 함유한 식품을 재빨리 섭취하도록 교육한다. 저혈당을 일으키기 쉬운 사람은 공복 시 운전을 피하거나 무엇인가를 먹은 후 운전하는 습관을 갖는 것이 중요하다. 운전하기 직전에는 혈당을 측정해 혈당이 100 mg/dL 이상인 것을 확인하는 것이 좋다[2].

이것은 금물!

노인에게 설폰요소제는 하나의 포장지에 넣지 않는다. 반드시 개별 포장할 것!

참고문헌

1) 岩岡秀明. 低血糖. In: 冨岡譲二, 監修. 知っておきたい 急変のシグナルと対応. 日本看護協会出版会; 2008. p.40-2.
2) 日本糖尿病学会, 編. 糖尿病治療ガイド 2016-2017. 文光堂; 2016. p.73-5.

〈岩岡秀明〉

1. 급성 합병증

3. 저혈당의 접근과 감별진단

이것이 중요!

① 일단은 저혈당을 의심한다. 저혈당의 증상은 다양하며, 치매 또는 원인 불명의 불쾌감으로 취급되는 경우도 많다. 증상에서 저혈당을 의심하고 혈당을 측정하는 것이 중요하다.

② 증상과 식사와 관련한 내용을 청취한다. 저혈당에 동반된 증상인 경우, 공복 시(식전) 증상이 강해지고, 식후에 증상이 개선되는 경우가 있다.

③ 저혈당의 감별에는 혈당과 혈중 인슐린, C-펩티드의 균형이 중요하다. 저혈당을 보충할 수 있으면 그 시점에서 혈중 인슐린과 C-펩티드 검사를 시행한다. 어려운 경우는 혈청을 보관한다.

④ 당뇨병 치료제 외에도 저혈당을 유발하는 약물이 많기 때문에 복용 중인 약물을 확인한다. 필요 시 주치의에게 문의한다.

⑤ 약물 유발 외에 다른 원인에 의한 저혈당이 의심되면 전문의에게 의뢰를 고려한다.

Key Words

저혈당, 혈청 인슐린, 행동장애, 원인 불명의 불쾌감

증 례

[증례]

55세 남성

[경과]

- 특별한 질환 없이 건강하게 지내왔다. 최근 들어 자고 있다가 갑자기 일어나 큰 소리로 화를 내면서 벽을 치거나 벽이나 바닥 주위에 있는 것을 걷어차는 행동을 보였다.
- 가족의 권유로 정신과에서 진료를 받았고, 치매, 렘수면행동장애 등이 의심되어 정밀검사를 했지만 확진에는 이르지 않았다.
- 아침이 되어도 일어나지 않아 가족이 보러 가보니 의식저하를 보여 구급차를 이용해 내원했다. 채혈에서 혈당이 21 mg/dL로 저혈당을 보였기 때문에 내분비내과로 의뢰했다.

- 저혈당의 정밀검사를 목적으로 입원하게 되었다. 혈당이 29 mg/dL일 때 혈중 인슐린 농도는 25.1 mU/mL로 인슐린의 부적절한 분비를 보였다.
- 또한 복부 CT에서 췌장 미부에 조영효과를 동반한 종양이 보였고, 선택적 동맥 내 칼슘 주입 검사에서 비장동맥으로 칼슘 주입 후 인슐린 농도는 상당히 상승했다.
- 췌장 미부의 인슐린종(insulinoma)으로 진단되어 외과에서 종양적출술(enucleation)을 실시했다. 수술 후 전기 증상이 사라졌다.

서론

저혈당은 혈당 강하(〈 60~70 mg/dL)와 이에 동반한 증상(표 1)의 존재로 진단된다[1]. 우리가 접하는 저혈당은 크게 2개로 분류된다. 하나는 당뇨병의 치료 중에 일어나는 주로 약물 부작용으로서 저혈당이다. 다른 하나는 당뇨병의 치료와 관련이 없는 저혈당이 된다. 치료에 따른 저혈당은 앞에서 설명했고, 이 글에서는 당뇨병 치료와 관련이 없는 저혈당에 대해 설명하기로 한다.

표 1 저혈당 시에 보이는 증상

발한, 손떨림, 두근거림, 빈맥, 불안감, 안면 창백, 허기짐, 어지럼증, 두통, 침침한 눈, 사고력저하, 정밀 동작 상실, 착란, 이상행동, 경련, 기억력 저하

1 우선 저혈당을 의심한다.

a) 치매? 원인 불명의 불쾌감? 저혈당 시의 증상

당뇨병 치료와 관련이 없는 저혈당에서는 우선 저혈당을 의심하는 것에서 진단과정이 시작된다. 저혈당을 의심할 수 있는 증상은 표 1과 같다. 자율신경 증상 또는 중추신경 증상이 주로 나타난다. 중증의 의식장애인 경우는 응급 외래에서 혈당을 측정하여 진단한다. 하지만 의식장애까지 이르지 않은 경우, 증상은 원인 불명의 불쾌감이나 정신 증상으로 파악되는 경우도 많고, 정신과에서 진료를 받고 공황장애, 치매, 간질 등의 진단을 바탕으로 치료가 이루어지는 경우도 있다. 따라서, 이런 증상의 감별에 저혈당이 들어있다는 것을 의식해서 혈당을 측정하는 것이 중요하다.

b) 원인 질환의 감별(그림 1)

저혈당으로 진단된 경우, 그 원인검색이 필요하다. 저혈당의 원인 질환은 표 2와 같다. 저혈당의 감별진단에는 저혈당 증상이 나타나는 시간, 저혈당 발현 시의 인슐린을 포함한 호르몬을 측정한다. 그 중에서도 당뇨병 치료제 외의 약물에 의한 저혈당에는 충분히 주의해야 한다.

저혈당으로 진단되면 최초에 약물 유발 저혈당의 감별이 필요하게 된다. 저혈당을 유발한다고 보고되는 약물은 표 3과 같다. 여기에 제시되어 있는 것처럼 여러 종류의 약물이 저혈당을 일으킬 수 있다. 이들은 다양한 진료과에서 이용되는 약물로서 환자가 복용 중인 약물을 파악하는 것이 진단의 첫 걸음이기 때문에 약 수첩 또는 각 진료과 또는 각 의료기관의 주치의에 문의해서 구체적인 복약 경험을 청취한다. 약물상호작용의 결과 저혈당을 유발할 가능성도 있으므로 영양보조제를 포함해 모든 복약 약물을 파악해야 한다. 우리는 DPP-4 억제제와 Ia군 항부정맥제의 병용이 원인이라고 생각되는 저혈당의 증례를 보고하였고, 단일 제제로는 저혈당을 일으킬 가능성이 낮은 약물이라도 상호작용에 의한 증강에는 주의해야 한다. 자주 이용하는 약국이 있는 경우, 몇 개의 의료기관에서 처방한 약물을 약국이 모두 파악하게 되어 약물 복용력의 청취에 도움이 된다. 또한 노인은 신기능의 저하에 따라 약물의 혈중 농도가 상승하는 경우도 있으므로 지금까지 문제가 없던 약물이라도 저혈당을 일으키는 경우도 있어 충분히 주의해야 한다.

약물 유발 저혈당이 아닌 경우, 이차성 저혈당을 감별한다. 인체에는 혈당을 상승시키는 기구가 여러 개 갖추어져 있지만, 이들의 기능저하는 간혹 저혈당의 원인이 된다. 표 1은 이차성 저혈당의 원인이 되는 질환을 나타낸 것이다. 이차성 저혈당의 경우, 인슐린 분비가 억제되기 때문에 혈중 인슐린 농도 및 C-펩티드 농도는 낮아진다. 주요 병원에서는 연간 응급외래로 진료한 저혈당에서 부신부전이나 간경화에 동반된 것이 여러 증례에서 나타나고 있다.

표 2 저혈당증의 원인 질환

인슐린종(insulinoma)
반응성 저혈당
약물 유발 저혈당(복수의 의료기관에서 처방, 상호작용, 알코올)
이차성 저혈당(부신부전, 간경화, 신부전, 선천성 효소 이상 등)
인슐린에 대한 항체에 의한 것(인슐린자가면역증후군 등)
외인성 인슐린에 의한 저혈당(꾀병 · 허위성 장애 포함)
췌장외 종양

표 3 저혈당을 야기할 수 있는 약물

강압제	이뇨제
NSAIDs	수면제
항정신제	항부정맥제
소화성 궤양치료제	항생제
항히스타민제	전신마취제
기관지확장제	항암제
혈관확장제	항경련제
자궁용 약	파킨슨병 치료제
항혈전제	

저혈당
↓
약물 유발 저혈당
(사용 중인 약물의 확인, 중지에 의한 개선)
↓
반응성 저혈당(식사에 의한 유발, 드물게 인슐린종인 경우가 있음)
↓
이차성 저혈당(부신부전, 간경화, 신부전, 저영양상태 등)
↓
인슐린자가면역증후군
(혈청 인슐린 농도 높음, 항인슐린 항체 양성)
↓
인슐린에 의한 의인성 저혈당
(혈청 인슐린 농도 높음, 혈중 C-펩티드 농도 낮음, 항인슐린 항체 음성)
↓
인슐린종(금식검사 등)
↓
기타 원인(설폰요소제 자가복용, 인슐린 수용체 이상, 인슐린 수용체 항체증후군)

그림 1 저혈당증의 감별

표 4 이차성 저혈당증을 일으키는 질환

뇌하수체기능부전	성장호르몬 분비부전증
ACTH 단독결핍증	부신부전
패혈증	신부전
간부전	울혈성 심부전
젖산산증	기아상태, 신경성 식욕부진증
쇼크	비베타세포종양(IGF-1 또는 -2 생산종양)
갈색세포종의 절제 후	

약물성 및 이차성 저혈당이 감별된 후, 혈중 인슐린과 C-펩티드 농도로 감별을 진행한다. 저혈당 시에 혈중 인슐린이 높은 수치에도 불구하고 C-펩티드는 낮은 농도를 보인 경우, 인슐린자가면역증후군과 인슐린 주사에 의한 저혈당을 감별한다. 인슐린자가면역증후군은 인슐린 항체가 양성이고, 그 항체가 인슐린과 결합하거나 인슐린을 유리시켜 저혈당을 일으키는 질환이다. 히라타가 최초로 보고[2]하였으며, 이후 병태생리가 해석되고 있다. 인슐린자가면역증후군의 원인이 되는 인슐린 항체는 저친화성 · 고결합능을 갖는다.[3] 진단에는 Scatchard analysis가 필요하다. 반면에 인슐린 주사에 의한 저혈당은 보통 인슐린 치료 중인 증례에서 나타나지만, 과거에 자살이나 위해를 가할 목적으로 인슐린 투여를 하지 않은 사례도 보고되고 있으므로 주의해야 한다. 현재 혈중 인슐린의 측정법은 인슐린에 대한 특이성을 높여 인슐린 아날로그를 측정할 수 없는 경우가

있으므로 주의가 필요하다. 근무하는 의료기관의 인슐린 측정법을 확인해야 한다.

c) 인슐린종(insulinoma)의 진단과 치료

저혈당 시에 혈중 인슐린, C-펩티드 모두 높은 농도를 보인 경우, 췌장 베타세포에서 자율분비가 고려된다. 성인은 인슐린종이 강하게 의심된다. 인슐린종의 진단에는 혈당과 혈중 인슐린 농도의 비율에 따른 기준이 있지만, 민감도 및 특이도가 충분하지 않는 것이 분명해지고 있다. 현재는 C-펩티드 억제검사 및 72시간 금식검사를 하고 있다. 구체적인 내용은 다른 책[1]을 참고하고, 금식검사에서는 1) 금식으로 저혈당이 유발되는 것, 2) 저혈당 시 혈중 인슐린 및 C-펩티드가 높은 농도인 것, 3) 저혈당에도 불구하고 혈중 케톤체가 낮은 수치인 것, 4) 저혈당 시 글루카곤을 주사하여 혈당 상승 작용이 보이는 것을 나타내며, 저혈당 발작이 인슐린 작용에 의한 것과 저혈당 시 인슐린 분비억제의 결여를 나타내는 것이 된다. 종양의 국소적 진단으로 조영 CT, MRI, 복부 초음파검사, 초음파내시경, 수술 중 초음파, 선택적 동맥 내 칼슘 주입에 의한 인슐린유발검사를 시행한다. 인슐린종은 다발내분비종양(multiple endocrine neoplasia, MEN) 1형에 동반된 경우가 있어[4], 인슐린종 이외에 내분비종양이 없는지 확인할 필요가 있다.

인슐린종의 치료는 수술이 기본이다. 종양 부위에 따라 췌장부분절제술 또는 종양적출술 (enucleation)을 실시한다. 노인 등의 수술 자체의 위험이 높거나 국소적 진단이 어려운 경우 약물치료를 실시하는 경우도 있다. 현재 일본에서 약물치료로 diazoxide가 보험 적용된다. 우리도 수술까지 수개월이 걸린 diazoxide로 치료한 증례를 경험하고 있다. Streptozotocin에 의한 세포파괴[1]도 2014년에 일본에서 췌장/위장관 신경내분비종양에 대해 보험이 적용되었다. 기타 소마토스타틴 아날로그(somatostatin analogs)에 의한 인슐린 분비억제(보험 적용 외)도 약물치료로 이루어진다.

d) 기타 저혈당

최근 비만의 외과적 수술 후의 저혈당이 보고되고 있다. 비만의 수술요법으로 위소매절제술, 위우회술(Roux-en-Y 위우회)이 있으며, 저혈당으로 후기 덤핑증후군(dumping syndrome)에 의한 것이 많다. 후자는 저혈당 치료를 위해서 췌장 절제가 필요한 증례가 보고되고 있고, 병리적으로 췌소도세포증(nesidioblastosis)이었다[5]. 위우회술 후에는 GLP-1의 분비가 항진하는 경우가 있고, 이것이 췌장 베타세포의 증식을 촉진할 가능성이 제기되고 있다.

신생아에게 보이는 저혈당으로 유아의 지속적 고인슐린혈성 저혈당증(persistent hyperinsulinemic hypoglycemia of infancy, PHHI)이 있다[1]. 최근 선천성 고인슐린증으로 불리고 있다. 이것은 췌장 베타세포에서 지속적으로 인슐린이 분비됨으로써 저혈당이 오랫동안 지속되는 질환이다. 지금까지 설폰요소제 수용체나 내향 정류성 칼륨 통로(Kir6.2)의 유전자 이상이 보고되고 있다.

최근의 화제 : 응급구조사의 역할 확대

일본에서는 2014년 4월부터 응급구조사에 의한 혈당 측정 및 저혈당 발작증례에 대한 포도당 용액의 투여가 가능해졌다. 이것은 강습 및 실습 수료자가 의료진의 지시에 따라 실시하게 된다. 이로써 저혈당 발작에 애한 신속한 치료가 가능해지고, 구명율의 향상이나 후유장애의 억제로 이어질 것으로 생각된다.

이것은 금물!	치매나 원인 불명의 불쾌감으로 진단하기 전에 한 번은 저혈당을 의심해 본다.

참고문헌

1) 日本糖尿病学会，編．低血糖症．In: 糖尿病専門医研修ガイドブック．改訂第 6 版．診断と治療社；2014. p.393–402.
2) 平田幸正，石津　注，大内信夫，他．インスリン自己免疫を示した自発性低血糖症の 1 例．糖尿病．1970; 13: 312–20.
3) 江口洋子．インスリン自己免疫症候群におけるインスリン自己抗体の Scatchard 解析について．東京女子医科大学雑誌．1989; 59: 1296–305.
4) 辻野元祥．インスリノーマ．In: 内分泌代謝専門医ガイドブック．改訂第 3 版．診断と治療社；2012. p.295–8.
5) Service GJ, Thompson GB, Service FJ, et al. Hyperinsulinemic hypoglycemia with nesidioblastosis after gastric-bypass surgery. N Engl J Med. 2005; 353: 249–54.

1. 급성 합병증

4. 당뇨병과 감염

이것이 중요!

① 당뇨병 환자는 '감염에 취약'하다. 하지만 이렇게 쉽게 한 단어로 표현하기보다 '어떤' 감염의 위험이 높은지 구체적으로 파악해야 한다. 자주 등장하는 문제와 드물지만 중대한 문제를 우선 이해한다.

② 특히 많은 것은 요로감염이다. 무증상 세균뇨는 요로감염에서 위험하다. 다만 항생제 투여로 그 위험은

③ 대부분의 상기도감염과 기관지염에는 항생제가 필요 없다. 폐렴을 치료할 때에는 결핵을 배제할 것.

④ 족부감염 예방을 위해서 환자나 의사가 발을 관찰하는 것은 중요하다. 하향조절(de-escalation)*[1]이 아니라 상향조절(escalation)*[2]이 원칙이다. 녹농균을 방어해야 하는지를 검토한다.

⑤ 족부감염에서는 피부나 궤양표면의 면봉배양*[3]은 취해서는 안 된다. 고름이나 심부조직(골생검 표본 등)만을 배양으로 제출한다.

⑥ 매년 인플루엔자 백신, 폐구균 백신 등 적절한 예방접종을 제공한다.

- 지속 정맥항생제를 이용할 때에는 혈액배양을 최소 2세트와 각종 배양을 실시한다.
- 드물기는 하지만 당뇨병과 관련한 합병증에 유의한다. 중증 환자는 전문가와 상담한다.

*1 원내폐렴 초기 치료의 항생제 선택방법에 관한 것으로, 하향 조절요법이란 '축소'요법으로 해석하는 사람도 있다. 원내 폐렴치료를 시작할 때 여러 종류의 항생제를 병용하고, 녹농균부터 MRSA, 레지오넬라에 이르기까지 폭넓게 미생물을 방어(cover)하고, 세균학적 검사결과나 증상을 참고로 치료 시작 2일부터 3일째를 목표로 불필요한 항생제를 삭제하고 적정화하려는 치료법.

*2 항균 범위가 좁은 항생제로 투여를 시작하고 효과가 충분하지 않다고 판단된 경우, 점차 항균 범위를 넓히면서 항생제를 변경해 가는 방법.

*3 세정 검체배양

Key Words

요로감염, 호흡기감염, 족부감염, 하향조절(de-escalation) · 상향조절(escalation)

증 례

[증례]

- 당뇨병성 족부병변이 있는 72세 남성. 미열이 지속되고 있다.
- 진찰 당시 체온은 37.8℃ 이외에 활력징후는 정상, 의식도 명료했다.
- 슬와동맥, 족배동맥의 박동은 떨어져 있고 발가락에는 털이 보이지 않고 만지면 차가웠다.
- 4번째 발가락과 5번째 발가락은 검은색으로 괴사되어 있고 작은 궤양이 있으며 만지면 열감이 있었다.
- 부종이나 홍반은 분명하지 않고 본인은 통증을 호소하지 않았다.
- 청결한 소식자(sonde)로 궤양부위를 탐색하면 '탁'하고 뼈가 만져졌다.
- 피하에 농양이 있고 고름을 천자흡인하면 그람양성구균이 군집해 있는 것이 보였다.

[경과]

- 고름을 혐기성 용기*[4]도 포함해서 배양으로 제출하고, 다시 혈액배양 2세트를 채취, cefazolin α 2g, 1일 3회 지속 정맥투여로 치료를 시작했다(다행히 신기능은 정상).
- 고름의 배양에서는 MSSA (메티실린 감수성 황색포도상구균)이 검출되었다. 정형외과에서 상담을 통해 창상의 변연절제술(debridement)을 실시하도록 했다.
- 환자는 열이 떨어졌고 2주 만에 지속 정맥치료를 종료하였고, cephalexin 500 mg을 1일 4회 경구 치료로 변경했다. 총 4주일의 치료를 마쳤다.
- 최종으로 치료한 주에 우발적으로 실시한 혈액검사에서는 CRP가 1.25 mg/dL이었지만, 불안한 듯 정형외과 전문의를 바라보면서 항생제를 종료했다.
- 그 후 정기적으로 외래에서 추적 관리하며 발 감염의 재발은 없는지 확인했다.

*[4] 혐기성 세균의 검출을 목적으로 한 검체 용기

당뇨병 환자는 고혈당, 인슐린 내성, 산증 등으로 인해 자연면역(innate immunity), 호중구유주능, 탐식능 등 각종 면역기능이 저하되어 있다. 감염은 염증을 일으키고 염증은 고혈당을 야기하며 그 고혈당이 감염에 대한 면역을 저하시킨다는 악순환도 발생할 수 있다.

아울러 당뇨족(diabetic foot)에서는 신경병증과 순환장애 때문에 피부에 상처를 만들기 쉽고 환자는 그 상처를 인식하지 못하는 경우가 많다. 신부전, 투석이 되면 이식(graft)이나 카테터를 매개로 한 혈액감염이 일어나기 쉽고, 장기이식이 이루어지면 면역억제제에 의한 감염이 증가한다.

하지만 '감염에 취약'하다해서 발열은 곧 광범위 항생제라고 단편적인 진료를 하는 것은 바람직하지 않다. 당뇨병 환자의 '감염에 취약'한 상태가 몇 십 년이나 지속될 것을 고려하면 광범위 항생제의 남용이 내성균의 증가를 초래하고 그것이 환자에게는 재앙이 되기 때문이다.

당뇨병 환자라도 구체적인 감염진료의 방법은 동일하다. 그것은 '감염 장기'와 '원인 미생물'을 확인하고 거기에 맞는 효과적인 치료를 제공하는 것이다.

당뇨병 환자의 최대의 감염대책은 원질환의 적절한 치료인 것은 말할 것도 없다. 또한 발 감염을 조기에 발견하기 위해서 환자와 의사 모두 발을 꼼꼼하게 관찰하는 것도 중요하다. 무좀(tinea pedis)은 terbinafine이나 itraconazole 등 전신 투여하는 항진균제로 치료한다(다만 무증상 무좀에 대해서는 근거가 불충분하다). 매년 인플루엔자 백신이나 폐구균 백신을 제공하는 것이 중요하다. 특히 폐구균 백신(PPSV23)은 2014년 가을부터 정기 접종이 이루어졌기 때문에 특히 노인은 확실하게 접종해야 한다. 미국 등에서는 예방 효과가 높은 프레베나(PCV13)와 조합해서 사용하는 것도 제안되고 있고, 일본호흡기학회에서 동일한 조합 안이 있다. 비용은 들지만 검토하면 좋을 것이다(65세 이상의 폐구균 백신 정기 접종에 대해서는 다음을 참고할 것). https://www.jrs.or.jp/modules/information/index.php?content_id=864)

1 요로감염

열이 없고, 배뇨통, 빈뇨 등이 있으면 방광염을 의심한다. 발열이 있으면 신우신염을 의심한다. 늑척추각 압통이 있으면 신우신염의 가능성이 높지만 위음성인 경우도 많다. 여성은 냉의 증가, 가려움증 등이 있으면 오히려 매개질환을 고려한다. 남성은 전립선염을 감별한다.

무증상 세균뇨는 많다. 다만 항생제 치료는 예후를 개선하지 않기 때문에 치료해서는 안 된다. 즉 증상이 없는 환자는 요로감염의 정밀검사는 해서는 안 된다. 요로감염이 의심되는 경우, 영상의학검사는 진단에 도움이 되지 않으며 CT도 필요하지 않다. 중간뇨(midstream urine)를 채취해서 검사한다.

소변 정성검사(백혈구 에스테라아제나 아초산염)는 당뇨병 환자에서 위음성이 많고, 침사나 그람염색이 중요하다. 또한 소변배양의 세균 집락(colony) 수도 10^2 CFU/mL에서도 요로감염인 경우가 있다.

원인균에서 가장 많은 것은 대장균이다. 그람양성구균에서는 비병원 포도상구균(젊은 여성에게 많음), 장구균(*Enterococcus*)이 많다. 황색포도상구균(*Staphylococcus aureus*)이나 칸디다(*Candida*)는 원칙적으로 요로감염의 원인은 아니기 때문에 검출되는 모든 균을 치료해서는 안 된다. 다만 예외도 있으므로 판단이 망설여지면 전문가와 상담한다. 일본에서 검출되는 대장균의 30% 이상이 quinolone 내성이다. 또한 최근 quinolone은 QT 연장 등 부작용의 문제가 우려되고 있어, FDA는 보통의 요로질환에는 quinolone을 사용하지 않도록 권장하고 있다. 자신의 진료권에서 항생제의 감수성 양상(antibiogram)을 파악해 둔다. 필자의 진료권에서는 trimethoprim/sulfamethoxazole을 방광염의 일차선택약제로, 신우신염에서는 ceftriaxone 1 g을 1일 1회 투여하고, 감수성 결과를 보고 세파졸린(세파메진α)으로 점차 줄여가고 있다. 치료기간은 방광염은 3일, 신우신염은 14일이 원칙이지만, 항생제에 따라 다르기 때문에 구체적인 것은 다른 책을 참고하기 바란다.

신우신염에서는 종종 혈액배양이 양성이기 때문에 반드시 2세트 채취한다(2014년부터 일본에서 보험 적용 가능). 신우신염은 전형적으로 즉시 해열되지 않는다. 72시간 이내에 해열되지 않아도 전신 상태가 나쁘지 않으면 황급히 항생제를 변경하지 않는다. 또한 72시간이 지나도 해열되지 않는 경우는 항생제를 변경하기 전에 CT 등으로 신농양(renal abscess)을 배제하거나 진단이 잘못되지 않았는지 확인하는 것이 중요하다.

2 호흡기 감염

상기도 감염에서는 보통의 감기, 인플루엔자, 급성 인두염 등 '상기도의 어디인지'를 한정한다. 항생제가 필요한 것은 세균성 급성 인두염뿐이고, amoxicillin 등으로 치료한다.

하기도 감염에서는 급성 기관지염에는 항생제는 필요 없다.

폐렴의 경우 당뇨병 환자는 폐구균, 클렙시엘라(*Klebsiella*), 결핵 등의 위험이 높다. 드물게 사상균 감염(아스페르길루스(*Aspergillus*), 무코르(*Mucor*) 등)도 일어나는 경우가 있다. 따라서, 폐렴이 의심되면 반드시 폐결핵을 배제하는 것이 중요하다. 활동성 결핵의 진단에 투베르쿨린 반응, quantiferon(QFT), T-SPOT 등은 유효성이 떨어지기 때문에 배제하는데는 이용하지 않는다.

객담의 그람염색, 배양, 항산균 염색, 항산균 배양, 항산균 PCR을 검토한다. 결핵 PCR의 민감도는 낮기 때문에 이 음성을 가지고 배제해서는 안 된다. 결핵이나 진균 감염이 의심된 경우는 전문가와 상담하는 것이 좋다.

결핵의 오진을 예방하기 위해서 항결핵작용이 있는 quinolone제제나 carbapenem, linezolid를 근거 없이 사용하지 않는 것이 중요하다. CRP나 procalcitonin (PCT) 등의 표지자는 폐렴에 대한 민감도도 특이도도 충분하지 않기 때문에 지나치게 의존하지 않는 것이 중요하다. 필자는 CRP는 측정하지만 procalcitonin은 사용하지 않는다. 하지만 사용하든 사용하지 않든 관련이 없다. 오히려 CURB-65(시지역사회획득폐렴 예후 예측 위험, 의식상태, 혈액요소질소, 호흡수, 혈압, 연령 = 65세 이상) 등의 중증도 분류를 명확하게 하는 것이 중요하다. 즉, 호흡수를 포함한 활력징후에 주목해야 한다.

폐렴과 심부전의 구별은 어렵다. 이 둘이 함께 동반된 경우도 많다. 영상이나 혈액검사에서는 완전하게 구별할 수는 없기 때문에 객담을 직접 육안으로 보거나 현미경으로 평가하는 것이 유용하다.

입원이 필요한 환자의 초기 치료는 ceftriaxone과 azithromycin으로 하는 경우가 많다. 일본의 폐구균은 거의 penicillin에 감수성을 보이기 때문에 배양결과를 기다리고 benzylpenicillin potassium (penicillin G potassium)으로 점차 줄여나간다. 치료기간은 1주일 정도가 많지만 이것도 각론으로 들어가면 다양하기 때문에 다른 책을 참고하기 바란다.

3 족부 감염

국소적 염증 소견, 전신적 염증 소견에 주목한다.

많은 경우 골수염의 배제하는 것이 중요하다. 뼈가 보이면 골수염은 있는 것으로 생각한다. 보이지 않는 경우는 MRI가 가장 민감도가 높은 검사이다. 골수염을 합병하는 경우는 전문가와 상담하는 것이 바람직하다.

피부나 궤양 표면의 면봉배양은 원인균과 관련이 없기 때문에 하지 않는다.

전신 상태가 좋으면 (녹농균이나 기타 그람음성균을 함부로 치료하지 않음) cephalexin, clindamycin, amoxicillin/clavulanate 등 항균 범위가 좁은 항생제부터 시작하고, 불응 시에는 항균 범위가 넓은 항생제를 투여한다(상향조절). 또한 일본에서 자주 이용되고 있는 경구 3세대 cephem은 쓸데없는 그람음성균을 죽일 뿐만 아니라 위장관에서 흡수(생체이용률, bioavailability)가 나쁘기 때문에 이용해서는 안 된다.

전신 상태가 나쁘면 혈액배양 2세트를 포함한 배양검사를 충분히 실시하고, 재빨리 광범위 항생제를 최대 투여량으로 시작한다. 이 경우는 전문가와 상담하는 것이 좋다.

4 기타

당뇨병과 관련한 드물지만 중증의 감염으로 기종성 방광염, 기종성 신우신염, 기종성 담낭염, 침습성(악성) 외이도염, 비뇌 털곰팡이증(rhinocerebral mucormycosis) 등이 있다. 이들은 모두 전문가와 상의해야 하는 드문(하지만 치명적인) 합병증이다.

투석 관련, 이식 관련 감염은 다른 책을 참고하기 바란다.

이것은 금물!	진단 없이 치료는 없다. 설령 '경험적인'치료라도 진단의 전망을 세워둘 것!

참고문헌

1) Gupta S, et al. Infections in diabetes mellitus and hyperglycemia. Infect Dis Clin N Am. 2007; 21: 617–38.
2) Lipsky BA, et al. 2012 Infectious Diseases Society of America clinical practice guideline for the diagnosis and treatment of diabetic foot infections. Clin Infect Dis. 2012; 54: e132–73.
3) 岩田健太郎, 他. 糖尿病患者の発熱へのアプローチ. In: IDATEN セミナーテキスト編集委員会, 編. 病院内/免疫不全関連感染症診療の考え方と進め方. 医学書院; 2011. p.136–43.
4) 黒上朝子. 糖尿病患者がかかりやすい感染症. KANSEN JOURNAL No. 6. 2008 (http://www.theidaten.jp/journal_cont/20081124J-6-1.htm)
5) 岩田健太郎. 糖尿病の足感染症. In: 西垂水和隆, 他編. 疾患の全体像「ゲシュタルト」をとらえる感染症の診断術. 羊土社; 2014. p.154–8.

〈岩田健太郎〉

2. 만성 합병증

1. 망막병증

이것이 중요!

① 노인이 증가함에 따라 성인의 중증 실명의 원인 1위를 녹내장이 차지했지만, 아직도 망막병증이 청장년층에 가장 많으며 망막병증에 의한 실명자가 감소했다고 말하기 어렵다(표 1). 일본에서 연간 약 3,000명이 망막병증으로 실명이 되고 있다.

② 망막병증의 최대 위험요인은 고혈당이고 조기의 엄격한 혈당 조절이 중요한 것은 말할 것도 없지만, 혈압과 혈청 지질의 관리도 매우 중요하다.

③ 망막병증의 치료는 그 병기를 정확하게 판단하여 그에 맞는 적절한 치료법을 선택하는 것이 중요하다.

④ 진행된 망막병증이 있는 당뇨병 환자의 혈당 조절은 망막병증의 악화(치료 후 망막병증, posttreatment retinopathy) 위험이 있어 급격한 조절은 피한다.

⑤ 진행성 망막병증의 치료로 광응고술(photocoagulation)과 유리체절제술(vitrectomy)이 확립된 것 같지만, 빛간섭단층촬영(optical coherence tomography, OCT) 등 진단법의 발전 또는 스테로이드 국소주사, 항VEGF요법 등의 치료로 황반부종의 예후가 개선된다.

⑥ 망막병증에 의한 실명자를 줄이기 위해 당뇨병 환자를 진단하면(예를 들어 IGT라도) 교육하고, 반드시 안과 진료를 받도록 지시하며, 안과 의사와 연대하는 것이 매우 중요하다.

Key Words

망막병증의 실명, 치료 후 망막병증, 광응고술, 유리체절제술, 황반부종

서론

당뇨병 환자를 진료하는 내과 의사가 당뇨병에 의한 시력장애 · 실명을 줄이기 위해서 할 수 있는 것은 당뇨병 환자를 발견하면 아무리 경증이라도(IGT라도) 확실히 교육을 해서 안과 진료를 받도록 권장하는 것이다. 또한 외래 환자에게도 안과 진료를 받고 있는지 철저히 확인하고 치료 중단 사례를 포함해 유병기간, 환자의 병태생리 및 안저의 상황을 충분히 파악한 후 병태생리에 따라 적절하게 당뇨병을 조절하는 것이다. 다음은 내과 의사의 입장에서 망막병증에 대해 설명하기로 한다.

1 특징

- 당뇨병성 망막병증은 이미 성인의(한창 활동 중인 성인의) 심한 시력장애 및 실명의 원인이 되고 있다(표 1).
- 당뇨병성 망막병증으로 눈이 보이지 않는 것에 대한 환자의 부담은 중증 실명인데다 비교적 단기간에 실명하기 때문에 예상 이상으로 크고, 신경병증이나 신증 등 다른 합병증과 함께 사회복귀의 방해가 된다(표 2).
- 당뇨병 환자의 약 15%에서 망막병증이 있고, 일본에서 연간 약 3,000명이 망막병증으로 실명하고 있다. 치료하지 않는 예는 물론 치료를 중단한 예에서 시력 예후가 불량한 예가 많다. 또한 황반부종 등으로 실명에 이르는 예도 적지 않다.

표 1 성인 중증 실명의 원인

발표연도	1991년	2006년
조사연도	1988년	2001~2004년
1위	당뇨병성 망막병증 18.3%	녹내장 20.7%
2위	백내장 15.6%	당뇨병성 망막병증 19.0%
3위	녹내장 14.5%	망막색소변성증 13.7%
4위	망막색소변성증 12.2%	황반변성 9.1%

*후생노동성: 일본에서 시각장애의 현황. 1991
*후생노동과학연구비보조금 난치성질환 극복연구사업: 망막, 맥락막 · 시신경위축증에 관한 연구 2005년도 총괄 · 분담연구보고서. 2006

표 2 당뇨병성 망막병증에 의한 실명자의 특징

① 중증 실명이고 비교적 단기간에 실명되기 때문에 보이지 않는 것에 대한 환자의 부담은 예상 이상으로 크다.
② 인슐린 자가주사 등의 당뇨병의 일상 관리에도 큰 영향을 준다.
③ 당뇨병성 신증도 진행되고 있는 경우가 많고, 투석이 필요해지는 경우도 많다. 사회복귀에 방해가 된다.
④ 당뇨병 신경병증의 진행이 점자나 마사지기술을 습득하는데 장애가 된다.
⑤ 발 관리가 필요해도 눈으로 발을 관찰할 수 없어 괴저 발생의 위험이 있다.
⑥ 자율신경병증의 합병도 많아 재활치료나 사회복귀에 장애가 되는 경우가 많다.

- 망막병증의 원인은 광범위하고 눈 안에서 혈관내피성장인자(vascular endothelial growth factor, VEGF)와 같은 염증성 시토카인의 증가 등이 알려져 있지만, 아직 완전히 밝혀지지는 않았다. 최대 위험요인은 HbA1c(고혈당)이며, 조기의 엄격한 혈당 조절이 중요한 것은 당연하지만 혈압과 혈청 지질의 관리도 매우 중요하다.

- 진행 중인 망막병증이 있는 당뇨병 환자에게 치료방법에 상관없이 급격한 혈당 조절을 실시하면 망막병증이 악화(posttreatment retinopathy)되는 경우가 적지 않다. 특히 치료를 중단한 예에서 다른 합병증이 나타나는 것(아킬레스건 반사의 소실 등)은 주의해야 한다.
- 혈당 변동을 줄이면서 저혈당 없이 혈당을 잘 조절하면(인크레틴 관련 약물치료 등) 망막병증을 악화시키지 않는다.
- 당뇨병성 망막병증이 진행되어도 광응고술이나 유리체절제술 등으로 실명을 예방하지만, 최근 망막병증의 진단 및 치료법의 진보는 눈부시게 발전했다. 빛간섭단층촬영에 의한 망막, 특히 황반부의 평가(황반부종의 치료 효과도 포함)의 발전과 최소침습적이고 효과적인 레이저 치료 또는 유리체절제술, 또한 스테로이드 국소주사, 항VEGF요법 등의 치료를 통해 황반부종의 예후가 개선되고 있다.

2 진단

환자가 시력장애를 호소한 후의 안과 진료에서는 (시력)예후가 불량하다.

a) 병력청취

- 당뇨병의 유병기간이 중요하며(특히 혈당 조절 불량 기간), 안과 진료의 유무, 치료 경험(저혈당의 경험도), 아울러 치료 중단 경험, 고혈압의 유무 등에 대해 구체적으로 병력청취한다.

b) 검사 : (진단의 중심부서는 안과이다)

- 조절 지표: 혈당(공복, 식후), HbA1c, 당화알부민 등 조절이 나쁘면 당연히 합병증의 위험은 늘어난다.
- 안과 검사: 이것이 전부다(내과 의사도 인지하고 있는 것이 좋다). 시력, 안압, 안저검사는 기본이다.

산동 하 안저검사 : 산동 하에 안저를 주변까지 반드시 관찰할 필요가 있다. 건강검진의 무산동 안저 카메라는 안저의 일부 밖에 촬영하지 못하기 때문에 망막병증 검사로는 충분하지 않다. 산동을 하기 위해 녹내장 발작을 일으키지 않고 우각을 관찰할 필요도 있다. 백내장도 진행되기 쉽다는 것을 고려하면 정기적인 안과 진료가 중요하다. 2011년부터 초광각 주사레이저검안경(영국 Optos사)이 일본에서도 발매되었고, 무산동, 0.3초면 화각 200°의 안저 파노라마 사진을 촬영할 수 있기 때문에 이것이 일반화되면 정기검사의 개념이 변할 가능성이 있다.

형광안저혈관조영술(fluorescein angiography, FAG) : (그림 1) Fluorescein 색소는 정상적인 망막 혈관에서는 흘러나오지 않지만, 신생혈관에서는 흘러나오는 것을 이용하여 황반부종의 정도, 망막 허혈(무혈관영역)의 유무 및 정도, 신생혈관의 유무 등을 알고, 광응고술 시행의 판단과 실시에서도 매우 중요하다.

빛간섭단층촬영(OCT) : 레이저광을 이용해서 망막 단층을 관찰할 수 있다. 비침습적 검사이며 시력과 가장 관련 있는 황반부 병변을 진단하는 데 필수적이다. 특히 황반부종이 있으면 망막부종, 층 구조의 이상, 낭포성 변화 등을 보이며, 치료 경과 관찰하는 데 유용하다.

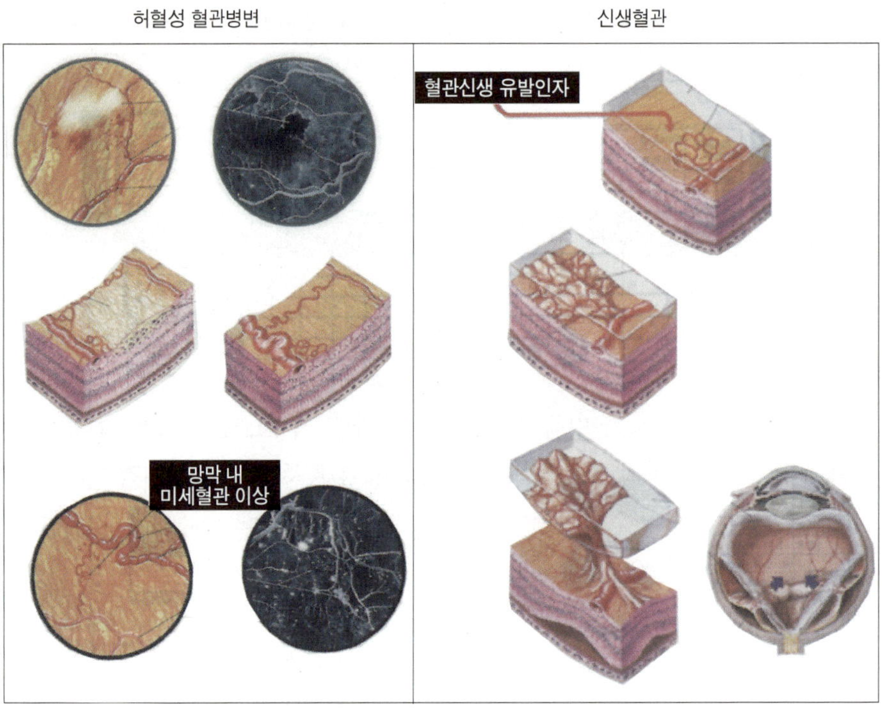

그림 1 허혈성 혈관병변과 신생혈관의 증식

- 망막병증의 분류: 내과 의사와 안과 의사의 커뮤니케이션 도구로서 내과 의사도 이해해 두는 것이 매우 중요하다[알지 못하면 당뇨병 눈 수첩, 당뇨병 수첩(그림 2), 망막병증 카드(치바당뇨병 교육 스태프 연구회 편) 등을 이용할 수 없다].

  내과 의사에게도 익숙한 것은 Davis 분류(비증식 망막병증과 증식 망막병증으로 구분하고 기본적인 생각은 현재도 통용되지만, 광응고술, 유리체절제술을 고려하지 않은)와 후쿠다 분류(참고: 광응고술, 유리체절제술, 광응고반도 고려했으며, 내과 의사도 알기 쉽다)이다. Davis 분류에 대해 다음과 같이 설명한다.

· 단순 망막병증(SDR): 모세혈관류, 점상출혈, 반점출혈, 경성삼출물 등이 보이고, 병변은 망막 안에서 멈춘다. 황반부종을 합병하는 경우도 있다.

· 전증식 망막병증(PrePDR): (그림 1) SDR과 PDR의 경계 영역에서 비교적 광범위한 망막허혈(육안으로 연성삼출물, FAG에서 무혈관영역)을 방치하면 PDR로 진행된다. 많이 발생하는 연성삼출물, 정맥이상, 망막 내 미세혈관이상(intraretinal microvascular abnormalities, IRMA)을 보이고 광응고술의 적응증이다.

· 증식 망막병증(PDR): 병변이 망막 밖으로 영향을 미치고, 신생혈관이 존재하는 것이다. 유리체 출혈, 견인성 망막박리 등의 원인이 되어 방치하면 실명에 이르는 망막병증이다.

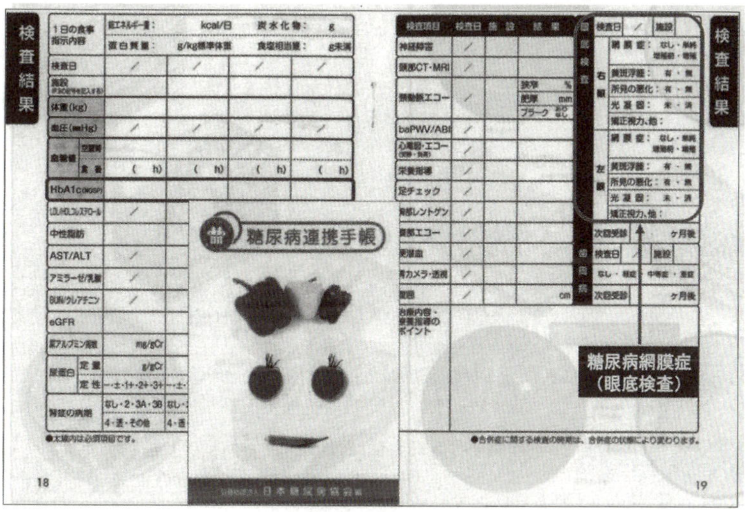

그림 2 당뇨병 수첩

3 치료(그림 3)

치료 핵심은 다음과 같다.

(1) 안과에서 진료를 받도록 지시한다(당뇨병 수첩 등을 가지고 그림 2). 내과 ⇔ 안과 진료 연계*

초진 환자: IGT로도 반드시 의뢰한다.

* 외래 환자: 정기 외래 진료를 확인, 지시한다(망막병증 없음 · SDR: 6개월~1년에 1회, PrePDR: 1~3개월에 1회, PDR: 2~6개월에 1회: 스트레스나 큰 대사성 변화(입원에 의한 급격한 혈당

개선, 수술 등) 등이 있는 경우는 그렇지 않다.).

(2) 당뇨병의 조절, 고혈압 및 이상지질혈증의 치료, 비만이나 금연 등의 생활습관개선 등 전신 관리.

(3) 안과적 치료(국소약물치료(스테로이드 국소주사, 항VEGF요법 등), 광응고술, 유리체절제술 등)이다. (2)에 대해서 구체적으로 설명한다.

① **혈당 조절** : 망막병증의 예방 및 치료상 가장 기본적인 치료전략이다. 망막병증의 발생 및 진행에 혈당 조절이 크게 관여하고 있는 것, 또한 엄격한 혈당 조절이 망막병증의 발생 및 진행 예방에 중요한 것은 많은 대규모 연구에서 명확해지고 있다. 다만 어느 정도 진행된 망막병증(Pre-PDR 이상)인 경우는 신중하게 혈당을 조절(급격하게 조절하지 않음)하고, 저혈당(특히 야간)을 피하며, 혈당 변동을 억제하는 것이 중요하다.

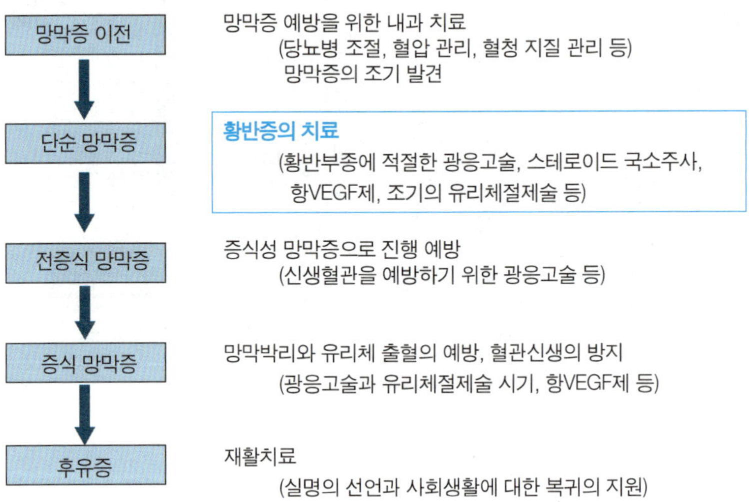

그림 3 당뇨병성 망막병증의 병기와 관리목표

② **혈압 조절** : 고혈압에 의한 혈관장애 및 기계적 자극으로 VEGF가 생기고 망막병증이 악화되는 것으로 생각된다. 또한 시력예후가 불량한 망막정맥폐쇄증의 합병도 혈압 관리가 불량한 예에 많다. 역시 많은 대규모 연구에서 혈압 상승은 망막병증을 악화시키고, 장기간에 걸친 엄격한 혈압 조절은 망막병증의 악화위험을 감소시켰다. 안지오텐신 전환효소 억제제(ACE 억제제)에 의한 망막병증의 진행 예방 효과(EUCLID 연구, ADVANCE 연구 등), 안지오텐신 II 수용체 차단제(ARB)인 candesartan을 이용해서 혈압을 조절하면(DIRECT 연구) 제1형 · 제2형 당뇨병 모두

망막병증의 발생을 예방하는데 유용하거나 제2형 당뇨병에서는 진행을 예방할 수 있었다. 이상의 결과에서 망막병증의 발생 및 진행 예방에는 혈압 조절도 중요하며, 특히 ACE 억제제, ARB 등에 대한 레닌-안지오텐신계(RAS)의 억제가 유용하다고 생각된다.

③ **지질 조절** : 이상지질혈증은 반드시 망막병증의 발생 및 진행에 유의미한 위험요인으로서 확립되어 있지 않다. 하지만 제2형 당뇨병을 대상으로 PPAR-α 작용제(fenofibrate)의 효과를 검토한 FIELD 연구에서는 PPAR-α 작용제는 광응고술이 필요한 현상을 감소시키고, 망막병증의 진행을 억제하는 것으로 나타났다. 또한 스타틴 단독 사용에 의한 망막병증 진행 예방의 근거는 없지만, ACCORD Eye 연구에서 PPAR-α 작용제 추가 사용군에서 망막병증 진행의 억제 효과가 나타나고 있다.

☆안과적 치료[특히 당뇨병성 황반병증(황반부종)의 치료]: 최근 안과영역에서는 '실명의 회피'를 목표로 한 PDR에 대한 치료에서 '보다 좋은 시력의 보존'을 목표로 하는 황반부종(황반병증)에 대한 치료가 중요시되고 있다. 황반부종의 진단, 치료 경과의 관찰에 OCT가 크게 기여하고 있다. 국소성 황반부종에 대해 광응고술, 미만성 황반부종에 대해 광응고술만으로 충분하지 않기 때문에 항VEGF제[pegaptanib, bevacizumab, ranibizumab (2014년 2월부터 일본에서 보험 적용)], 소량의 스테로이드(triamcinolone) 국소주사, 덜 침습적인 유리체절제술이 이루어져 좋은 성적을 거두고 있다. 또한 황반부종이 있는 경우 pioglitazone은 금기이다.

증 례

41세에 실명하고 45세에 사망한 남성의 제2형 당뇨병

[주소] 시력저하

[기왕력] 특기할 만한 사항 없음.

[가족력] 부친 당뇨병

[현재 병력 및 경과]

- 41세 남성. 영업사원.
- 초진 : 10년 전에 건강검진에서 당뇨병을 진단받고 가까운 병원에서 진료를 받았다.
- 그 병원에서 심한 정도는 아니지만 과식하지 않고 운동을 하라고 권유받았다.
- 하지만 식사 교육도 없었고 정기검진, 안과검진에 대한 지시도 없었다. 증상도 없고 일도 바빴기 때문에 중단했다.
- 10년 후 8월 아침에 일어났을 때, 위에서 빨간 커튼이 내려져 있는 것 같은 느낌이 들고 왼쪽 눈이 보이지 않

아 안과에서 진료를 받았고 우리 과로 의뢰되었다.
- 식후혈당 106 mg/dL, HbA1c 6.9%, 요단백(3+), Cr 3.6 mg/dL. 신증(신부전), 신경병증도 상당히 진행되어 있었다.
- 안과 치료도 효과가 없었고 6개월 후에 실명이 되었으며, 1년 후 심기능저하(과거의 심근경색증)로 혈액투석(HD)을 시작하기가 어려워서 복막투석(CAPD)을 시작했지만 45세에 사망했다.

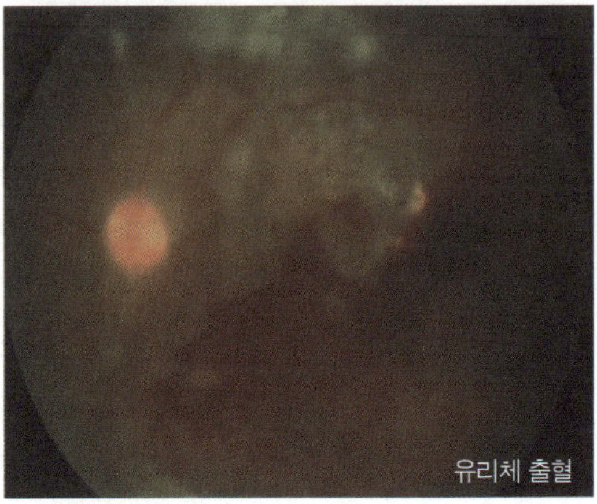

그림 4 증식(악성) 망막병증
광응고술, 유리체절제술 시행도 효과가 없어 실명했다. 또한 CAPD를 시행했지만 복막염이 발병했고, 요독증, 다장기부전으로 45세에 사망했다.

[설명] 초진 시 당뇨병 및 당뇨병성 망막병증을 포함한 합병증에 대해 교육을 받지 않았더라도 최소한 치료의 지속과 안과 진료의 필요성만이라도 설명했다면 이처럼 불행한 결과를 피할 수 있었을지 모른다. 이런 경우는 결코 적지 않다. 당뇨병 교육의 중요성을 통감하지만(표 3), 일본도 미국과 똑같아질 가능성이 있다. 물론 환자의 시력이 가장 중요하지만 안과검사가 필요하다고 의무기록에 적어두는 것도 중요하다.

표 3 당뇨병은 환자 교육이 부족하면 의료소송의 표적이 된다.

미국에서 '당뇨병에 관한 의료소송총액'은 증가 추세
소송의 특징: 초진 의사에게 일어나는 경우가 많다.
10년 후 실명했다.
20년 후 투석이 시작된 환자가 초진 의사를 설명부족으로 고소했다.
당뇨병 치료에서 왜 교육은 중요한가? (Joslin's Diabetes Mellitus, 13th ed)
① 교육에 따라 환자는 보다 건강하다고 느낀다.
② 교육에 따라 대사 조절은 개선되고 합병증의 위험은 감소한다.
③ 교육에 따라 의료관리비용이 감소한다.
④ 의료과실에 대한 보호

[주의!] 급격한 혈당 조절과 당뇨병성 망막병증

· 고혈당을 방치하면 망막병증은 악화된다. 하지만 단기간에 고혈당을 개선하면 망막병증이 악화되는 경우가 있다. 특히 진행될수록 위험은 존재한다.

① 여유가 있는 경우: 케톤산증, 감염, 합병증 등은 존재하지 않는다.

· 혈당의 정상화를 서두르지 않는다! 특히 HbA1c ≥ 10.0%인 경우(조절 불량 기간이 길다고 생각될 때 또는 중단 경험이 있는 경우) 6개월 이내에 HbA1c를 3% 이상 낮추지 않도록(어렵지만) 주의하고 노력한다.

② 여유가 없는 경우: 케톤산증, 감염, 심근경색증 등을 합병하거나 응급수술이 필요한 경우

· 조속히 어느 정도 혈당을 조절하는 것이 필요(생명의 위험을 피하고, 합병증 치료에 지장이 없을 정도로) → 우선 공복(식전)혈당이 150~200 mg/dL 정도에 그친다. 다만 임신부의 경우 한계는 없다.

· 적어도 저혈당은 피한다.

· 안과에서도 취지를 전해 협력을 구한다.

③ 예측하지 않았는데 감소한 경우(입원 또는 예상 외로 환자가 노력했다).

· 안과에서 안저를 자주 관찰하고 비증식성 망막병증 등으로 진행할 것 같으면 빨리 안과치료를 고려한다.

* 입원해서 혈당을 조절하면 대부분의 환자가 단기간에 혈당이 조절된다(HbA1c가 상당히 내려감). 실제로 입원기간, 당독성(glucose toxicity)에서 조기에 벗어나는 장점 등 어려운 문제는 많지만 충분히 주의해야 한다. 좋은 혈당 조절은 일부러 악화시키지 않고 저혈당이 일어나지 않는 수준에서 지속하는 것이 중요하다(그림 5). 혈당 변동의 억제, 저혈당을 피하기 위해서 GLP-1 수용체 작용제나 DPP-4 억제제 중심의 조합으로 조절하면 치료 후 망막병증을 억제할 가능성이 있다.

4 망막병증과 급격한 혈당 조절

엄밀한 혈당 조절은 망막병증의 발생을 예방하고, 단순 망막병증(SDR)에서는 진행을 예방하는데 기여한다는 것은 앞서 설명한 바와 같다. 하지만 과거부터 급격한 조절에 따라 망막병증이 급속하게 진행되는 것으로 알려져 왔다(그림 5). 하지만 DCCT 등의 대규모 연구에서도 혈당 조절에 의해 6개월 후 망막병증이 일시 악화(early worsening)되지만 혈당을 계속 잘 조절하면 망막병증이

향상되는 것으로 나타났다(그림 6). 하지만 일시 악화가 있는 이상 SDR이라면 좋지만 이미 진행성 망막병증이 있고 유병기간이 길어 장기간(3년 이상) 조절이 불량(HbA1c 9.4% 이상)하거나 치료를 중단한 경험이 있는 증례에서는 어렵지만 신중하고 천천히 낮추는(월 0.5% 정도) 노력이 필요하다. 혈당 변동을 억제하고 저혈당을 피하기 위해 GLP-1 수용체 작용제나 DPP-4 억제제 중심의 조합으로 조절하면 치료 후 망막병증을 억제할 수 있지만 아직 충분한 자료는 없다. 그리고 무엇보다 중요한 것은 조절하는데 시간이 걸리고 아무리 주의해도 망막병증이 악화될 가능성이 있다는 것, 그것을 예방하기 위해서도 빈번한 안과 진료가 필요하다는 것을 환자에게 설명해 두는 것이다. 물론 안과 의사에게도 의학적 상태, 질병 상태, 치료경과를 자세히 알리고 협력을 구해 안과와 지속적으로 협조하는 것이 중요하다.

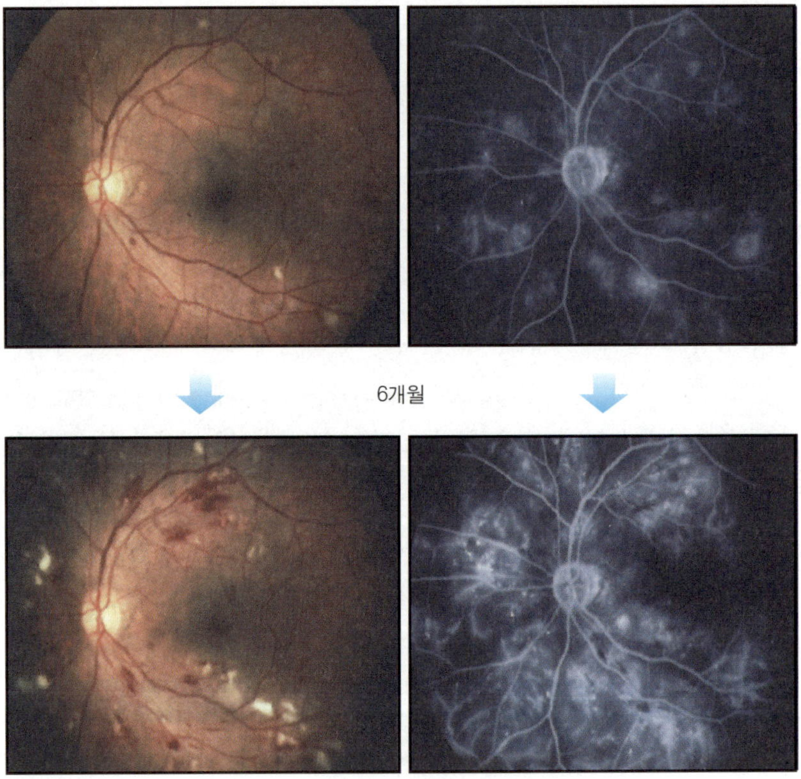

그림 5 급격한 혈당 조절 및 저혈당에 의한 망막병증의 악화 예

54세 남성, 제2형 당뇨병(비만 아님)

조절 불량으로 인슐린요법으로 변경. 그 후 저혈당이 자주 발생(고속도로 요금소 부스에서 요금을 징수하기 때문에 불규칙한 근무와 간식 섭취를 금했다.)

초진 시 단순 망막병증이었던 것이 6개월 후에 좌측 아래와 같이 출혈, 삼출물 모두 명백히 증가, FAG에서 망막혈관에 명백한 투과성 항진이 보였다.

광응고술이 시행되었다.

HbA1c는 6개월 만에 11.7%에서 8.2%로 개선되었다.

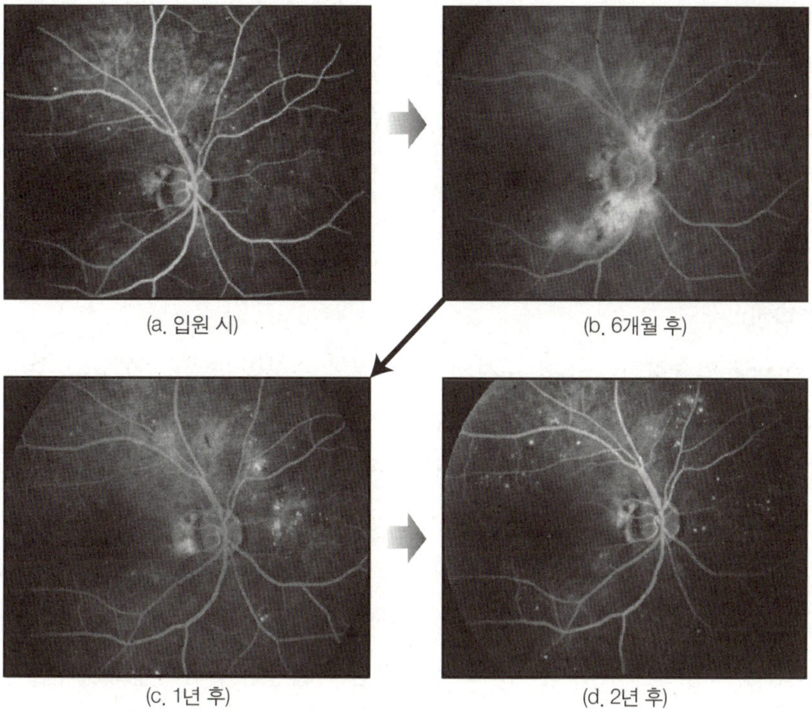

그림 6 혈당 조절에 의한 일시적 망막병증의 악화와 개선

47세 여성. 5년 전 당뇨병으로 진단되었지만 방치.
공복혈당 190 mg/dL, HbA1c 10.2%. 이미 단순 망막병증 있음(a). 인슐린요법 시작, 혈당은 서서히 조절. 6개월 후 HbA1c 8.4%
하지만 안저검사에서 RPCs에 선상출혈. 다발성 삼출물. FAG에서 같은 부위에 혈관의 투과성 항진이 보였다 (b) (early worsening)
이후 조절 양호가 지속되었고(HbA1c < 6.9%), 2년 후까지 경과지만 망막병증은 단순 망막병증으로 개선되었다(c, d).

5 안과에서 외과적 치료가 필요한 경우 내과 의사의 협력 · 연계

a) 처치 · 수술 전의 평가와 허용범위(HbA1c만으로 판단해서는 안 된다!)

안과에서 많이 이루어지는 수술은 백내장 수술, 유리체절제술이다. 특히 백내장의 경우 이물질(인공수정: IOL)을 삽입하기 때문에 수술 전 조절은 HbA1c 7% 미만이 필수적이다. 다만 수술을 결정한 안과 외래에서 HbA1c만으로 판단하는 것은 위험(과거의 양호한 조절을 나타내는데 불과)하기 때문에 1,5AG (1,5-anhydroglucitol), 당화알부민, 자가혈당측정 등에서 판단(수술에 가까운 상태 파악)에 따른 조언이 필요하다.

또한 외래에서 활동 시 섭취에너지를 설정한 상태에서 입원 후 조절이 불량해져서 수술을 중지할 수 있기 때문에 수술 시(안정 시) 적절한 칼로리에 대해 조언한다.

b) 처치 · 수술 시의 약물치료(조절)의 실제

소화기외과 등 수술과 달리 두 끼 이상 금식인 경우는 아직 없기 때문에 약물 조절은 비교적 쉽지만, 이를 위해 약물치료 중인 환자, 특히 인슐린요법 중[Premix analog의 2회 주사, Ryzodeg (insulin degludec/insulin aspart) 복합제 등]의 수술은 가능하면 오전 중에 시행할 것을 의뢰한다.

① 경구혈당강하제의 경우: 원칙적으로 아침 1회의 경구혈당강하제는 점심식사 때에, 아침/저녁의 경구혈당강하제는 점심/저녁에, 아침/점심/저녁에 3회 복용하는 경구혈당강하제는 아침에 복용을 중단한다.

② Premix analog 인슐린의 2~3회 주사의 경우: 2회 주사인 경우는 아침의 주사는 중지하고 점심 식전에 아침의 1/2양을 주사하며, 3회 주사인 경우는 거기에 점심 식전의 1/2양을 더한다. Ryzodeg 복합제의 경우는 아침 주사는 중지하고 점심 식전에 아침의 2/3양을 주사한다.

③ 인슐린 다회주사요법(multiple daily injection, MDI)의 경우: 아침식사를 거른다면 아침식사 직전에, 점심식사를 거른다면 점심식사 직전에 초속효성 인슐린 주사를 중지한다. 보통 기저 기저 인슐린은 그대로 주사해도 상관없지만, 공복혈당을 보고 조절한다.

④ GLP-1 수용체 작용제의 경우: 단독으로 사용하면 저혈당의 위험은 없고, 복부 수술이 아니기 때문에 보통과 같아도 관련이 없다. 주 1회 주사하는 GLP-1 수용체 작용제는 그대로 주사해도 상관 없다.

c) 혈당 측정

위의 내용을 시행하기 위해서도 수술 전부터 간이측정기로 최소한 각 식전과 취침 전, 수술 당일은 거기에 입원실로 돌아왔을 때도 추가한다. 혈당 측정에 정확도를 기하기 위해서도 자가혈당측정 기계가 아니라 현장검사(point of care testing, POCT)를 이용해야 한다.

d) 다른 과의 수술 전에 당뇨병성 망막병증(특히 증식 전 망막병증 이상)이 판명된 경우

수술로 반드시 악화되기 때문에 가능하면 수술을 연기하고 광응고술 등을 시행한 후에 수술하는 등 보다 안전을 우선하도록 해당 과와 안과에 조언한다. 물론 환자에게도 망막병증 악화의 위험을 설명한다. 수술 후에도 추가 광응고술 등 신중하게 추적검사한다.

응급수술 등 연기할 수 없는 경우는 수술 후 망막병증의 악화 및 시력장애 등의 위험을 해당 과, 안과, 내과의 각 의사보다 환자, 가족에게 자세히 설명하고 승낙을 얻은 후에 수술을 시행하고 수술 후의 대사 관리와 함께 조속히 안과 진료를 받고 광응고술 등을 시행하며, 신중하게 추적검사를 하도록 한다.

모든 수술 전에 망막병증의 확인은 필수적이다.

e) 기타

정기적으로 안과에 내원하여 장년층 · 노년층 당뇨병에 합병하기 쉬운 녹내장(실명 원인의 1위), 백내장, 노인성 황반변성 등을 조기 발견하면 바로 치료로 이어진다.

또한 망막병증의 편측만 악화, 망막정맥의 폐색 등이 보이는 경우는 초음파로 경동맥의 협착이나 내막-중막 두께(IMT)를 확인한다.

결론

당뇨병성 망막병증의 존재는 당대사이상의 필연적인 결과이며, 그 존재로 당뇨병으로 진단할 수 있다. 또한 당뇨병의 유병기간이 길어질수록 망막병증의 발생 및 악화의 가능성이 높아진다. 시력의 중요성을 고려하면 망막병증의 확실한 발생 예방, 진행 예방, 악화 예방, 시력의 보존, 실명 회피를 전 생애에 걸쳐 도모할 필요가 있다. 이를 위해 당뇨병뿐만 아니라 망막병증도 포함한 합병증의 존재, 경중도 확실히 파악하고 내과 의사와 안과 의사가 항상 소통하며 항상 협력하여 당뇨병 환자의 치료에 매진하는 것이 중요하다.

㈜ 그림의 안저 사진 및 형광 안저 사진은 필자가 촬영한 것이다.

이것은 금물!

자각 증상이 전혀 없으면 환자는 안과에 가지 않는다.
새로운 환자는 조기에 안과 진료를 받도록 지도한다.

참고문헌

1) 日本糖尿病学会，編．糖尿病治療ガイド 2016–2017．文光堂；2016.
2) 望月典子，他．糖尿病性網膜症の外科的治療．日本臨牀．2012; 70(増刊 5): 364–8.
3) 特集：糖尿病網膜症診療の最前線．Diabetes Frontier. 2011; 22(4).
4) 特集：糖尿病網膜症－診断と治療の将来展望－．プラクティス．2011; 28(6).
5) 江内田寛，他．糖尿病網膜症の病態と最近の治療．Diabetes Journal. 2011; 39(3): 115–20.
6) Antonetti DA, et al. Diabetic retinopathy. N Engl J Med. 2012; 366(13): 1227–39.
7) American Diabetes Association. Standards of Medical Care in Diabetes–2014. Diabetes Care. 2014; 37: Suppl 1: S14–80.
8) 日本糖尿病学会，編．糖尿病診療ガイドライン 2016．南江堂；2016.

〈松尾　哲〉

2. 만성 합병증

2. 신증

이것이 중요!

① 다른 합병증처럼 신증도 발생 전부터 혈당 관리가 장기적인 예후를 좋게 하는 데 중요하다.

② 신증의 병기 평가를 위해서 소변 중 알부민 배설율, 혈청 크레아티닌은 정기적으로 측정할 필요가 있다.

③ 신증 제2기는 엄격한 관리로 개선될 수 있다. 하지만 제3기 이후는 엄격하게 관리해도 진행을 저지할 수 없는 증례도 있다. 따라서, 제2기를 간과하지 않는 것이 중요하다.

④ 당뇨병 환자의 신기능장애는 모든 것이 당뇨병성 신증이라고는 할 수 없다. 다른 신질환의 발병 가능성도 확인해야 한다.

⑤ 신기능이 저하되면 설폰요소제, 비구아나이드는 사용하지 않는다(다른 경구혈당강하제도 감량이 필요한 약, 신중히 투여해야 하는 약, 금기하는 약이 있다).

Key Words

미세알부민뇨, 소변 알부민 배설율, 신생검, 레닌-안지오텐신계, MDRD-J 공식

1 특징

당뇨병성 신증은 전세계적으로 말기 신부전의 원인으로서 가장 많은 질환이다. 이 당뇨병성 신증에 의한 말기 신부전 환자에게는 합병증 발생까지 당뇨병이 관리되지 않은 증례, 또는 일단 치료를 시작했지만 외래진료를 중단해버린 증례가 많다. 다시 말해 검진시스템의 유지, 초기 교육으로 지속 관리의 필요성을 강조하는 것이 중요하다.

증 례 01

40대 초반의 남성. 건강검진에서 소변에 당이 나온다고 들었지만방치. 이후 검진 경험 없음.

7년 후　　부종이 생기기 시작했다.

10년 후　　야간 호흡곤란이 생기고 가까운 병원에서 진료를 받았다. 당뇨병성 신증으로 본원에 의뢰되어 치료를 시작했다.

이때 HbA1c 8.7%

신증: 크레아티닌 1.41 mg/dL, 요단백 2.39 g/일

신경병증: 발가락끝 저림증(+), 기립성 저혈압(+)

164/91 mmHg (누웠을 때) → 119/73 mmHg (서있을 때)

망막병증 전증식성 망막병증

이후 혈당, 혈압은 비교적 양호하게 유지할 수 있었고, 그림 1처럼 3년째 들어서 겨우 신기능저하 속도가 느려지기 시작했다.

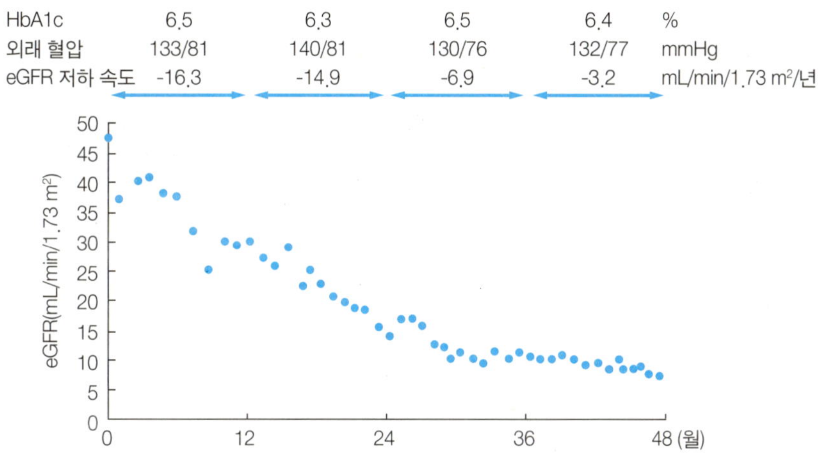

그림 1 증례 1의 임상 경과

증 례 02

50대 후반의 남성. 가까운 병원에서 당뇨병이 있다고 들었지만 방치했다.

9년 후　　다시 당뇨병이라고 듣고 치료 시작. 이미 전증식성 망막병증이 있어 광응고술 시행.

19년 후　　혈청 크레아티닌 2.11 mg/dL로 신기능이 저하되고 본원으로 의뢰.

이후 그림 2와 같이 혈당, 혈압 조절은 양호했지만 신증 악화는 멈추지 않고 약 2.5년 혈액투석

신증이 진행된 증례 중에서는 증례 1과 같이 양호한 관리 상태를 유지하여 신증의 진행을 늦출 수 있는 경우도 있다. 하지만 증례 2처럼 완전히 억제할 수 없는 경우도 있다.

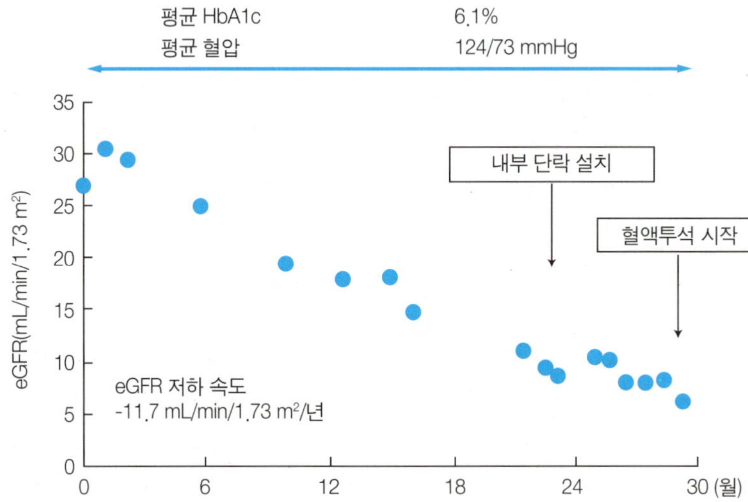

그림 2 증례 2의 임상 경과

2 병기, 진단, 검사

a) 신증 평가를 위해 필요한 검사

신증 평가에서 특히 중요한 것은 요중 알부민 배설량(UAE: urinary albumin excretion)과 사구체여과율(GFR)을 측정하는 것이다. 무작위 소변에서 UAE를 측정할 때에는 소변 크레아티닌을 동시에 측정하여 크레아티닌 환산치로 평가한다. UAE의 기준치는 정상 소변: 〈 30 mg/g 크레아티닌, 미세알부민뇨: 30~299 mg/g 크레아티닌, 현성 알부민뇨: ≥ 300 mg/g 크레아티닌이다. GFR은 혈청 크레아티닌에서 추산하는 MDRD-J 공식에 의한 추정사구체여과율(eGFR)의 계산이 편리하다.

남성: $eGFR = 194 \times Cr^{-1.094} \times \text{연령}^{-0.287}$ (mL/min/1.73 m^2)

여성: $eGFR = 194 \times Cr^{-1.094} \times \text{연령}^{-0.287} \times 0.739$ (mL/min/1.73 m^2)

또한 혈청 크레아티닌은 근육량의 영향을 받기 때문에 혈당 조절 불량, 또는 신경병증 때문에 근육이 위축되는 경향을 보이는 경우, 혈청 크레아티닌은 신기능에 비해 낮은 수치로 나오고, MDRD-J 공식에 의한 추정이 어려워진다. 이런 경우에는 cystatin C에 의한 추정식이 유용하다.

남성: $eGFRcys = (104 \times Cys\text{-}C^{-1.094} \times 0.996^{\text{연령(세)0}}) - 8$ (mL/min/1.73 m^2)

여성: $eGFRcys = (104 \times Cys\text{-}C^{-1.094} \times 0.996^{\text{연령(세)}} \times 0.929) - 8$ (mL/min/1.73 m^2)

b) 당뇨병성 신증의 병기 분류 및 진행

당뇨병성 신증은 소변 알부민 양과 eGFR에 의해 제1기(신증 전기), 제2기(조기 신증기), 제3기(현성 신증기), 제4기(신부전기), 제5기(투석요법기)의 5개 병기로 분류한다1). 당뇨병성 신증은 만성 콩팥병(chronic kidney disease, CKD) 중 하나이기 때문에 혼란스럽지 않도록 그림 3에 당뇨병성 신증 병기 분류와 만성 콩팥병의 중증도 분류의 관계를 나타낸다.

당뇨병성 신증 병기의 파악은 신증의 정도 파악뿐만 아니라 치료방침의 결정을 위해서도 중요하다. 이 중에서 제2기는 혈당을 비롯해 위험요인의 적절한 관리로 신증의 개선(관해)을 기대할 수 있다[2]. 제3기 이후라도 병기의 개선이 가능한 증례도 있지만 유감스럽게 병기가 진행될수록 적절한 관리를 할 수 있어도 병기의 개선은 보장되지 않고, 증례 2와 같이 진행을 저지하지 못하는 증례도 있다. 따라서, 제2기에는 예방하기 위한 최대한의 노력을 해야 한다. 즉, 제2기는 중요한 병기이며 말하자면 당뇨병 환자의 예후를 결정하는 전환점이라고도 할 수 있다. 일본인 제2형 당뇨병을 대상으로 한 JDDM 연구에 따르면 제2기의 빈도는 32%이며, 결코 적지 않다[3]. 하지만 임상현장에서 모든 제2기 환자가 파악되는 것은 아니다. 소변 알부민 배설율을 정기적으로 결정하고 제2기를 간과하지 않도록 유의해야 한다. 이를 위해 제1기라도 UAE를 3~6개월에 1회는 측정해야 한다.

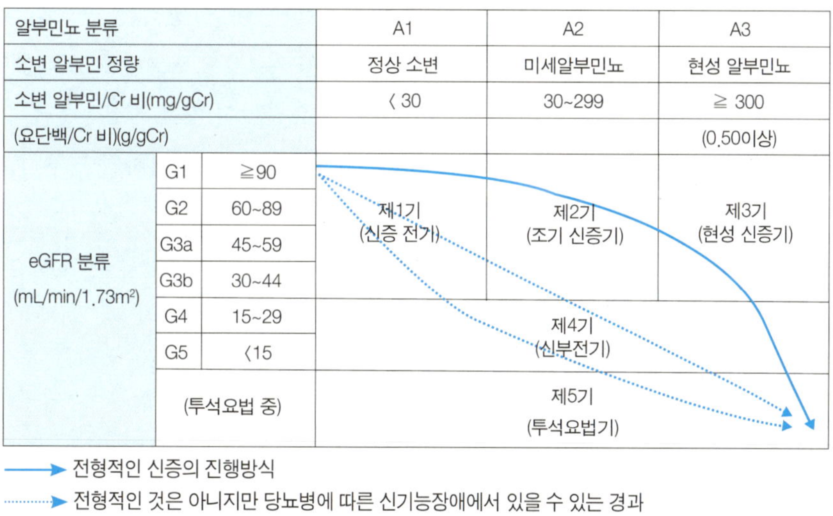

그림 3 당뇨병성 신증의 병기 분류와 만성 콩팥병의 중증도 분류의 관계

전형적인 당뇨병성 신증은 요단백이 나타나는 제3기 이후에 신기능의 저하가 시작된다. 즉, 그림 3의 실선처럼 진행한다. 하지만 최근 제2형 당뇨병을 중심으로 정상 소변, 미세알부민뇨에서도

신기능이 저하된 증례(eGFR < 60 mL/min/1.73 m^2)가 적지 않은 것으로 인식되고 있다. 이들 증례는 정상 소변, 미세알부민뇨라도 심혈관질환의 위험이 더욱 높아진다는 것, 또한 신기능에 따른 약물 사용량의 조절이 필요하다는 측면에서 볼 때 미리 파악해두는 것은 중요하다. 또한 2013년 당뇨병성 신증 병기 분류가 개정되고, eGFR이 30 mL/min/1.73 m^2 미만으로 저하된 증례는 소변 알부민 양에도 불구하고 제4기로 분류하게 되었다.

3 다른 신질환과의 감별

a) 정상 소변, 미세알부민뇨에서 신기능 저하 증례

정정상 소변, 미세알부민뇨에서 신기능이 eGFR 60 mL/min/1.73 m^2 미만으로 저하되는 것은 전형적인 것은 아니다. 혈관장애가 진행되고 신경화증이 되어 신기능이 저하되는 경우가 많다고 생각된다. 하지만 다른 신질환의 합병의 가능성도 염두에 둘 필요가 있다. 이 경우 요단백이 적은 신질환이 감별의 대상이 된다(표 1).

b) 신생검의 적응

요단백 양성의 당뇨병 환자를 당뇨병성 신증으로 진단하는데 신생검은 반드시 필요한 것은 아니다. 하지만 다음과 같은 경우는 다른 질환과의 감별을 위해서 신생검을 고려해야 한다. (1) 유병기간이 5년 이하인 경우, (2) 망막병증이 없는 경우, (3) 요잠혈이 많은 경우 (4) 급격한 요단백의 출현, (5) 요단백이 매우 많은 경우(1일 5 g 이상), (6) 급속하게 신기능이 저하된 경우, (7) 염증 반응, 보체의 이상을 동반한 경우.

표 1 요단백이 적은 신질환

- 양성 신경화증, 세동맥경화
- 약물(진통소염제 등)
- 고칼슘혈증(악성질환, 비타민 D 복용 등)
- 통풍성 신증(gouty kidney)
- 결석
- 세뇨관 간질성 신염
- 다발성 낭성 신질환
- 다발성 골연골종

4 치료

a) 신증 발생의 진행을 저지하기 위한 치료

다른 합병증처럼 당뇨병을 발견한 조기부터 혈당 조절이 중요하다. 유산효과(legacy effect), 대사기억(metabolic memory)라고 하며, 초기 시작한 혈당 조절이 이후까지 합병증 발생의 진행을 저지하는데 중요하다는 것이 증명되고 있다. 또한 혈당 관리와 함께 혈압, 지질 대사의 개선, 레닌-안지오텐신계의 억제, 생활습관개선이라는 다면적인 접근의 유용성이 강조되고 있다. Steno-II 연구에서는 미세알부민뇨가 있는 제2형 당뇨병 환자에 대한 다면적이고 엄격한 관리가 3대 합병증, 심혈관 병변의 진행을 저지하는데 유용한 것으로 나타났다[4]. 다면적 관리의 목표를 달성하기 위해서는 다양한 분야의 중재가 중요하며, 일본에서는 2012년부터 당뇨병 투석예방지도관리료도 인정되고 있다. 신증 병기에 의한 식사요법, 치료 포인트에 관한 입장은 표 2와 같다. 관리항목의 목표치는 합병증이 발생한 증례를 중심으로 너무 내려간 수치의 문제점도 강조되고 있다. 다음 항목마다 설명하기로 한다.

표 2 당뇨병성 신증 병기에 의한 생활교육, 치료 포인트

병기	식사		치료, 식사, 생활 포인트
	총에너지 kcal/kg체중/일	단백질 g/kg체중/일	
제1기(신증 전기)	25~30	1.0~1.2	당뇨병식을 기본으로 하고, 혈당 조절에 노력한다. 강압치료, 지질 관리, 금연
제2기(조기 신증기)	25~30	1.0~1.2(주 1)	당뇨병식을 기본으로 하고 혈당 조절에 노력한다. 강압치료, 지질 관리, 금연 단백질의 과잉섭취는 선호하지 않는다.
제3기(현성 신증기)	25~30(주 1)	0.8~1.0	적절한 혈당 조절 강압치료, 지질 관리, 금연 단백질 제한식
제4기(신부전기)	25~35	0.6~0.8	적절한 혈당 조절, 강압치료, 지질 관리, 금연 단백질 제한식, 빈혈치료
제5기(투석요법기)	혈액투석 : 30~35	0.9~1.2	적절한 혈당 조절, 강압치료, 지질 관리, 금연 투석요법 또는 신장이식
	복막투석 : 30~35	0.9~1.2	수분제한(혈액투석 환자의 경우, 최대 투석간격일의 체중증가는 6% 미만으로 한다)

(주 1) GFR ＜ 45에서는 제4기의 식사 내용에 대한 변경도 고려한다.

[혈당]

신증의 진행을 저지하는데 혈당 조절이 효과적이다. HbA1c의 목표치는 구마모토 선언에 따르면 합병증 예방을 위한 목표치인 7.0% 미만이라고 생각해도 좋다. 다만 심혈관 위험이 높은 제2형 당뇨병 환자를 대상으로 이루어진 ACCORD 연구에서는 강화치료군에서 표준치료군보다 총 사망이 많았다[5]. 여기에는 저혈당이 관련되어 있을 가능성이 있다고 생각된다. 신증이 진행되고 있는 증례는 심혈관 위험이 높고, 저혈당에는 합병증이 없는 증례 이상으로 배려가 필요하다. 또한 자율신경병증을 발병하는 증례에서는 저혈당 증상이 잘 나타나지 않기 때문에 혈당을 확실히 관리하여 저혈당 무감지증을 간과하지 않도록 해야 한다. 또한 2016년에 일본당뇨병학회는 '노인 당뇨병의 혈당 조절 목표'를 발표했다. 노인에게는 일상생활능력(ADL), 인지기능, 사용하는 약물에 의한 중증 저혈당의 가능성 등을 고려해서 관리목표치를 정할 필요가 있다고 발표했다. 노인에 관한 구체적인 내용은 다른 글을 참고하기 바란다.

혈당 조절 방법: 당뇨병 치료제 가운데 신장으로 배설되는 것이 있는데 혈당 조절에 있어서 신기능에 따라 사용하는 약물 선택의 폭이 줄어든다. 주요 당뇨병 치료제의 신기능저하 시의 주의사항은 표 3과 같다. 특히 설폰요소제는 지속성 저혈당의 위험이, 비구아나이드는 젖산산증의 위험이 증가하기 때문에 주의한다. 또한 인슐린요법도 신기능저하 증례에서는 인슐린 반감기가 길어지기 때문에 투여량, 투여방법을 조절해야 한다.

[혈압]

혈압 관리 목표는 신증이 발생하지 않은 당뇨병과 마찬가지로 130/80 mmHg 미만이다. 또한 신기능장애가 있는 증례에서는 non-dipper, 조기 고혈압의 빈도가 높다. 따라서, 혈압 관리에서는 외래혈압뿐만 아니라 가정혈압, 24시간 활동혈압(ABPM)도 이용하는 것이 효과적이다. 가정혈압의 목표치는 125/75 mmHg 미만이다. 강압제로는 레닌-안지오텐신계를 억제하는 안지오텐신 전환효소 억제제, 안지오텐신 수용체 차단제가 일차선택약제이다. 혈압에 있어서는 너무 심하게 혈압을 조절하면 과강압에 의한 부작용이 증가하는 것으로 나타났다[5]. 신증이 있는 당뇨병 환자는 혈압 변동이 큰 것으로 보고되고 있다. 또한 자율신경병증에 의한 기립성 저혈압을 합병하는 경우도 있다. 이런 증례의 과강압을 확인하기 위해서라도 가정혈압 측정은 유용하다.

표 3 신기능저하 시의 당뇨병 치료제의 주의점

분류	일반명	상품명
DPP-4 억제제	vildagliptin	가브스
	alogliptin	네시나
	linagliptin	트라젠타
	teneligliptin	테넬리아
	anagliptin	가드렛
	saxagliptin	온글라이자
	sitagliptin	자누비아
GLP-1 수용체 작용제	exenatide	바이에타 바이듀리언
	lixisenatide	릭수미아
	liraglutide	빅토자
설폰요소제	glimepiride	아마릴
	glibenclamide	디아미크롱
비구아나이드	metformin	글루코파지
글리나이드	nateglinide	파스틱
	repaglinide	노보넘
	mitiglinide	글루패스트
티아졸리딘디온	pioglitazone	액토스
알파-글루코시다아제 억제제	voglibose	베이슨
	miglitol	그라이셋
	acarbose	글루코바이
SGLT2 억제제	ipragliflozin	슈글렛
	tofogliflozin	데벨자 애플웨이
	dapagliflozin	포시가
	luseogliflozin	루세피
	canagliflozin	인보카나

주 : 이 표는 2014년 7월 시점의 사용설명서. 인터뷰 형식을 기반으로 작성했다. 실제 처방 시에는 용량 조절 등 각 제약회사의 사용설명서 등 최신 정보를 얻는 것이 좋다.

주의사항
· 중등도 이상의 신기능장애, 말기 신부전: 신중 투여 · 신기능저하 시 용량 조절 있음
· 중등도 이상의 신기능장애, 말기 신부전: 신중 투여 · 신기능저하 시 용량 조절 있음
· 신기능장애 환자의 임상연구에서 40 mg의 사용경험은 제한적이므로 사용 여부는 신중하게 판단 · 중증 신기능 장애 : 신중 투여 · 신기능 저하 시 용량 조절 있음
· 중증도 신기능 장애: 신중 투여 · 신기능저하 시 용량 조절 있음
· 중등도, 중증 신기능 장애: 신중 투여 · 신기능저하 시 용량 조절 있음
· 중증 신기능 장애: 금기 · 경~중등도 신기능장애: 신중 투여
· 중증 신기능 장애(Ccr 〈 30 mL/min): 신중 투여
· 중증의 신기능장애 : 금기 · 신기능 장애 : 신중 투여 · 신기능 장애 환자에 대한 투여는 지속성 저혈당의 위험이 크다.
· 중등도 이상의 신기능 장애 : 금기 · 경도의 신기능 장애 : 신중 투여 · 신기능 장애 환자에 대한 투여는 젖산산증의 위험이 크다.
· 중증의 신기능 장애 : 금기 · 신기능장애 있는 환자 : 신중 투여
· 신기능 장애가 있는 환자 : 신중 투여
· 신기능 장애가 있는 환자 : 신중 투여 · 중증의 신기능장애가 있는 환자 : 금기
· 신기능 장애가 있는 환자 : 신중 투여 · 익수의 악화에 주의
· 중증의 신기능장애 : 신중 투여
· 중증의 신기능장애 : 신중 투여
· 중증의 신기능장애 : 신중 투여
· 중증 신기능 장애: 사용하지 않는다. · 중등도 신기능장애: 효과를 충분히 얻을 수 없는 가능성이 있으므로 투여의 필요성을 신중하게 판단한다. · 본 약물 투여 중에 혈청 크레아티닌이 상승하거나 eGFR가 저하되는 경우가 있다. 신기능을 정기적으로 측정할 것. · 특히 신기능 장애자에게 사용할 경우에는 충분히 관찰한다.

* 용량 조절 등에 대해서는 제약회사의 사용설명서에 최근 정보를 얻기를 바란다.

b) 신기능장애에 기인하는 증상에 대한 치료

제3기 이후는 신장에서 기인하는 다음의 합병증 관리도 필요하게 된다.

(1) 범람(overflow): 염분 섭취 감소, 이뇨제

(2) 신성 빈혈: 빈혈의 개선은 삶의 질 개선에는 효과가 있다. 신증 진행 저지, 심혈관 병변 예방을 목적으로 한 목표 혈색소 수치에 관해서는 충분히 확립되어 있지 않지만 13g/dL 이상은 심혈관질환의 위험을 늘릴 가능성이 있으므로 권장하지 않는다.

(3) 고칼륨혈증: 부정맥의 원인이 되기 때문에 위험하다. 당뇨병성 신증에서는 저레닌 저알도스테론증이 되는 경우가 있고, 이 경우는 특히 고칼륨혈증이 되기 쉽다. 식사 교육(과일, 생채소를 피하는 등), 양이온교환수지의 사용 외에 칼륨 상승의 원인이 되는 약물을 사용하지 않았는지 확인해야 한다(레닌-안지오텐신계 억제제, spironolactone 등). 또한 산증은 고K혈증을 악화시키기 때문에 보정을 고려한다.

(4) 산염기 평형이상: 신기능이 저하되면 대사성 산증을 보이게 된다. 혈청 Na−Cl 〈 32 mEq/L의 경우, 산증의 존재가 의심되기 때문에 혈액 가스분석에서 확인을 고려한다.

c) 신대체요법(renal replacement therapy, RRT)의 준비

신대체요법을 시작하기까지 과정은 ① 마음의 준비, ② 신대체요법(혈액투석, 복막투석, 신장이식)에 관한 정보제공과 선택, ③ 준비, ④ 시작의 4단계를 고려할 필요가 있다. 신대체요법의 시작 시기는 그 종류에 따라 달라지지만, eGFR이 15 mL/min/1.73 m^2 미만이 되면 시작이 필요해진다. 따라서, 만성 콩팥병 단계 G4(eGFR 15–30 mL/min/1.73 m^2)가 된 시점에서 신대체요법의 정보 제공을 시작해야 한다[6)]. 신장이식을 희망하는 경우는 준비에 시간이 걸리기 때문에 보다 조기에 준비를 시작하는 것이 좋다.

d) 전문의와 연대시기에 대하여

당뇨병은 장기간의 관리가 필요하다. 당뇨병성 신증을 중심으로 당뇨병 전문의, 신장전문의와 연대를 고려해야 하고 시기는 표 4에 정리했으니 참고한다.

이것은 금물! 혈당, HbA1c 측정만으로 안 된다. 소변 알부민, 혈청 크레아티닌, eGFR도 정기적인 확인이 필요하다.

표 4 전문의와의 연대를 고려해야 하는 시기

시기	연대 상대	의뢰목적
당뇨병 발견 시	당뇨병 전문의	· 초기 교육(내원 중단을 예방하는 것도 포함) · 혈당, 다른 위험요인관리방침의 결정
당뇨병성 신증 제2기	당뇨병 전문의	· 양호한 조절을 목적으로 한 관리법의 재확인 · 환자에게 합병증이 시작되고 것을 인식하게 한다.
제3기	당뇨병 전문의	· 적절한 조절을 목적으로 한 관리법의 재확인 · 다른 만성 합병증의 확인 · 합병증을 고려한 식사, 운동요법의 재교육
	신장 전문의	다른 신질환의 확인
제4기	신장 전문의	약물치료의 확인 · 감량해야 하는 약, 중지해야 하는 약의 확인 (제3기 이전이라도 신기능저하증례는 처방 확인이 필요) · 신부전에서 기인하는 합병증 치료 (신성 빈혈, 전해질 이상 등)
eGFR 30mL/min/1.73㎡	신장 전문의	신대체요법(혈액투석, 복막투석, 신장이식)의 정보제공, 선택 지원, 준비
제5기	신장 전문의	신대체요법 시작

참고문헌

1) 日本糖尿病学会, 編. 糖尿病治療ガイド 2016-2017. 文光堂; 2016. p.80-5.
2) Araki S, et. al. Factors associated with frequent remission of microalbuminuria in patients with type 2 diabetes. Diabetes. 2005; 54: 2983-7.
3) Yokoyama H, et al. Microalbuminuria is common in Japanease type 2 diabetic patients. A nationwide survey from the Japan Diabetes Clinical Data Management Study Group (JDDM 10). Diabetes Care. 2007; 30: 989-92.
4) Gaede P, et al. Multifactorial intervention and cardiovascular disease in patients with type 2 diabetes. N Engl J Med. 2003; 348: 383-93.
5) ACCORD Study Group, et al. Effects of intensive blood-pressure control in type 2 diabetes mellitus. N Engl J Med. 2010; 362: 1575-85.
6) 日本透析医学会. 維持血液透析ガイドライン: 血液透析導入. 透析会誌. 2013; 46: 1107-55.

〈西村元伸〉

2. 만성 합병증

3. 신경병증

이것이 중요!

① 신경병증의 소견은 혈액, 소변 등의 검사에 반영되기 어렵다. 병력청취, 진찰을 꼼꼼하게 시행하고 간과하지 않도록 한다.

② 통증성 신경병증에 대한 약제는 유효성, 부작용을 확인하면서 단계적으로 처방하고 효과가 없는 경우는 막연하게 투여해서는 안 된다.

③ 신경병증에서 기인하는 문제는 적절한 지도로 예방할 수 있는 것이다.

Key Words

지각장애, 통증성 신경병증, 자율신경병증, 저혈당 무감지증

1 특징

신경병증은 다른 합병증과 달리 신체의 다양한 부위가 영향을 받는다. 망막병증, 신증은 특정한 장기의 장애이며, 기능을 상실한 경우, 전자는 시력장애로, 후자는 신대체요법(인공투석, 신장이식)이 필요하게 된다고 설명하면 이해하기 쉽다. 반면에 신경병증은 어느 신경이 장애를 받고 있는지에 따라 증상, 기능상실 시의 교육이 달라진다. 따라서, 환자가 이해하기 쉬운 설명이 필요하다. 또한 신경병증은 합병증으로 나타나는 빈도가 높지만, 그 소견은 혈액 소변 등의 검사에 반영되기 어렵고 자각 증상도 알 수 없는 경우가 있다. 따라서, 간과하지 않으려면 병력청취, 진찰을 성실하게 실시할 필요가 있다.

2 분류

당뇨병성 신경병증은 표 1에 나타낸 것처럼 다발성 신경병증과 단일성 신경병증으로 구별된다[1]. 임상적으로 전자의 빈도가 많다. 다발성 신경병증은 원위에서 좌우 대칭성으로 시작된다. 즉 감각저하, 저린감, 욱신거림 등의 이상 지각이 양측 발끝에서 시작되고 점차 상행한다. 그리고 상지의 원위부에도 증상이 나타난다. 통증성 신경병증은 통증의 원인이 되어 약물치료의 대상이 된다. 자율신경병증도 병행해서 발생이 진행되고, 표 1과 같은 다양한 증상의 원인이 된다.

표 1 당뇨병성 신경병증의 분류와 주증상(일본당뇨병학회 편. 당뇨병 진료 가이드라인 2016)

분류	증상
A. 다발성 신경병증	
1. 감각 · 운동신경병증	저린감, 감각이상, 냉감, 자발통, 무해자극통증(통증 자극 외에도 통증으로 인식되는 감각이상), 무감각
2. 자율신경병증	동공기능이상, 땀분비 이상(미각성 발한, 땀 없음), 기립성 저혈압, 위마비, 장운동(변비, 설사), 담낭무력증, 방광장애, 발기부전, 저혈당 무감지증 등
3. 급성 통증성 신경병증	치료 후 신경병증 등
B. 단일성 신경병증	
4. 뇌신경병증	외안근마비(동안신경, 도르래신경, 외전신경마비), 안면신경마비 등
5. 몸통, 팔다리의 신경병증	수근관증후군, 척골신경마비, 비골신경마비, 몸통의 단일신경병증
6. 당뇨병성 근위축 (요천부 근신경총 신경병증)	전형적인 예는 편측~양측성 둔부 · 대퇴부 근위축 · 근력저하를 보이고 통증을 동반한다.

단일성 신경병증은 갑자기 일어나는 단일신경병증이며, 외안근마비(동안신경, 도르래신경, 외전신경), 안면신경마비가 많다. 유병기간, 혈당 조절 상태와는 관련이 없다. 95% 이상이 3개월 이내에 자연적으로 치유된다.

또한 표 1에는 제시되지 않았지만 조절이 불량한 혈당을 급격히 개선하면 며칠부터 수주일 만에 욱신거리는 통증, 전격통이 나타나는 경우가 있는데 치료 후 신경병증라고 한다. 보통 수개월이면 개선되지만 환자의 삶의 질을 훼손하는 원인이 되기 때문에 조절 불량의 당뇨병의 초기 치료 시에는 주의해야 한다.

3 진단

당뇨병성 신경병증에는 특이적 증상, 검사가 존재하지 않기 때문에 종합적인 진단이 필요해진다. 국제적인 진단기준은 확립되어 있지 않지만 표 2에 있는 당뇨병성 신경병증을 생각하는 모임의 진단기준이 유용하다[2]. 또한 진단에 있어서 당뇨병 외의 원인에 의한 말초신경병증을 배제시키는 것도 잊어서는 안 된다. 배제해야 할 질환으로 (1) 대사성(요독증, 갑상선기능저하증 등), (2) 영양성(비타민 결핍증, 알코올성 등), (3) 허혈성, (4) 중독성(약물성, 중금속성 등), (5) 척추성(추간판탈출증 등), (6) 염증성, (7) 혈관염성, (8) 만성 염증성 탈수성 다발신경염, (9) 면역글로불린성 말초신경병증, (10) 선천성(Fabry병, 가족성 아밀로이드 신경병증 등) 등이 있다. 또한 수근관증후군은 당뇨병에서 합병하기 쉬운 신경병증으로, 손의 저림증, 손가락의 근육위축 등을 특징으로 한다. 간과하지 않도록 주의해야 하는 질환이다.

당뇨병성 신경병증의 첫 번째 진단은 병력청취이다. 표 3은 지각장애를 확인하기 위한 병력청취표의 예이다. 하지만 증상이 없다고 해서 신경병증이 없다고는 할 수 없다. 보다 조기에 발견하기 위해서는 아킬레스건 반사, 진동감각(그림 1), 모노필라멘트를 이용한 터치테스트 등이 유용하다. 또한 특별한 기구, 방법을 필요로 하지 않고 어디에서도 실시할 수 있는 방법으로 토호쿠(東北) 당뇨병성 합병증 포럼에서 제안한 바늘통각검사(pin prick test)(그림 2)가 있다[2].

기타 심박변이검사는 부교감 신경병증의 지표로 유용하다. 또한 보다 전문적이지만 신경전도속도를 측정하면 객관적으로 평가할 수 있다.

표 2 당뇨병성 신경병증을 생각하는 모임의 진단기준

필수항목	
	1. 당뇨병이 있다.
	2. 당뇨병성 다발신경병증 외의 말초신경병증이 아니다.
아래의 항목 중 2개 항목 이상을 충족하는 경우를 '신경병증 있음'으로 본다.	
	1. 당뇨병성 다발신경병증을 기본으로 한다고 생각되는 자각 증상
	2. 양측 아킬레스건 반사의 저하 또는 소실
	3. 양쪽 내측 관절융기의 진동감각 저하

표 3 당뇨병성 신경병증에 의한 지각장애에 관한 병력청취

질문	회답
발 끝 또는 발바닥의 감각이 둔한가요?	네 · 아니오
발 끝 또는 발바닥이 저린 적이 있나요?	네 · 아니오
걸을 때 발바닥에 피부가 당기는 느낌이 드나요?	네 · 아니오
만지거나 어딘가에 닿으면 발의 감각이 과민해지거나 불쾌하게 느껴지는 적이 있나요?	네 · 아니오
발 끝 또는 발바닥이 욱신거리거나 따끔한 적은 있나요?	네 · 아니오
발 끝 또는 발바닥에 찌릿하거나 찌르는 듯이 아픈 통증이 있나요?	네 · 아니오

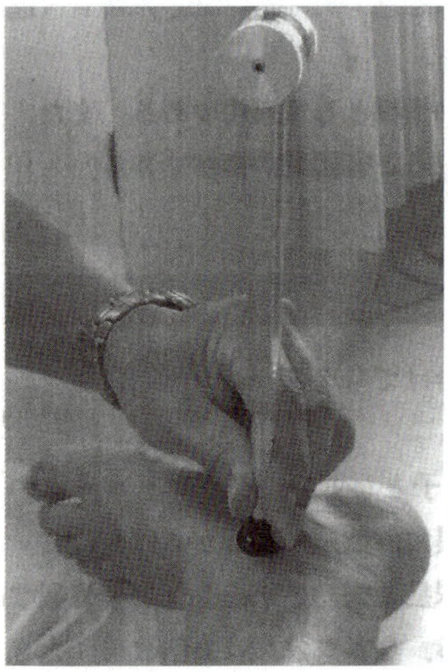

그림 1 진동감각검사
C128 소리굽쇠를 이용한다. 발 안쪽에 소리굽쇠를 수직으로 세우기 쉽고 진동이 뼈로 전해진다.
진동감각 저하의 기준은 소리굽쇠를 두드린 후 10초 이내에 느껴지지 않는 것이다.

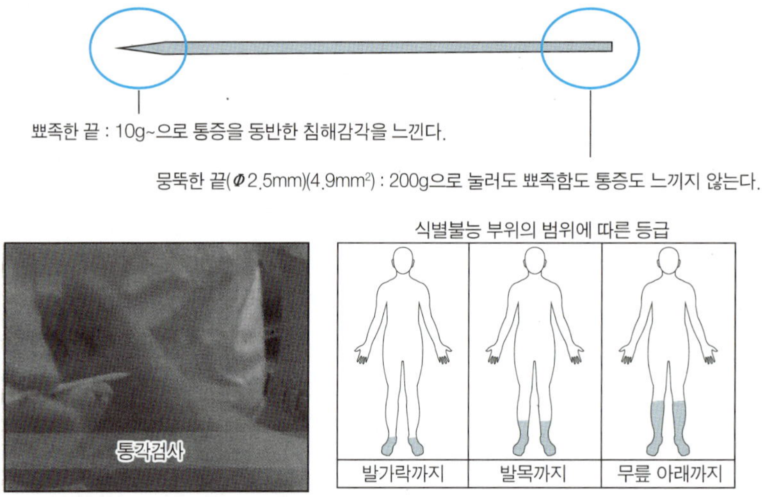

그림 2 바늘통각검사(pin-prick test)

1) 환자에게 눈을 감게 하고 처음으로 팔이나 손의 피부를
   ① 뾰족한 끝으로 찌른다.
   ② 다음으로 뾰족하지 않은 끝으로 찌른다.
   ③ 어느 쪽이 뾰족했는지(따끔했는지) 물어본다.
2) 발가락, 발목, 무릎에서 ① 과 ② 를 실시하고 유해자극 판별의 여부를 판정한다.

4 관리와 치료

당뇨병성 신경병증의 관리는 다음 3개로 분류해서 생각한다.

■ 1. 발병 진행을 저지하기 위한 치료

(i) 당뇨병 신경병증의 발생, 진행의 위험요인으로서 혈당 조절의 불량, 당뇨병 유병기간, 고혈압, 이상지질혈증, 음주, 흡연을 들 수 있다. 다른 합병증처럼 이들 위험요인을 당뇨병 발병 초기에 확실히 관리하는 것이 가장 중요하고 유용하다. 또한 급격한 혈당 개선, 큰 혈당 변동은 신경병증의 악화요인이 되기 때문에 주의해야 한다.

(ii) 고혈당으로 신경병증에 이른 원인으로 가능성이 있는 것은 폴리올(polyol) 대사활성의 항진, 산화스트레스 항진, 최종당화산물(advanced glycation end product, AGE), 미세순환부전 등을 들 수 있다. 각각 개입 대상이 될 수 있다. 이들 중에서 현재 일본에서 당뇨병성 신경병증에 사용하는 것은 폴리올 대사활성의 항진을 교정하는 알도스 전환효소 억제제(aldose reductase inhibitor)인 epalrestat이다. 다만 근거가 충분히 있는 것은 아니며 혈당 조절이 양호하고 미세혈관병증이 그다지 진행되지 않는 증례에서 보다 효과적이라고 생각된다[3]. 또한 말초신경병증에 적응이 있는 비타민 B_{12}는 신경재생촉진작용을 기대하며 사용한다. 말초순환개선 효과를 기대하여 항혈소판제, 비타민 E도 처방되는 경우가 있다. 모두 근거가 충분한 것은 아니기 때문에 막연하게 장기 처방해서는 안 된다.

■ 2. 통증성 신경병증에 대한 치료(표 4)

중등도 이상의 통증성 신경병증에 대한 증상 개선의 목적에서는 과거부터 사용되고 있는 삼환계 항우울제와 함께 pregabalin, duloxetine이 자주 사용된다. 최근 약한 마약성 진통제/acetaminophen 복합제가 만성 통증에 인가를 받았고 향후 선택지 중 하나가 될 수 있을 것이다. 다만 유용성의 평가는 자료 축적이 필요하다.

표 4 통증성 당뇨병성 신경병증에 이용되는 약물

분류	일반명	상품명	당뇨병성 신경병증, 말초신경병증으로서 보험 적용(일본)
삼환계 항우울제	amitriptyline	트립타놀	보험 적용되지 않음(항콜린 작용에 주의)(일본)
	imipramine	토프라닐	보험 적용되지 않음(항콜린 작용에 주의)(일본)
SNRI 세로토닌-노르아드레날린 재흡수 억제제(SNRI)	duloxetine	심발타	당뇨병성 신경병증에 따른 통증 우울병, 우울 상태
칼슘 통로α2δ 리간드	pregabalin	리리카	통증성 말초신경병증
항경련제	carbamazepine	테그레톨	보험 적용되지 않음(일본) 단, 삼차신경통에 대해 보험 적용됨(일본)
	gabapentin	가바펜	보험 적용 없음(일본)
선택적 세로토닌 재흡수 억제제 (SSRI)	paroxetine	팍실	보험 적용 없음(일본)
항부정맥제	mexiletine	멕시틸	당뇨병성 신경병증에 따른 자각 증상(자발통, 저린감)의 개선
약한 마약성 진통제/ acetaminophen 복합제	tramadol · acetaminophen 복합제	트람세트	만성 통증(향후 선택지 중 하나가 될 수 있지만 유용성 평가는 자료 축적이 필요)

통증성 신경병증에 대한 약물치료는 증상마다 적합한 약물을 찾고 효과, 부작용에 주의하면서 소량으로 단계적으로 증량한다. 그리고 통증 경감, 삶의 질 개선으로 이어지지 않는 경우는 막연하게 장기간 투여해서는 안 된다.

3. 상실된 신경기능에 대한 교육, 치료

주요 신경기능의 상실 예에서 일어날 수 있는 문제점과 교육사항은 표 5와 같다. 다음은 신경병증이 진행된 증례를 나타낸 것이다.

증 례 01

[증례]

50대 남성

[경과]

30대 건강검진에서 제1형 당뇨병 발견. 발병 20년째부터 본원에 내원

신증: 제1기, 망막병증: 전증식성, 광응고술 후

신경병증: 발의 저림증(+), 발의 감각저하가 명백, CVRR 0.44%로 저하, 설사도 자주 있었다.

모르는 사이에 왼발에 상처가 생겼고, 나중에 보행 중에 발을 부딪친 적이 있다는 사실이 떠올랐다. 또한 다음과 같이 저혈당 시에 전형적인 저혈당 증상이 나오지 않는 경험이 자주 있다.

- 취침 시, 몸 상태이 나빠 혈당을 측정해보니 21 mg/dL이었다.
- 한방에 이상한 꿈을 꾸고 잠에서 깼다. 혈당은 45 mg/dL이었다.
- 취침 시, 약간 이상한 기분이 들어 혈당을 측정했더니 27 mg/dL이었다.

· 점심 식전 멍해진 기분이 들어 혈당을 측정하니 56 mg/dL이었다.

표 5 주요 신경기능상실 예에서 일어날 수 있는 문제점과 교육 및 치료

신경병증의 종류	해당하는 환자에게 일어날 수 있는 문제	해당하는 환자에 대한 교육	치료
지각장애	족부병변, 화상	아프지 않고 몸이 뜨겁지 않다고 방심하면 금물. 발 관리, 구두에 까진 상처를 눈으로 확인	
기립성 저혈압	어지럼증, 실신	갑자기 일어나지 않도록 한다. 기상 시, 목욕탕에서 나올 때에는 특히 혈압이 떨어지기 쉽다. 누워있을 때에는 고혈압에 주의	· 알파차단제, 이뇨제 과다는 악화요인 · 빈혈(신성 빈혈 등)의 치료 · 염분 제한을 완화한다(또는 염분 섭취) · 탄력스타킹 · midodrine, 아메지늄(리드믹) 등
방광기능장애	요로감염증	소변이 마렵지 않아도 시간을 정해서 배뇨한다. 배뇨 시 손으로 하복부를 압박한다.	중증 예에는 자가도뇨, 풍선 유치, 방광루 검토
위장관 기능 저하	구역 구토, 식후 저혈당	소화가 잘 되는 음식을 먹는다. 섬유, 지방은 너무 많이 섭취하지 않도록 소량을 자주 섭취한다.	mosapride, metoclopramide, domperidone
	설사, 변비, 장운동 변화	규칙적인 식생활, 적당한 운동	적당하게 젖산살균제, 소화효소제, 지사제, 하제의 사용을 고려한다.
저혈당 무감지증	저혈당의 전조는 없고 의식이 소실될 가능성이 있음	저혈당의 자가혈당측정 교육. 특히 자동차 운전 등 위험한 일을 하기 전에는 혈당 확인 필요	

주 : GLP-1 수용체 작용제는 위장관 증상이 부작용으로 나타날 수 있으므로 당뇨병성 위마비(diabetic gastroparesis) 증례에는 신중하게 투여한다.

증 례 02

[증례]

40대 남성

[경과]

- 30세 때 고혈압이라고 들었지만 방치했다.
- 40세 때 뇌경색으로 입원 시 당뇨병 진단을 받고 치료를 시작했다. 다행히 후유증은 남지 않았다.
- 신증은 제3기, 망막병증은 전증식성으로 그 후 광응고술을 시행했다. 저림증 등 신경병증으로서 자각 증상은 없었지만 아킬레스건 반사는 소실됐다.
- 흉부 증상의 경험은 없었지만 심전도에서 II, III, aVF에 이상 Q파, 심초음파에서 하벽의 운동저하가 보이고, 관상동맥조영술을 시행했다. 상당한 협착이 보이고 경피적 관상동맥 중재술을 시행했다.

통증이 있고 몸이 뜨겁다는 불쾌한 증상은 몸에 이상이 있다는 것을 나타내는 경고 증상으로 이해해야 한다. 압정을 밟았을 때 순간적으로 발을 빼는 것도, 뜨거운 주전자를 만졌을 때 순간적으로 손을 움찔하며 빼는 것도 통각, 온각이 작동하기 때문이다. 증례 1에서는 발을 부딪쳤을 때 원래는 통증으로 알아야 하지만 결국 외상을 입거나 화상을 입을 때까지 인식하지 못했다. 우선 경고 증상을 자각할 수 있는지를 확인해 두는 것이 필요하다. 말초신경병증은 저림증 등의 자각 증상을 동반하지 않는 경우도 많아 평소에 터치테스트, 건반사, 진동감각검사 등으로 확인하고 지각장애가 없는지 확인하는 것이 중요하다.

지각장애에서는 이들 경고 증상이 저하되어 있다는 교육이 필요하다. 즉 당연히 몸을 보호하고 있던 것이 지각저하로 할 수 없게 되기 때문에 의식해서 생활하지 않으면 자신의 몸을 보호할 수 없게 되어 일상생활에 큰 지장을 초래한다. 자율신경병증도 마찬가지로, 당연히 할 수 있었던 일을 할 수 없게 된다. 저혈당 증상은 교감신경 자극증상, 중추신경 기능저하 증상으로 구별된다. 전자에 의해 빈맥, 식은땀, 떨림, 동공산대에 의한 눈부심이 나타난다. 중추신경기능이 저하되면 최종적으로 의식소실, 경련 등에 이르지만 그 전에 집중력 저하 등의 증상이 나타나는 경우도 있다. 일상진료에서 환자가 가지고 다니는 자가혈당측정 자료에 저혈당이 있는 경우는 반드시 증상이 있었는지를 확인해야 한다.

증례 1에서는 자율신경병증 때문에 저혈당 시에 전형적인 교감신경자전격성상이 나타나지 않는다. 이 결과 전조 없이 중추신경 기능저하 증상이 나오고 의식이 소실될 위험도 있다. 본 증례처럼 의식소실 전에 경도의 중추신경 증상으로 어쩐지 몸 상태가 나쁘거니 멍해지거나 이상한 꿈을 꾸는 증상이 나타나는 경우도 있다. 저혈당 무감지증 증례에서는 이처럼 중추신경기능이 저하되기 시작한 때의 증상을 증례마다 발견하는 것이 중요하다. 다른 자율신경병증에 관해서도 표 5에 정리한 것처럼 어느 것에 주의하고 어떻게 하면 상실한 기능을 조금이라도 보완할 수 있는지를 교육하는 것이 중요하다. 신경병증이 진행된 환자에게 일어날 수 있는 대부분의 문제는 적절한 교육을 통해 예방할 수 있는 것이다.

증례 2는 무통성 심근경색증의 예이다. 흉부 증상으로 알게 되며 응급으로 진료하는 것이 보통이지만 급성기의 증상이 적기 때문에 증례 2처럼 검사를 통해 비로소 발견하거나 심부전이 되어 발견되는 경우가 있다.

이것은 금물! 통증성 신경병증에 막연하게 장기간 투여하는 것은 금물이다.

참고문헌

1) 日本糖尿病学会, 編. 糖尿病診療ガイドライン 2016. 南江堂; 2016. p.223.
2) 八木下操六, 編. 東北糖尿病合併症フォーラム, 編集協力. 診療に役立つ糖尿病神経障害の新知識. 東京医学社; 2008. p.19–20.
3) Hotta N, Akanuma Y, Kawamori R, et al. Long-term clinical effects of epalrestat, an aldose reductase inhibitor, on diabetic peripheral neuropathy: the 3-year, multicenter, comparative Aldose Reductase Inhibitor-Diabetes Complications Trial. Diabetes Care. 2006; 29(7): 1538–44.

〈西村元伸〉

2. 만성 합병증

4. 대혈관 합병증

이것이 중요!

① 당뇨병은 동맥경화증의 중요한 위험요인이다.

② 동맥경화증은 혈당 관리와 함께 다른 위험요인(고혈압 · 이상지질혈증 · 흡연)의 관리가 중요하다.

③ 병력, 신체소견, 임상검사에서 가능하면 경동맥초음파 · 맥파전파속도검사에서 동맥경화증의 조기진단을 실시한다.

④ 심혈관질환이 의심되면 정밀검사를 할 수 있는 전문병원에 의뢰한다.

Key Words
관상동맥질환, 뇌경색, 폐색성 동맥경화증, 고혈압, 이상지질혈증

당뇨병은 심혈관질환의 중요한 위험요인이다. 당뇨병 환자의 관상동맥질환 또는 뇌경색 발생의 위험은 2~3배 높고, 사망원인의 큰 원인이 되고 있다. 일본인은 미국인과 유럽인에 비해 뇌졸중이 많고 관상동맥질환이 적었지만, 최근에는 관상동맥질환이 증가하고 있다(그림 1). 심혈관질환은 당뇨병 전단계에서 이미 증가하고 있고, 특히 공복혈당보다 식후 고혈당이 두드러지는 환자에게 그 위험성이 높다. 식후 고혈당은 식후 중성지방 및 산화스트레스에 의해 혈관장애를 일으킨다. 심혈관질환은 이상지질혈증, 고혈압, 흡연이 있으면 그 위험은 비례적으로 증가한다. 인슐린저항성은 고혈당 · 이상지질혈증 · 고혈압을 일으킨다. 당뇨병성 망막병증 · 당뇨병성 신증 등 미세혈관병증은 심혈관 위험을 상승시킨다. 폐색성 동맥경화증도 당뇨병에서는 위험이 약 4배 높고, 괴저 및 하지절단의 큰 원인이 되고 있다.

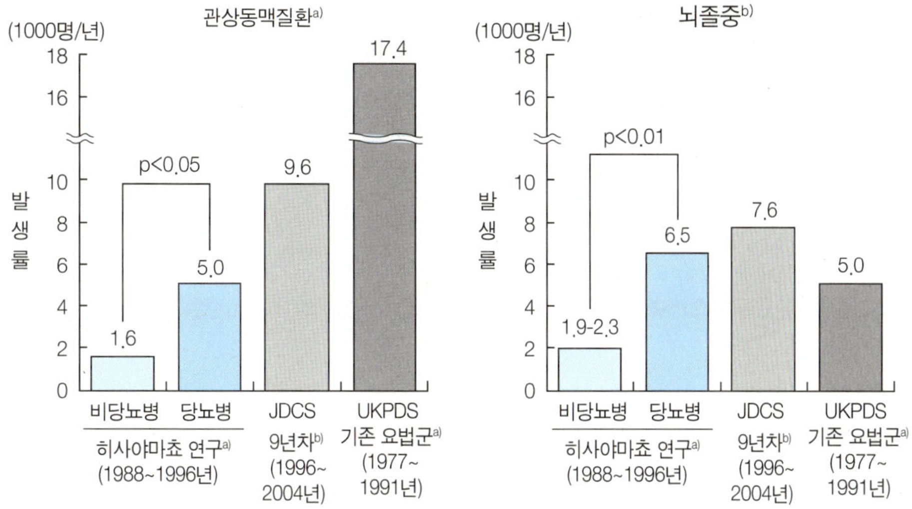

그림 1 당뇨병에서 뇌 · 심혈관 사고 발생률의 비교

대상 · 방법: 히사야마쵸(久山町)연구: 1961년부터 후쿠오카현 히사야마쵸에서 시작해서 현재도 지속되고 있는 역학 조사이다. 1961년, 1974년, 1988년에 각각 제1집단(1,618명). 제2집단(2,038명). 제3집단(2,673명)을 설정했다. 여기에서는 제3집단에서 사고 발생률의 해석 자료를 나타낸 것이다.

JDCS: 1996년부터 일본의 당뇨병 진단 상황을 적극적으로 연구. 여기에서는 9년차의 사고 발생률을 해석한 자료를 나타낸 것이다.

UKPDS: 1977~1991년에 영국을 중심으로 이루어진 대규모 임상연구. 새롭게 진단된 제2형 당뇨병 환자(공복혈당 〉 108 mg/dL) 3,867예를 대상으로 기존 치료군 및 강화치료군으로 무작위 할당하여 평균 10년간 추적. 여기에서는 대조군인 기존의 치료군의 사고 발생률을 나타낸 것이다.

증 례

[증례] 42세 남성

[진단] 제2형 당뇨병, 이상지질혈증, 관상동맥질환, 폐색성 동맥경화증

[병력]

10년 이상 전부터 당뇨병, 이상지질혈증이 있다고 들었지만 증상이 없어 방치했다. 2010년 1월부터 오른쪽 발의 간헐성 파행이 나타났다. 4월 건강검진에서 고혈당이 있어서 본 병원에 입원했다.

[과거력] 특기할 만한 사항 없음

[가족력] 부친: 당뇨병, 모친: 뇌경색. 관상동맥질환의 가족력 없음

[생활습관] 흡연: 1일 30개비 ×20년간, 음주: 없음

[현재 상태] 신장 168 cm, 체중 71 kg, 체질량지수 25 kg/m^2, 혈압 98/59 mmHg
우측 족배동맥 촉지불능, 좌측 족배동맥 촉지 가능
하지 진동감각 저하, 양측 아킬레스건 반사 소실

[검사] 공복혈당 160 mg/dL, HbA1c 11.7%

TC 253 mg/dL, TG 75 mg/dL, HDL-C 49 mg/dL, LDL-C 196 mg/dL

[합병증] 증식성 망막병증, 조기 신증, 신경병증: 말초 + 자율신경병증

[흉부 X선]

- 이상 없음

[심전도]

우각블럭, V_1~V_3에서 음성 T파.

- V_1~V_2이상 Q파. CVRR 0.9%(정상〉2%) [ABI] 우측 0.68, 좌측 0.97(정상〉0.9) [baPWV] 우측(1397), 좌측 1554cm/sec

[경동맥초음파]

- 좌측 내경동맥: IMT 1.3 mm, 1.8 mm의 죽상반이 보인다. 협착율 Area 14%, 우측 내경동맥: IMT 1.0 mm
- 흉통은 보이지 않았지만 심전도 소견에서 관상동맥질환이 강하게 의심되었기 때문에 심초음파 및 관상동맥 조영을 시행했다.

[심초음파] 심첨부 전벽~중격에서 벽운동이 심하게 저하, EF 69%

[관상동맥조영]

- 좌주관상동맥(원위부) 75%, 좌측 전하행지 90%, 좌측 회선지 근위부 90%의 협착이 보였다.
- 또한 증상과 ABI의 소견에서 폐색성 동맥경화증이 강하게 의심되었기 때문에 하지동맥조영 CT시행.

[하지동맥 조영CT]

- 우측: 외장골동맥 50%, 천대퇴동맥 근위부 50%, 슬하동맥 폐색, 측부로에서 후경골동맥 조영
- 좌측: 총장골동맥 50%, 천대퇴동맥 근위부 25%

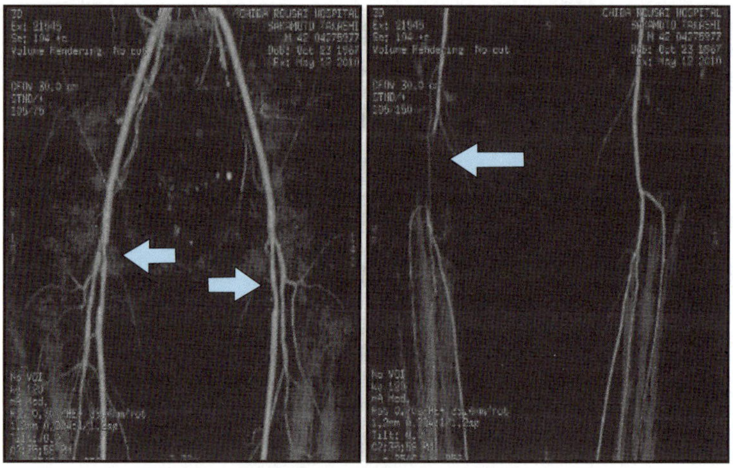

그림 2 하지동맥조영 CT검사

[치료 경과]

- 당뇨병 : 입원 후에는 1,680 kcal의 식사요법과 금연을 교육했다. 약물요법은 비만 때문에 metformin(글루코파

지) 1일 750mg으로 시작했다. 당뇨병성 증식망막병증이 있기 때문에 서서히 혈당을 조절했다. 8월에 HbA1c가 8.4%였기 때문에 acarbose 1일 300mg을 추가했다. 9월에 sitagliptin을 1일 50mg 추가하니 10월에 HbA1c는 6.7%까지 개선되었다.

- 이상지질혈증: Rosuvastatin을 1일 2.5mg으로 시작했더니 LDL-C는 68mg/dL까지 개선되었다.
- 무증상 심근허혈 : 좌주관상동맥병변이 있고, 다발혈관병변변 때문에 관상동맥우회술(CABG)을 권장했지만, 본인의 강한 희망으로 모든 병변에 대해 약물용출스텐트로 PCI를 시행했다. Aspirin 81mg, clopidogrel 75mg을 복용 중이다.

1 당뇨병과 관상동맥질환

당뇨병 환자에게 합병한 관상동맥질환의 특징은, ① 무통성 심근허혈이 많고, ② 다발혈관병변이며, ③ 병변이 고도이고 미만성이며, ④ 석회화 병변이 많다는 점이다. 이 증례도 자율신경병증이 합병되어 심한 다발혈관병변임에도 불구하고 흉통이 없었다고 생각된다. 당뇨병 환자는 흉통이 있는 경우는 물론이고, 흉통이 없어도 관상동맥질환의 고위험군(표 1)이거나 동맥경화증의 선별검사에서 경동맥의 내막–중막 두께(intima–media thickness, IMT)가 비후해 있거나 맥파전파속도(baPWV)가 높은 수치를 보인 경우에는 관상동맥질환의 고위험군으로 생각하여 운동부하심전도, 심초음파검사를 실시하고, 관상동맥질환이 의심되면 관상동맥조영술을 실시한다. 최근 다중검출 컴퓨터단층촬영(multidetector computed tomography, MDCT)으로 관상동맥의 유의한 협착뿐만 아니라 관상동맥 죽상반이나 그 성질의 검출평가가 가능하기 때문에 관상동맥질환의 선별검사로 널리 사용되고 있다. 관상동맥조영술에서 단일혈관병변이면 약물치료 또는 관상동맥 중재술(PCI), 이중혈관병변이면 PCI나 관상동맥우회술(CABG), 삼중혈관병변 및 좌주관상동맥(left main coronary artery)병변이면 PCI나 CABG가 선택된다. 하지만 약물용출스텐트는 재협착율이 낮기 때문에 최근 이 환자처럼 CABG의 적응증이라고 생각되는 예에서도 PCI로 치료하는 경우가 늘고 있다.

표 1 관상동맥질환 발병 위험이 더 높은 당뇨병 환자

미세혈관장애(망막병증, 신증 등)
혈당 조절 불량 상태의 지속, HbA1c(NGSP) 8.4% 이상
흡연
비심인성 뇌경색, 말초동맥질환(PAD)
대사증후군
주요 위험인자의 중복

(일본동맥경화학회 편. 동맥경화성 질환예방 가이드라인 2012. 0012)

2 폐색성 동맥경화증

폐색성 동맥경화증: 무릎 아래 병변이 중심이며 카테터 치료의 적응증이 아니고 약물치료의 적응증이다. Cilostazol 1일 200 mg으로 Fontaine 분류 III도에서 II도로 개선했다.

폐색성 동맥경화증의 병기진단에는 Fontaine 분류[I도: 무증상(냉감, 저린감), II도: 간헐성 파행, III도: 안정 시 통증, IV도: 궤양, 괴저]가 널리 이용된다. 다리 피부체온의 저하, 족배 및 후경골동맥의 박동 감소 · 소실 · 좌우 차이 등을 진단에 참고한다. 간헐성 파행은 척추관협착증 등 척추질환의 예에서도 나타난다는 점에 주의한다. 척추관협착증에서는 서있거나 앉아 있을 때도 통증이 나타나고, 앞으로 구부린 자세에서는 경감되는 것이 특징이다. 보행장애나 신경병증이 있으면 폐색성 동맥경화증이 있어도 간헐성 파행의 증상은 없고, 갑자기 괴저를 일으키는 경우가 있으므로 주의해야 한다. 따라서, 발목관절의 수축기혈압/상완 수축기혈압(발목상완지수, ABI)을 측정하고, ABI가 0.9 이하는 본 증상의 존재를 시사하는 것이고, 0.5 이하는 중증이다. 폐색성 동맥경화증이 의심되면 MRI 또는 MDCT에 의한 혈관조영을 실시하여 치료방침을 정한다. 당뇨병 환자에게 합병한 폐색성 동맥경화증의 특징은 이 환자처럼 젊고, 다발성에 양측성이며, 무릎 아래 병변이 많다는 것이다. 치료는 Fontaine 분류 I도와 II도에서는 측부혈행로의 혈류 증가를 목적으로 운동요법을 권장한다. 약물치료는 혈관확장 작용이나 항혈소판 작용이 있는 cilostazol, beraprost, sarpogrelate, EPA (에파델), clopidogrel을 복용하고, 중증 예에서는 프로스타글란딘제제를 지속 정맥주사한다. 중증 허혈의 치료에는 경피경관적 혈관성형술(PTA)이나 외과적 혈관재건술이 선택된다. 그리고 폐색성 동맥경화증을 합병한 당뇨병 환자는 관상동맥질환이나 뇌경색도 합병하고 있을 가능성이 높으며, 족부궤양 · 괴저를 합병하면 난치성인 것에 주의한다.

3 뇌경색

당뇨병 환자에게 합병한 뇌경색의 특징은 열공경색(lacunar infarction)이나 죽상혈전성 뇌경색이 많고, 또한 뇌경색의 재발율도 높다. 뇌경색의 진단은 CT나 MRI로 실시하지만 MRA에서는 혈관벽의 불규칙성, 구불구불함, 혈관 협착 · 폐색을 진단할 수 있다. 경동맥초음파검사에서는 혈관의 협착이나 벽의 비후를 진단할 수 있다. 또한 경동맥초음파에서 내막-중막 두께(intima-media thickness, IMT)는 동맥경화증의 선별검사로서 이용되며, 1.1 mm 이상에서는 심혈관질환의 위험이 높기 때문에 뇌 MRI · MRA나 관상동맥 CT 등 정밀검사를 고려한다. 동맥경화증의 선별검사로는 혈관의 탄력성을 평가하는 맥파전파속도(baPWV)도 검사의 간편성 때문에 널리 보충되어 있다. 당뇨병 환자는 baPWV가 높은 수치를 보이는 예가 많다. 또한 baPWV가 높은 수치를 보이는 예에서는 심혈관질환이 합병되는 빈도가 높다. 하지만 baPWV는 측정 시 혈압의 영향을 받으며, 이 환자처럼 폐색성 동맥경화증이 있으면 측정치가 저하되기 때문에 주의해야 한다.

4 혈당 조절에 의한 심혈관계 합병증의 예방

당뇨병 환자에게 엄격한 혈당 조절에 의한 심혈관질환의 억제 효과는 콜레스테롤이나 고혈압 관리에 비해 적지만(UKPDS 33), 조기에 양호한 혈당 조절을 함으로써 장기적으로 심혈관질환을 억제할 수 있다(UKPDS 80). 반대로 이미 관상동맥질환이 있는 환자에게 급격하게 혈당을 저하시키는 엄격한 조절을 하면 저혈당에 의한 사망률이 증가하는 것으로 보고되고 있다(ACCORD 연구). 따라서, 관상동맥질환의 위험이 높은 환자는 저혈당에 주의해서 치료하는 것이 중요하다. 또한 혈당강하제 중에서도 식후 고혈당을 개선하는 알파-글루코시다아제 억제제(STOP-NIDDM), 인슐린저항성을 개선하는 비구아나이드(UKPDS 34)나 pioglitazone (PROactive)은 심혈관질환의 발생을 감소시키는 것으로 보고되기 때문에 심혈관질환의 위험이 높은 환자는 약물치료의 선택을 고려해도 좋다고 생각된다.

5 관상동맥질환의 예방

당뇨병 환자에게도 관상동맥질환의 최대 위험요인은 LDL-C이다. 동맥경화성 질환예방 가이드라인 2012(일본동맥경화학회)에서는 당뇨병 환자의 LDL-C의 관리목표는 120 mg/dL 미만이다. 하지만 보다 관상동맥질환의 발생위험이 높은 당뇨병 환자(표 1)에서는 LDL-C를 관상동맥질환이 있는 경우와 동등한 관리목표(100 mg/dL 미만)가 권장되고 있다. 공복 시 중성지방은 150 mg/dL 미만을, HDL-C은 40 mg/dL 미만으로 관리한다. 또한 강압치료도 관상동맥질환의 발생을 예방하지만 수축기혈압을 112 mmHg 미만으로 하면 심혈관사고가 증가한다는 보고도 있어 과도한 강압에도 주의해야 한다(ONTARGET 연구).

6 뇌경색의 예방

당뇨병 환자에게도 뇌졸중의 최대의 위험요인은 고혈압이다. 고혈압 치료 가이드라인 2014 (일본고혈압학회)에서는 당뇨병 환자의 강압목표는 130/80 mmHg 미만이다.

뇌졸중은 수축기혈압이 120 mmHg 미만에서도 그 예방 효과를 기대할 수 있다(ACCORD-BP 연구). 하지만 일본 치바현의 조사에 따르면 당뇨병 환자의 강압목표치의 달성율은 불과 24%이며, 당뇨병 환자는 보다 적극적으로 혈압을 관리하는 것이 중요하다. 또한 콜레스테롤의 강하치료도 뇌경색의 발생을 예방한다. 그리고 심혈관질환이 있는 환자에게는 아스피린 등의 항혈소판제를 투여한다. 심혈관질환이 없는 당뇨병 환자는 예방 효과가 명확하지 않고, 두개외출혈의 위험이 높아지기 때문에 일본에서는 일차 예방을 목적으로 아스피린(버퍼린)의 투여는 권장되지 않는다.

마지막으로 당뇨병 환자의 심혈관질환의 예방과 치료에는 생활습관개선과 고혈당 · 고혈압 · 이상지질혈증의 종합적 관리가 중요하다. 당뇨병 환자의 심혈관질환은 이들 종합적 관리와 아스피린의 투여로 반감되는 것으로 보고되고 있다(Steno-2 연구).

이것은 금물! 심혈관 병변의 예방 및 진행을 막으려면 공복혈당만 개선해서는 안 된다. 식후 고혈당의 개선, 지질과 혈압의 조절, 금연이 중요하다.

참고문헌

1) 日本糖尿病学会，編．糖尿病診療ガイドライン 2016. 南江堂；2016. p.263-90.
2) 日本糖尿病学会，編．大血管障害．In：糖尿病専門医研修ガイドブック．診断と治療社；2014. p.309-23.
3) 日本動脈硬化学会，編．動脈硬化性疾患予防ガイドライン 2012. 2012. p.91-4.
4) 日本高血圧学会，編．他疾患を合併する高血圧（糖尿病）．In：高血圧治療ガイドライン 2014. 2014. p.75-8.
5) 金塚 東，三村正裕，他．千葉県における専門医と一般医による糖尿病診療についての実態調査．糖尿病．2012; 55(9): 671-80.
6) 藤本昭代，三村正裕，他．2 型糖尿病における動脈硬化と危険因子について．千臨技会誌．2002; 85(2): 58-61.

〈三村正裕〉

2. 만성 합병증

5. 족부병변

이것이 중요!

① 당뇨병성 족부병변은 하지절단의 원인 중 1위이다.

② 신경병증과 말초혈류장애로 발생하며 감염에 의해 악화된다.

③ 발생 예방에는 족부궤양의 위험이 높은 환자에 대한 발 관리가 중요하다.

④ 족부궤양의 치료는 혈당 관리, 국소치료, 감염치료, 혈류장애치료가 중요하다.

⑤ 난치성 병변은 당뇨병 전문의, 정형외과, 심장혈관외과가 있는 병원으로 조속히 의뢰한다.

Key Words

발 관리(foot care), 하지절단, 괴저, 당뇨병성 신경병증, 폐색성 동맥경화증

1 족부병변의 정의와 원인

당뇨병성 족부병변은 '신경병증이나 말초혈류장애를 가지는 당뇨병 환자의 하지에 생기는 감염, 궤양, 심부조직의 괴사성 병변'으로 정의하고 있다. 당뇨병성 족부궤양은 7~20%가 하지절단이고, 하지절단의 70%는 당뇨병 환자이다. 당뇨병성 족부병변의 원인은 60%가 신경병증, 10%가 말초혈류장애이며, 30%가 이 둘의 합병이다. 말초신경병증이 있으면 통증을 느끼지 못하기 때문에 외상이 있어도 인식하기 어렵다. 자율신경병증이 있으면 발한이 감소하고 피부가 건조하여 갈라짐이 생기거나 동정맥 단락을 일으켜 피하모세혈류를 저하시키고 쉽게 수포가 생기게 한다. 거기에 구두에 까진 상처, 외상, 화상이나 깊이 들어간 발톱 및 내향성 발톱, 건조 및 균열, 티눈 및 굳은살에 대한 부적절한 처치로 궤양이 형성되고, 또한 세균 감염이 합병되어 중증으로 발전한다(그림 1). 말초혈류장애는 주로 폐색성 동맥경화증으로 일어나고, 단독으로도 괴저의 원인이 되지만 말초혈류장애를 합병하면 신경병증성 궤양에 비해 절단율이 높고, 생명 예후도 불량하다. 또한 망막병증 및 백내장에 의한 시력저하 때문에 궤양이 있어도 자신이 알 수 없는

경우가 있다.

당뇨병 환자는 감염에 걸리기 쉽고, 중증으로 발전하기 쉽다. 그리고 감염은 혈당 조절을 악화시키고 악순환에 빠진다. 피부의 손상이나 궤양이 악화되고 근육(괴사성 근막염)이나 뼈(골수염)에까지 확산되어 종종 패혈증도 일으키는 경우가 있다.

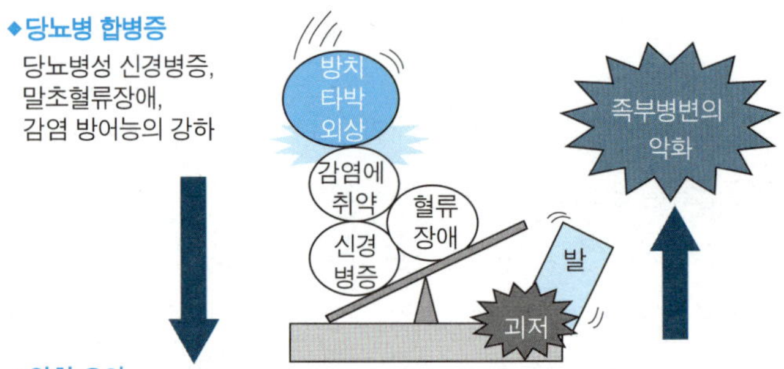

◆악화 요인

만성 악화요인	굳은살, 족부 백선, 각화의 방치
급성 악화요인	외상, 화상
그 밖의 악화요인	부적절한 신발, 구두에 까진 상처 수포, 살에 깊이 박힌 발톱, 부적절한 발톱 절단

그림 1 족부병변의 발병 기전

증 례

[증례] 60세 남성. 제2형 당뇨병, 당뇨병성 족부 괴저

[현 병력] 1991년 당뇨병을 진단받았지만 방치했다. 2001년부터 손발의 불편감. 2011년 4월 구두에 까진 상처를 계기로 오른쪽 엄지발가락에 연조직염 발생. 가까운 병원에서 국소 처치와 항생제를 투여했지만 증상 악화로 5월에 입원.

[과거력] 대장용종 내시경 절제

[가족력] 모친: 당뇨병, 고혈압

[생활습관] 흡연: 20개비 ×39년, 맥주: 1일 500 mL

[현재 증상] 신장 156 cm, 체중 53 kg, 혈압 168/84 mmHg

우측 1지의 궤양 · 발적 · 부종, 대퇴 · 슬하동맥은 양측 촉지, 우측 족배동맥 촉지 불능, 좌측 족배동맥 촉지 가능, 아킬레스건 반사 소실, 진동감각 저하, 방어감각의 소실(5.07 모노필라멘트에 촉지불능)

[검사 소견]

- 식후혈당 528 mg/dL, HbA1c 11.1%, 백혈구 8700/ mL, CRP 1.7 mg/dL
- 창상 배양: 황색포도상구균

- 흉부 X선: 정상, 심전도: 고혈압성 심비대, CVRR 1.4%(정상 〉 2%)
- ABI: 우측 0.85, 좌측 1.03(정상 〉 0.9)

[합병증] 양안 증식성 망막병증(안과에서 광응고술 시작), 신증: 3A기[enalapril 1일 0.5 mg 시작], 신경병증: 말초 + 자율신경병증

[치료 경과]

- 당뇨병은 1600 kcal의 식사요법, 인슐린 aspart 아침 4 점심 4 저녁 4, 인슐린 detemir 취침 전 4단위 시작. 감염은 항생제[세라란틴(세파메진) + clindamycin] 시작.
- 국소 처치는 성형외과에서 브로메린 연고로 조금씩 괴사조직을 제거한다.
- 폐색성 동맥경화증은 망막병증에 의한 신생혈관 · 유리체 출혈이 있어서 프로스타글란딘제제는 사용할 수 없었다. 감염이 치유되었기 때문에 6월에 퇴원했다.
- 족부병변의 재발을 예방하기 위해 당뇨병 전문간호사에 의한 발 관리가 외래에서 이루어졌다. 손발가락뼈 노출로 7월에 성형외과에서 변연절제술(debridement) + 부골적출술(sequestrectomy)을 시행했다.
- 수술 후 감염 징후는 없지만, 육아 형성이 나쁘고 새로운 괴사조직이 나타났다. 폐색성 동맥경화증의 치료를 심장혈관외과에 상담했지만 하지동맥 CT에서 장골 · 대퇴 · 전후 경골 · 비골동맥의 커다란 혈관에 명확한 협착이 없어서 혈행재건술은 효과가 없었다.
- 괴저 악화 때문에 12월에 정형외과에서 우측 하퇴절단술을 시행했다. 의족을 만들어 재활치료를 한 후 2012년 3월에 퇴원했다. 당
- 뇨병을 장기간 방치했기 때문에 신경병증으로 궤양이 생기고, 혈당 조절이 불량하여 감염이 악화되었으며, 말초혈류장애 때문에 육아 형성이 나빠서 하지절단에 이른 증례이다.

2 족부병변의 예방

당뇨병성 족부병변의 예방은 족부병변의 위험이 높은 당뇨병 환자(표 1)에게 발 관리(foot care) 교육을 실시하고, 의료자는 정기적으로 발을 진찰하는 것이 중요하다. 궤양이나 괴저가 있어도 환자는 전혀 인식하지 못하고 진찰하거나 발 관리를 할 때 간호사가 발견하는 경우도 종종 있으므로 주의해야 한다. 당뇨병의 전문병원에서는 당뇨병성 족부병변의 고위험 내원 환자에게 당뇨병성 족부병변에 관한 적절한 연수를 마친 전문간호사가 발톱(내향성 발톱, 두꺼운 발톱 또는 발톱무좀에 마취 없이 실시하는 것), 각질 제거, 족욕 등을 필요에 따라 실시하고 동시에 발 상태의 관찰방법, 발의 청결 및 발톱 깎기 등의 발의 자가관리법, 정확한 구두 사용법을 교육하고 있다.

이것은 금물!	정기적으로 족부병변을 확인하지 않으면 안 된다. 궤양이나 감염이 있으면 조기에 피부과나 정형외과에 의뢰한다.

표 1 족부병변의 위험이 높은 당뇨병 환자

1. 족부병변이나 발가락 절단의 경험이 있는 환자
2. 투석 환자
3. 말초순환장애(PAD)가 있는 환자
4. 담배를 많이 피는 환자(heavy smoker)
5. 고도의 당뇨병성 신경병증 환자
6. 발가락이나 발톱의 변형, 굳은살이 있는 환자
7. 족부병변 자체를 모르는 환자
8. 혈당 조절이 불충분한 환자
9. 고도의 시력장애가 있고 발을 관찰하거나 발톱을 깎지 못하는 환자
10. 외상을 입을 기회가 많은 환자
11. 혼자 사는 고령의 환자나 발의 위생 관리가 어려운 환자

(일본 당뇨병 교육자 인정기구 편. 당뇨병 교육 가이드북 2013)

3 족부병변의 진단과 치료

당뇨병성 족부궤양, 괴저의 진단, 중증도의 평가는 입원한 침대 옆에서 신속하게 실시한다(표 2). 당뇨병성 족부병변이 있는 환자에 대한 평가 포인트는 ① 족부궤양 및 괴저의 크기와 깊이, ② 감염의 유무와 원인균의 검색, ③ 혈류장애의 정도이다. 족부궤양의 깊이는 ① 힘줄 및 뼈에 도달하지 않은 표재성 궤양, ② 힘줄에 도달한 궤양, ③ 뼈와 관절에 도달한 궤양으로 분류하여 평가한다. 창상이 깊고, 고도의 감염이 보이며, 혈류가 나쁠수록 절단의 가능성이 높고 생명 예후도 나쁘다. 면적이 2 cm^2 이상이거나 뼈 속 깊숙이 도달한 궤양, 발열을 동반한 중증 감염의 경우는 입원치료가 필요하다.

족부궤양 치료는 혈당 관리, 국소적 치료와 압력분산(off-loading), 감염 대책이다. 당뇨병 치료는 인슐린 치료가 필요하고 엄격한 혈당 관리를 위해서 각 식전에 초속효성 인슐린과 지속성 인슐린 1회 강화인슐린요법을 실시한다. 항생제는 표재성(경증) 궤양에서는 황색포도상구균 및 용혈성 연쇄상구균 등의 그람양성구균이 많고, 심부(중증)의 경우는 그람음성간균이나 혐기성 세균의 혼합 감염인 경우가 많다는 것을 고려하여 선택한다. 최근에 메티실린 내성 황색포도상구균(MRSA)의 감염이 증가하고 있으므로 주의가 필요하다.

말초혈류장애를 합병하면 난치성이 되어 족배동맥이 촉지가 불가능해지고, 발목상완지수(ABI)가 0.9 이하에서는 폐색성 동맥경화증이 의심되기 때문에 혈관확장 작용이나 항혈소판 작용을 하는 약물을 복용하며, 중증 증례에서는 프로스타글란딘제제의 지속 정맥투여를 실시한다. 중증의 하지

허혈을 띠는 경우는 하지혈행재건술이 필요하다.

따라서, 주치의로서 환자가 족부병변을 호소한 경우, 혈당 조절 불량, 발열, 큰 궤양, 말초혈류장애를 합병한 경우는 조속히 전문시설에 의뢰해야 한다.

표 1 족부궤양의 진찰

1. 진찰
   (1) 궤양의 위치
   (2) 궤양의 면적, 깊이, 냄새, 연조직염
   (3) 신경병증, 혈류장애, 족부 변형, 보행장애
   (4) 단순 방사선(이물질, 골수염, 가스 영상, Charcot 관절의 유무)
   (5) 소식자(sonde)로 괴사조직의 궤양 범위 확인, 깊이의 평가
2. 세균배양: 궤양에서 검체의 채취(혐기성 배양도 시행)
3. 국소 처치
4. 혈당 조절
5. 항생제 투여: 광범위 항생제로 시작
6. 압력분산(off-loading)
7. 혈류 개선(필요 시): 약물치료, 혈행재건술
8. 이식술(필요 시)
9. 재활치료
10. 발 관리(foot care)

(일본당뇨병학회 편. 당뇨병성 족부병변. In : 당뇨병 전문의연수가이드북. 진단과 치료사 : 2014. p.306에서)

참고문헌

1) 日本糖尿病学会, 編. 糖尿病診療ガイドライン 2016. 南江堂; 2016. p.239-62.
2) 日本糖尿病療養指導士認定機構, 編. 糖尿病足病変. In: 糖尿病療養指導ガイドブック 2013. メディカルレビュー社; 2013. p.93-5.
3) 日本糖尿病学会, 編. 糖尿病足病変. In: 糖尿病専門医研修ガイドブック. 診断と治療社; 2014. p.304-9.
4) 三村正裕. 知らなかったでは済まされない！糖尿病コンサルトの掟「足病変」. 金原出版; 2016. p.82-92.

〈三村正裕〉

2. 만성 합병증

6. 골 병변

이것이 중요!

① 생활습관병에 의한 골절 위험의 상승에 주목한다.

② 특히 당뇨병과 만성 콩팥병(CKD)에 대해 자료가 축적되어 있다.

③ 제2형 당뇨병에서는 뼈의 취약성 항진과 함께 신경병증 또는 감각기 장애에 의한 낙상사고 위험의 상승도 골절 위험의 상승에 관여한다.

Key Words
당뇨병, 생활습관병, 골절 위험, 골다공증, 뼈 취약성

증 례

[병력]

- 68세 남성. 최근 5~6년간 건강검진을 받는 적이 없고, 당뇨병을 진단받은 일도 없다.
- 취미가 골프이고 한 달에 2~3회 코스로 골프를 즐기고 있다.
- 2010년 9월 평소와 같이 골프장에서 벙커에 들어간 공을 친 순간, 중심을 잡고 있던 우측 하퇴에 극심한 통증을 느꼈다.
- 그 후에는 친구의 도움으로 어떻게든 걸을 수 있었지만 같은 부위의 통증은 지속되었다. 흡연과 음주 습관이 있다.
- 기왕력: 특기할 만한 사항 없음.
- 가족력: 당뇨병에 대해서는 확실하지 않다. 악성종양은 없다.

[신체소견]

- 신장 170.0 cm, 체중 78 kg. 혈압 134/78 mmHg. 우측 하퇴에 국한된 압통점이 있다. 변형은 없다. 목 뒤가 불룩하게 나와 보이지 않는다.

[검사 소견]

- HbA1c 7.8%, 무작위 혈당 220 mg/dL. 간기능, 신기능 이상 없음. 심전도 이상 없음.
- 우측 하퇴의 X선에서 경골의 골절선이 판명되었다. 흉요추 X선에서는 추체골절이 보이지 않는다.
- DXA에 의한 골밀도 측정에서는 요추(L2-4)는 청년 성인 평균의 84%, 대퇴골 전체(total)는 83%.

[임상 경과]

- 여러 검사를 시행한 결과 당뇨병으로 처음 진단되었다.
- 우측 하퇴의 골절은 저외상성 골절이며 골다공증이 원인으로 생각할 수 있지만, 골밀도로 볼 때 골다공증으로 진단할

수 없다.

- 이런 경우는 제2형 당뇨병에 의해 뼈의 취약성이 증가해 골절을 일으킨 것으로 생각되므로 임상적으로 이차성 골다공증으로 간주해야 한다. 우선 당뇨병의 조절에 전념하고 환자가 동의하면 골다공증 치료를 시작해도 좋은 사례이다.

1 서론 : 골다공증과 생활습관병과의 관련성

최근 생활습관병에 의한 골절 위험의 상승이 주목을 받고 있으며, 특히 당뇨병과 만성 콩팥병에 대해 자료가 축적되기 시작했다. 골절 위험이 상승하는 질환으로서 대표적인 질환이 골다공증이지만, 생활습관병이 이차성 골다공증의 원인 질환으로서 측면을 가지고 있다는 것이 명확해졌다고도 말할 수 있다.

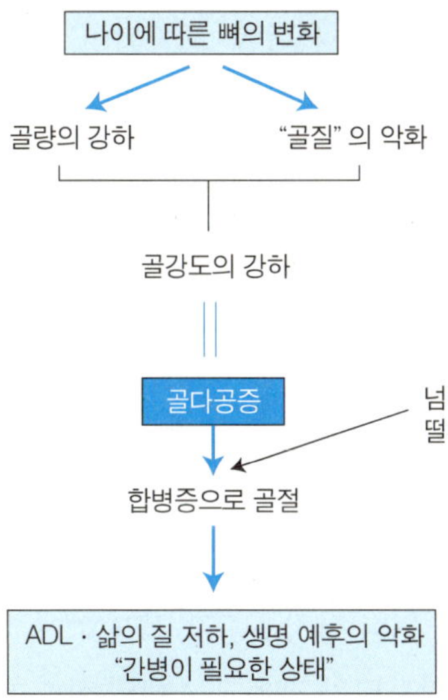

그림 1 골다공증의 병태와 합병증

골다공증이란 뼈의 강도가 저하되어 뼈의 취약성이 증가해 골절의 위험이 증가한 질환이다[1]. 과거에 이 질환은 골량의 감소가 뼈의 미세구조를 악화시켜 뼈가 취약해진 상태라고 정의되었지만, 뼈 강도의 결정인자로서 뼈의 질도 중요한 역할을 하고 있는 것으로 나타났다(그림 1). 골절은 골다공증의 합병증이며 그 예방을 목적으로 골절의 위험요인을 줄이는 것이 골다공증의 예방과 치료목표이며, 골량의 감소와 함께 그 이외의 위험요인도 평가할 필요가 생겼다. 골다공증 중에서도 가장 많은 원발성 골다공증은 나이에 따라 증가하고 여성에게는 50세를 평균으로 하는 폐경 후에는 확실히 증가한다. 남성에게도 50세 이후는 서서히 골량이 감소한다. 골다공증의 예방과 치료 가이드라인 2015년 판[2]에서는 골량 감소 수준의 골량 측정치에서도 특정 골절 위험요인이 갖추어져 있는 경우에는 약물치료를 검토하도록 권장하고 있다. 한편 폐경 후 여성이나 50세 이상의 남성은 소위 생활습관병의 이환율이 높아지는 연령이기도 하고, 생활습관병 자체에 의한 골절 위험도 상승하여 최근 주목을 받고 있다. 또한 일본골다공증학회에서는 현 시점의 정보를 '생활습관병 골절 위험에 관한 진료 가이드'[3]로 정리하고 있으니 참고하기 바란다.

2 당뇨병에 의한 골절 위험 상승

일본에서 현재 이용되고 있는 골다공증의 진단기준(2012년판 개정)은 취약골절의 유무와 골밀도의 판정이라는 뼈에 관한 평가와 감별진단 및 배제진단으로 이루어진다[4]. 감별해야 하는 질환으로 '당뇨병'이 이차성 골다공증의 원인 질환의 목록에 포함되어 있다. 제1형 당뇨병은 골밀도를 감소시키고 골절 위험의 상승과 관련된 것으로 알려져 있다[5]. 하지만 제1형 당뇨병에 의한 골절 위험의 상승은 골밀도 감소에 의해 예측되는 위험의 상승을 크게 상회한다[5](그림 2). 또한 제2형 당뇨병에서도 골절 위험이 상승하지만 골밀도는 오히려 높고[5], 골밀도에 의존하지 않는 뼈의 취약성이 항진하는 것을 엿볼 수 있다. 제2형 당뇨병에 의한 추체골절에 관한 골절 위험의 상승에 대해서는 일본에서 Sugimoto 연구팀이 활발하게 임상연구 결과를 보고하고 있으며[6], 대퇴골 근위부 골절에 대해서는 해외 자료에 대해 메타분석 결과도 보고되고 있다(그림 3)[7]. 어느 쪽이든 당뇨병에서는 제1형, 제2형을 불문하고 골밀도 감소에 의존하지 않는 골절 위험의 상승이 인정되고 있다.

또한 WHO가 공표한 골다공증성 골절 위험 산정 도구인 FRAX®에서 확인 항목 중 하나인 '이차성 골다공증'에 포함되는 '당뇨병'이 제1형 당뇨병인 것은 FRAX®의 설명 문구에 기술되어 있는 것이다[8]. 이들은 진단기준이나 FRAX®를 이용할 때 충분히 주의해야 한다.

당뇨병에서는 뼈 이외의 인자, 즉 자율신경병증이나 시력장애에 의한 넘어지거나 떨어지는 사고의 상승도 당뇨병에 의해 일어날 가능성도 있다(그림 4). 따라서, 낙상사고의 위험도를 사전에 파악해서 관리하는 것도 필요하다.

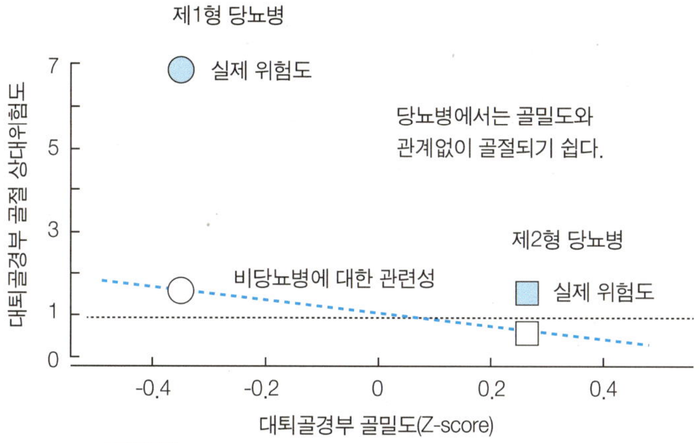

그림 2 당뇨병에서 골밀도와 골절 위험도의 상관관계

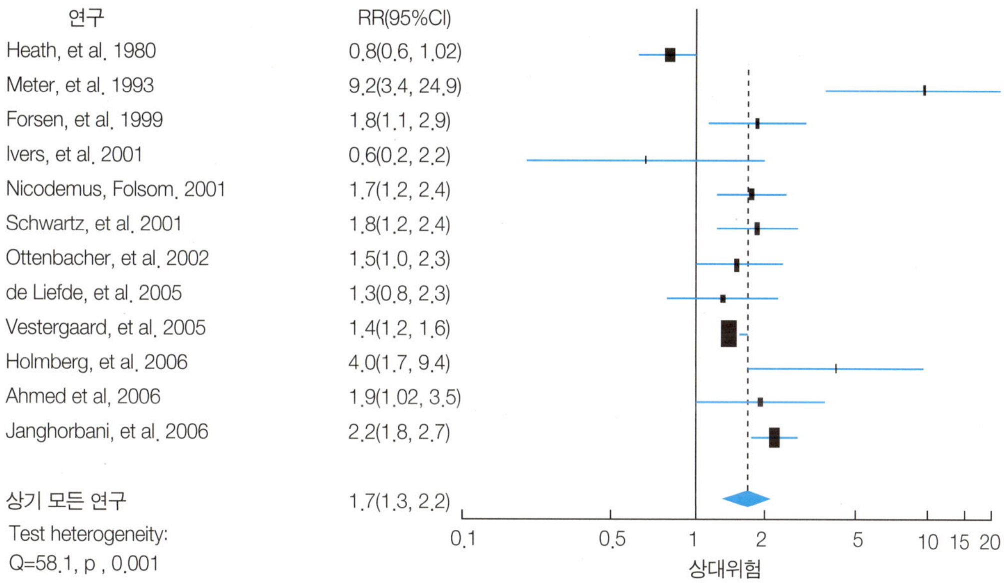

■ 는 각 연구에서 도출된 상대위험, 수평선은 95% 신뢰구간

◆ 와 그 폭은 모든 연구를 정리해서 해석했을 때의 상대위험과 95% 신뢰구간

양측검정: 연구 간의 통계적 불균일성은 Cochran' s Q 검정을 사용한다.

그림 3 제2형 당뇨병과 대퇴골경부 골절 위험과의 상관관계

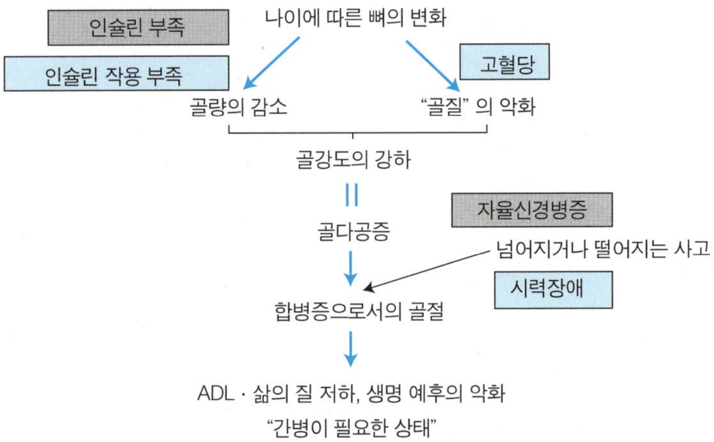

그림 4 당뇨병에 의한 골절 위험의 상승 기전

3 환자에게 설명: 당뇨병으로 왜 뼈가 약해질까?

당뇨병에서 골절이 쉽게 일어난다는 것은 아직 제대로 알려져 있지 않기 때문에 환자에게도 알기 쉽게 설명할 필요가 있다. 그때 어느 정도 당뇨병에 의한 뼈 취약성의 항진 기전에 대해 전달하는 것은 유용하다.

당뇨병에서 골밀도 저하를 통하지 않고 골절 위험이 상승하는 많은 기전은 당뇨병에 의한 산화스트레스의 증가로 설명된다. 그 중에서도 콜라겐 가교의 변화가 주목을 받고 있다. 뼈는 콜라겐의 고차구조에 칼슘이 침착하여 형성된다(그림 5). 소위 전자가 '철근', 후자가 '콘크리트'인 '철근 콘크리트'에 비유된다. 콜라겐 분자 3개가 모여서 생긴 것이 다시 서로 가교되고 '철근'이 성립된다. 이 가교는 콜라겐 분자 내의 리신이 리실 옥시다아제(lysyl oxidase)라는 효소에 의해 특이적으로 효소학적으로 형성된다[9]. 한편 고혈당이나 산화스트레스, 나이나 당뇨병에 따라 증가하는 호모시스테인의 존재 하에서는 이 가교형성이 억제되고 다시 비효소학적인 가교형성이 진행되는 것으로 추정된다. 이 비효소학적인 가교가 역학적인 취약성을 초래하는 것으로 Saito의 연구로 명확해졌다[10]. Saito는 동물을 이용한 실험이나 임상 샘플을 이용해서 골조직 내 비효소학적 가교의 증가와 그에 따른 골강도 저하를 제시했고, 다시 비효소학적 가교에서 유래하는 펜토시딘(pentosidine)의 소변 배설량과 골절 발생률 사이에 비례 관계가 있다고 보고하고 있다[11]. 이 기전은 당뇨병에 의한 골강도 저하를 설명할 뿐만 아니라 골밀도 저하를 통하지 않는 나이에 따른 골강도의 저하나 당뇨병 외의 생활습관병에 의한 골절 위험의 상승도 설명할 수 있다.

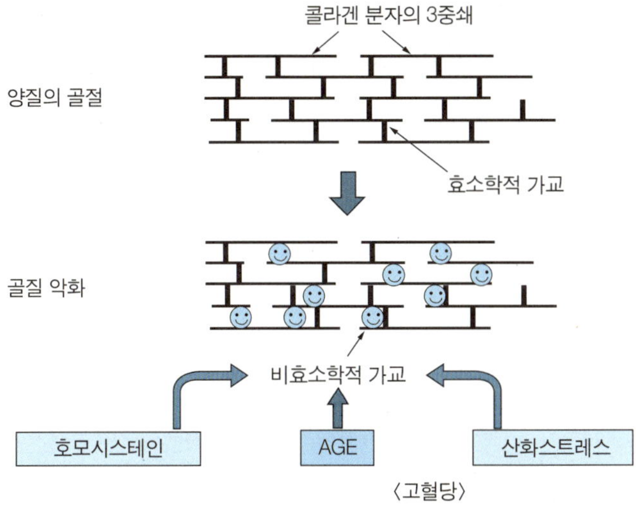

그림 5 콜라겐 '가교'의 관점에서 본 골질의 악화

4 당뇨병에서 골절 위험 관리와 약물치료

취약골절의 위험을 상승시키는 것으로 확인된 질환은 이차성 골다공증의 원인 질환으로 간주해야 한다. 그런 위상이 명확해진 생활습관병이 있으면 취약골절 예방을 목적으로 우선 시행해야 하는 것은 원인 질환을 가급적 조절하는 것이며, 이를 위해서 필요한 골다공증에 대한 약물치료를 고려해야 한다. 생활습관병에 의한 골절 위험의 상승에서는 골밀도 저하보다 골질의 열화가 기여하는 부분이 클 것으로 예상할 수 있기 때문에 임상적 판단 방법은 일률적으로 정하기 어려운 측면이 있다. 임상현장에서 판단방법을 예로 들면 골량 측정치에서 10% 또는 1표준편차의 차이는 추체골절의 발생률로 1.5~2배의 차이로 이어지는 것으로 알려져 있기 때문에 이 정도의 골절 위험의 상승이 예상되는 생활습관병이 존재할 경우에는 측정된 골밀도 값을 10% 또는 1표준편차 정도 줄여서 판단하는 노력도 생각할 수 있다. 제2형 당뇨병에 의한 골절 위험의 상승은 사실 이 영역에 있으며 골절 예방을 목적으로 하는 골다공증 치료제의 사용은 골밀도가 청년 성인 평균값의 80% 미만 근처에서 고려해야 할지도 모른다.

당뇨병의 유병기간이나 중증도와 골절 위험과의 상관관계, 혈당 조절이 잘 될 경우 골절 위험의 감소 여부 등 앞으로 규명해야 하는 할 것이 많다.

결론

여기에서는 당뇨병과 골절 위험의 정보에 대해 설명했지만 만성 콩팥병이나 고혈압,

이상지질혈증과 뼈의 취약성과의 관련성에 대해서도 많은 보고가 있다. 이들 질환은 혈관 합병증을 일으키는 것이며, 최근 '뼈와 혈관의 상관성'이란 관점에서 종합적으로 고려하는 것이 바람직하다.

이것은 금물!	비스포스포네이트(bisphosphonate) 제제를 복용한 후에는 30분 동안 누워있어서는 안 된다. 복용 시 주의할 점에 대해서는 확실히 지도한다!

참고문헌

1) NIH Consensus Development Panel on Osteoporosis Prevention, Diagnosis, and Therapy. JAMA. 2001; 285: 785-95.
2) 骨粗鬆症の予防と治療ガイドライン作成委員会, 編. 骨粗鬆症の予防と治療ガイドライン 2015年版. ライフサイエンス出版; 2015.
3) 生活習慣病における骨折リスク評価委員会. 生活習慣病骨折リスクに関する診療ガイド. ライフサイエンス出版; 2011.
4) 日本骨代謝学会, 日本骨粗鬆症学会合同原発性骨粗鬆症診断基準改訂検討委員会. 原発性骨粗鬆症の診断基準 (2012年度改訂版). Osteoporosis Japan. 2013; 21: 9-21.
5) Vestergaard P. Discrepancies in bone mineral density and fracture risk in patients with type 1 and type 2 diabetes-a meta-analysis. Osteoporos Int. 2007; 18(4): 427-44.
6) Yamamoto M, Yamaguchi T, Yamauchi M, et al. Diabetic patients have an increased risk of vertebral fractures independent of BMD or diabetic complications. J Bone Miner Res. 2009; 24(4): 702-9.
7) Janghorbani M, Van Dam RM, Willett WC, et al. Systematic review of type 1 and type 2 diabetes mellitus and risk of fracture. Am J Epidemiol. 2007; 166(5): 495-505.
8) Kanis JA, Oden A, Johnell O, et al. The use of clinical risk factors enhances the performance of BMD in the prediction of hip fracture and osteoporotic fractures in men and women. Osteoprosis Int. 2007; 18; 1033-46.
9) Lucero HA, Kagan HM. Lysyl oxidase: an oxidative enzyme and effector of cell function. Cell Mol Life Sci. 2006; 63(19-20): 2304-16.
10) Saito M, Marumo K. Collagen cross-links as a determinant of bone quality: a possible explanation for bone fragility in aging, osteoporosis, and diabetes mellitus. Osteoporos Int. 2010; 21(2): 195-214.
11) Shiraki M, Kuroda T, Tanaka S, et al. Nonenzymatic collagen cross-links induced by glycoxidation (pentosidine) predicts vertebral fractures. J Bone Miner Metab. 2008; 26(1): 93-100.

〈細井孝之〉

2. 만성 합병증

7. 당뇨병과 암

이것이 중요!

① 일본에서 당뇨병 환자의 사망원인 1위는 서구의 심혈관질환과는 달리 암이다.

② 당뇨병 진료에서 당뇨병의 미세혈관병증이나 대혈관 합병증의 발생, 진행 억제와 함께 암의 조기 발견은 환자의 삶의 질에서 매우 중요하다.

③ 원인이 확실치 않은 혈당 상승의 경우, 또한 당뇨병 발생 시에는 암의 존재도 의심해야 한다.

Key Words

고혈당, 산화스트레스, 비만, IGF-1

증 례

[병력]

- 70세 남성. 건강검진을 받은 적이 없고, 2007년 6월 눈이 희미하게 보여 안과 진료를 받았다. 망막병증과 백내장, 고혈당 진단을 받았다. 흡연, 음주 습관이 있다.
- 과거력: 특기할 만한 사항 없음.
- 가족력: 당뇨병 환자 확인되지 않음, 암 병력이 있는 가계가 있음.

[검사 소견]

- 신장 154 cm, 체중 54.5 kg (체질량지수 24.2), 혈압 124/64 mmHg, HbA1c 8.5%, 무작위 혈당 173 mg/mL, 요단백(-), 단순 망막병증, 아킬레스건 반사 소실, 소변 알부민 지수 3.9 mg/gCr, 혈청 Cr 0.66 mg/dL, eGFR 91 mL/min, 간기능 · 지질: 정상, 공복 시 CPR 0.8 ng/mL, 심전도 이상 없음. 경동맥 죽상반 있음.

[임상 경과]

- 식사요법과 경구혈당강하제로 HbA1c는 일단 7% 대가 되었지만, 그 후 다시 조절이 악화되었다.
- 경구혈당강하제를 변경하며 대응했지만 혈중 CPR이 낮은 수치였기 때문에 인슐린 치료도 권장했다.
- 2011년 여름에 간기능장애(γGTP는 6월 13U/L → 7월 89 U/L → 8월 475 U/L)가 나타났고, 자각 증상은 없었지만 복부 초음파를 실시하니 췌두부에 낮은 초음파 종양 영상(3~4 cm 크기), 총담관 및 간내담관의 확장, 담낭 확장이 보였고, 정밀검사에서 췌두부암으로 진단되었다.
- 입원하여 췌장두부 및 십이지장 절제와 위아전절제를 실시하였고, 인슐린 치료도 시작했다[인슐린 aspart(노보래피드) 50 Mix: 6-6-6-0], 입원 중 혈당은 비교적 안정적이었지만 퇴원 후에 저혈당 혼수를 자주 일으켰다.

- 일이 육체노동이었기 때문에 업무 시에는 인슐린 용량을 줄이고 식사를 많이 섭취하며, 일이 장시간 이어질 때에는 중간에 식사를 보충하도록 권유한 결과, 혼수는 없어졌다.
- 췌장암뿐만 아니라 당뇨병은 암이 합병하기 쉽기 때문에 정기적인 검사가 필요하다. 특히 고혈당이 지속되는 경우나 일반검사에서 이상이 보이는 경우는 즉시 정밀검사를 해야 한다.

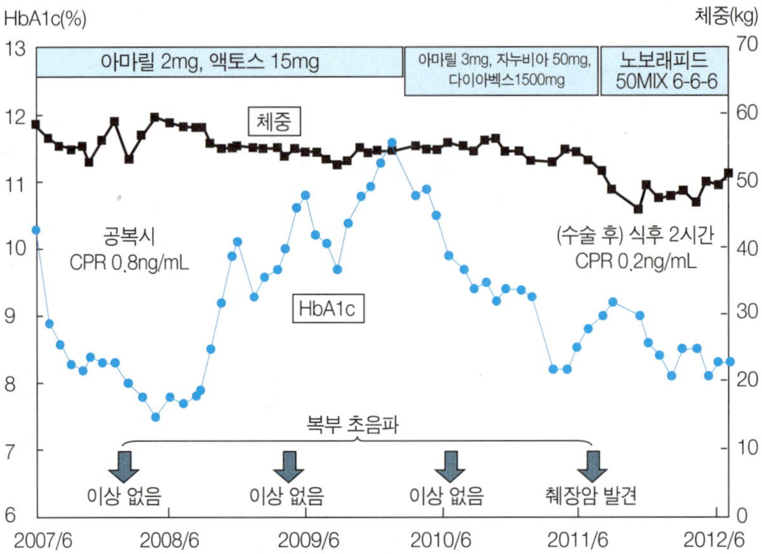

그림 1 외래진료 중 췌장암이 발생한 증례

1 역학으로 본 당뇨병 환자와 암의 발생

일본에서 현재 사망원인 1위는 약 30%의 악성종양(암)이며, 당뇨병 환자의 사망원인 1위도 암이다(표 1). 약 10만 명을 대상으로 한 코호트연구(cohort study)에 따르면 당뇨병 환자의 암의 발병위험은 비당뇨병 환자에 비해 남성이 1.27배, 여성이 1.21배이며, 남성은 간암, 신장암, 췌장암, 결장암, 여성은 간암, 위암 등은 의미있게 높은 비율을 보였다(표 2).

표 1 일본인 당뇨병 환자의 사인(18,385증례에서 검토) (1991~2000년)

사인	남(11,632예)		여(6,753예)		총합(18,385예)	
	%	n	%	n	%	n
혈관장애	24.0	2792	31.6	2131	26.8	4923
당뇨병성 신증	5.6	652	8.7	590	6.8	1242
허혈성 심질환	9.1	1064	12.0	807	10.2	1871
심근경색증	9.0	1045	11.7	787	10.0	1832
협심증	0.2	19	0.3	20	0.2	39
뇌혈관장애	9.3	1076	10.9	734	9.8	1810
뇌출혈	2.9	343	2.9	194	2.9	537
뇌경색	5.9	691	7.3	496	6.5	1187
기타	0.4	42	0.7	44	0.5	86
당뇨병성 혼수	1.0	117	1.4	97	1.2	214
저혈당 혼수	0.4	47	0.4	27	0.4	74
악성 신생물	37.4	4353	12.7	861	34.1	6275
감염	15.3	1777	11.7	787	14.3	2638
간경화	5.0	579	4.1	280	4.7	859
허혈성 심질환 외의 심질환	5.0	577	7.8	527	6.0	1104
기타	9.4	1097	10.5	706	9.8	1803
불명	2.5	293	3.0	202	2.7	495

표 2 당뇨병과 암 발병위험간의 관계(40~69세 일본인 10만 명의 코호트)

(JPHC 연구)

	남성			여성	
	증례 수	OR(95%)		증례 수	OR(95%)
전체 부위			전체 부위	2555	1.21 (0.99-1.47)
위	3907	1.27 (1.141.42)	위	362	1.61 (1.02-2.54)
결장	977	12.3 (0.98-1.54)	결장	303	0.83 (0.42-1.61)
직장	491	1.36 (1.00-1.85)	직장	153	1.65 (0.80-3.39)
간	243	0.80 (0.47-1.36)	간	120	1.94 (1.00-3.73)
췌장	312	2.24 (1.64-3.04)	췌장	92	1.33 (0.53-3.31)
신장	118	1.85 (1.07-3.20)	신장	35	1.36 (0.32-5.78)
폐	99	1.92 (1.06-3.46)	폐	198	1.12 (0.55-2.29)
전립선	547	1.05 (0.77-1.44)	유방	451	0.83 (0.44-1.57)
	284	0.82 (0.51-1.33)	자궁경부	133	0.61 (0.15-2.48)
			난소	74	2.42 (0.96-0.09)

2 암이 발생한 당뇨병 환자의 예후

당뇨병 환자에 대한 암의 조기 발견이 당뇨병 환자의 생명 예후를 개선하는 데 급선무인 것으로 나타났다. 또한 당뇨병 환자의 암에 의한 사망률의 상승은 해외에서 몇몇 대규모 자료에서도 나타난다[1].

3 당뇨병 환자의 암의 발생, 암 환자의 고혈당

당뇨병 환자를 진찰하는 내과 의사는 암이 발생한 것으로 의심될 때에는 전문의에게 진찰과 향후의 방침을 의뢰하게 된다. 또한 암 환자에게 고혈당이 발병한 경우에는 수술 전 · 후의 관리를 내과 의사에게 치료를 의뢰하게 된다. 당뇨병 환자의 암의 발생률이 일반인보다 높다는 것을 알지 못하는 경우도 많으므로, 더욱 암의 정보를 환자에게 제공할 필요가 있다고 생각된다. 다음은 암이 발병했을 때의 혈당 관리에 대한 설명이다.

a) 암 환자의 수술

기본적으로 수술이 필요한 경우는 인슐린요법이다. 수술 전 다양한 검사에서는 식사를 하지 못하는 경우도 있어 이때의 인슐린 주사의 변경 지시도 필요하며, 이러한 상황을 고려하면 여러 번의 인슐린요법이 최선이다. 또한 수술 전에는 전신의 동맥경화증을 합병하는 경우도 많고, 항혈소판제, 항응고제 등의 휴약에 따른 헤파린 사용 등의 검토는 필요하다. 따라서, 미세혈관병증은 물론이고, 대혈관 합병증의 진행 정도를 파악해 두는 것이 중요하다. 특히 자율신경병증이 진행된 경우에는 혈압 변동이 크고, 수술 전에 마취과로의 정보 제공도 필요하다. 수술 후에는 식사가 시작될 때까지 영양은 경관 또는 정맥으로 투여하지만 인슐린분비능이나 그 때의 혈당을 고려하여 속효성 또는 초속효성 인슐린을 중심으로 피하주사 또는 정맥주사한다. 기저분비가 저하된 환자에게는 지속형을 보충함으로써 안정된 혈당을 얻을 수 있는 경우도 많다. 또한 제1형 당뇨병과 같은 절대적인 인슐린 분비부전 환자의 경우에는 필요한 포도당을 정맥주사하고, 그에 따른 인슐린을 정맥주사하는 것이 기본이다. 식후의 혈당 상승에 대한 대응으로 식사 섭취가 불안정한 경우에는 섭취량에 따른 초속효성 인슐린의 식후 투여가 유용한 경우도 많다. 식사 섭취가 안정되면 인슐린 용량을 결정한 정기주사로 변경한다.

b) 암 환자의 항암화학요법

암의 항암화학요법에 사용하는 약물 중에는 혈당에 영향을 주는 것이 있다. 글루코코르티코이드(glucocorticoid)는 다양한 암의 항암화학요법의 프로토콜에 이용되며 항암제 등에 의한 구역이나 구토 예방 효과도 있다. 암이 발생하기 전에 이미 당뇨병이 있는 환자는 물론 진단되지 않은 환자라도 가족력의 존재, 임신성 당뇨병의 경험, 노인, 비만, 스테로이드를 고용량으로 사용할 경우에는 혈당치 악화에 충분히 주의해야 한다. 혈당 수치에 따라 다르지만 스테로이드를 사용할 경우에는 혈당 수치에 따라 경구혈당강하제로 가능한 경우도 있지만 인슐린이 필요한 경우도 많다. 특히 감염 등의 예방이나 엄격한 혈당 조절이 필요한 경우에는 인슐린으로 대응한다. 인터페론 제제도 인슐린 분비 저하 작용이 알려져 있으며 제1형 당뇨병의 발생도 보고되고 있다. 이런 항암제에 의한 식욕부진도 야기되고 당뇨병의 약물치료 시 고혈당뿐만 아니라 저혈당의 예방대책도 필요하며 항암화학요법의 시행일정, 프로토콜 등에 대해 암 전문의나 간호사와 정보교환을 포함한 팀 의료가 중요하다. 최근 면역 체크포인트 억제제가 악성 흑색종 이외에 재발성 비소세포암에도 적응증이 확대되었지만 췌도 자가항체 검사가 음성이고 전격성 제1형 당뇨병의 진단기준을 충족하는 당뇨병의 발생이 보고되고 있으므로 주의해야 한다[2].

c) 당뇨병 환자의 암 치료 후의 예후

당뇨병 환자가 암이 발병한 경우, 수술 후의 사망률도 1.85배 높은 것으로 나타났고[2], 또한 암 환자는 당뇨병이 있기 때문에 메타분석에 따르면 사망률이 높은 것으로 보고되고 있으며[3], 그 예후불량의 원인으로 몇 가지를 생각할 수 있다(표 3). 당뇨병 환자는 암 치료 시작 시점에서 이미 합병증을 가지고 있어 강력한 치료가 어렵다는 점, 그 합병증으로 사망한다는 점을 생각할 수 있다.

표 3 당뇨병 환자의 암 치료 후의 예후 불량의 요인

1. 인슐린저항성을 기반으로 한 고인슐린혈증이나 고혈당에 의한 산화스트레스의 상승(전이의 증가)
2. 외래진료로 발견률의 증가도 있지만 반대로 진행되어 발견되는 경우도 많다.
3. 합병하는 동맥경화증 관련 질환 때문에 강력한 치료를 할 수 없을 가능성
4. 고혈당 때문에 항암제 치료에 대한 효과의 저하
5. 암 자체의 사망 외에 합병증에 의해 사망률을 상승시킬 가능성

보다 이해를 높이기 위한 원 포인트!

※ 당뇨병 병태생리와 암의 발생 원인

1) 비만, 증식인자(인슐린, IGF-1)

체질량지수(BMI)가 5 kg/m^2의 상승으로 남성은 식도암 1.52배, 여성은 자궁암 1.59배라고 보고되고 있다. 그 배경이 되는 요인으로 인슐린저항성, 고인슐린혈증이나 insulin-like growth factor (IGF-1) 농도 상승 등을 생각할 수 있다. 일본에서 남성은 내인성 인슐린 분비의 지표인 혈청 C-펩티드 값의 상승과 대장암 위험의 증가가 보고되고 있다.

2) 고혈당

암의 사망률은 공복혈당이 상승함에 따라 높아지는 것으로 보고되고 있다. 일본 연구에 따르면 위암의 발생률은 공복혈당과 관계가 있는 것으로 나타났다. 또한 고혈당 자체는 전신의 산화스트레스 상승과 관련이 있고, 티오레독신(thioredoxin) 작용과 관련이 있는 것으로 보고되고 있다. 산화스트레스 상승은 DNA 손상이나 복구과정에 대한 영향이나 미토콘드리아 기능의 이상을 일으킨다. 최근 인슐린감수성 개선 작용이 있는 metformin 사용자에게 암의 발생이 적다는 보고가 나와 주목을 받고 있다.

3) 액성 인자

암 발생의 액성 인자로는 지방세포에서도 분비되는 종양괴사인자-알파(tumor necrosis factor-α, TNF-α),렙틴, VEGF, 저아디포넥틴(adiponectin) 상태 등이 보고되고 있다. 특히 렙틴(leptin)은 지방세포에서 분비되고, 그 수용체는 다양한 종양에서 발현되며, 직접 세포증식 작용이 있는 것으로 보고되고 있다[4].

4 암의 조기 발견과 주치의의 역할

당뇨병 환자의 암을 조기 발견하는 역할을 가장 많이 하는 사람은 암 전문의가 아니라 일반 내과 의사나 당뇨병 전문의이다.

당뇨병 진료에 있어서 환자 교육은 혈당 조절을 교육하는 데 편중되기 쉽지만 항상 환자의 생명 예후를 고려하면서 실시하는 것이 중요하다. 또한 당뇨병성 합병증의 진행을 억제하는 노력과 함께 생명 예후에 크게 관여하는 암의 조기 발견에 유의해야 한다. 특히 췌장암은 당뇨병 발생으로부터 4년 이내의 발생빈도가 높고[5] 암 환자 약 1,600명을 분석한 결과에 따르면 간암에 비해 췌장암은 명확하게 당뇨병 발생 초기에 나타나는 것으로 확인되었고, 일본에서도 가장 먼저 초진 시 염두에 두어야 하는 암이다.

이것은 금물!

급격히 혈당 조절을 악화시키는 것은 폭음과 폭식뿐만은 아니다! 우선 췌장암을 배제시키기 위해서 반드시 복부 초음파를 시행한다!

참고문헌

1) Seshasai SR, Kaptoge S, Thompson A, et al. Diabetes mellitus, fasting glucose, and risk of cause-specific death. Emerging Risk Factors Collaboration. N Engl J Med. 2011; 364: 829-41.
2) Okamoto M, Okamoto, M, Gotoh K, et al. Fulminant type 1 diabetes mellitus with ant-programme cell death-1 therapy. J Diabetes Investig. 2016; 7: 915-8.
3) Barone BB, Yeh HC, Snyder CF, et al. Postoperative mortality in cancer patients with preexisting diabetes: systematic review and meta-analysis. Diabetes Care. 2010; 33: 931-9.
4) Barone BB, Yeh HC, Snyder CF, et al. Long-term all-cause mortality in cancer patients with preexisting diabetes mellitus: a systematic review and meta-analysis. JAMA. 2008; 300: 2754-64.
5) The ORIGIN Trial investigators, et al. Basal insulin and cardiovascular and other outcomes in dysglycemia. N Engl J Med. 2012; 367: 319-28.
6) Magruder JT, Elahi D, Andersen DK. Diabetes and pancreatic cancer: chicken or egg? Pancreas. 2011; 40: 339-51.

〈橋本尚武〉

2. 만성 합병증

8. 수면장애와 우울

이것이 중요!

① 당뇨병 환자는 건강한 사람에 비해 수면장애를 안고 있는 위험이 높다. 또한 우울병을 합병하는 경우도 있다.

② 당뇨병 환자의 수면장애에서는 1) 수면무호흡증후군(sleep apnea syndrome, SAS), 2) 하지불안증후군(restless leg syndrome, RLS), 3) 위식도역류질환(gastroesophageal reflux disease, GERD)을 우선 감별한다. 그 후 우울병의 가능성을 검토하지만 약물상호작용에 주의한다.

③ 당뇨병 환자의 수면장애에는 약물치료의 선택과 함께 생활습관의 기록 등 비약물적인 접근이 중요하다.

Key Words

수면무호흡증후군(SAS), 하지불안증후군(RLS), 수면위생지도, 생활습관, 우울증, 약물상호작용

증 례

[병력]

- 59세 남성. 50세부터 인슐린 치료 시작. 흡연(+), 음주: 1일 사케 3잔. 과거력: 39세 만성 재발성 췌장염, 58세 농흉. 가족력: 명확하지 않음.

[검사 소견]

- 신장 158 cm, 체중 48 kg (체질량지수 19.2), 혈압 154/83 mmHg, HbA1c 11.8%, 무작위 혈당 323 mg/dL, 요단백(-), 망막병증 및 백내장 있음. 당뇨병성 괴저로 발가락 절단 있음.

[약물요법]

- 인슐린: 노보린 R(5-5-5-0), glargine(7-0-0-0). epalrestat(50 mg) 3정 #3 식사 후, candesartan(4 mg) 1정 1회 저녁식사 후

[임상 경과]

- 어지럼증, 불면을 호소하고 정신건강의학과 진료를 받았다. '수면을 취할 수 없어 1시간마다 눈이 떴다'는 호소가 있으며, 의욕과 집중력 저하를 보였다.
- Etizolam (0.5 mg) 1정을 취침 시에 처방했지만 불면 때문에 3정을 복용한 상태이며 또한 음주도 다량이라서 혈당 조절도 불량했고 수면개선이 필요하다고 판단해서 etizolam을 중지하고 brotizolam(0.25 mg) 1정 및 flunitrazepam(1 mg) 1정을 처방했다.

- '1시간마다 눈이 떠지는 것이 2시간이 되었다'며 약간 개선을 보였고, 본인의 희망으로 같은 처방을 지속했다. 2개월 후 다시 불면이 악화되었기 때문에 trazodone (25 mg) 1정/취침 시에 추가하자 양호한 수면을 취할 수 있었다.
- '기력이 나지 않는다' 등 경도의 우울한 기분도 보였지만 당뇨병성 신경병증의 통증 강도나 생활의 불안 등, 심리적 고통에 대해서도 외래에서 말하게 되면서 정신 증상도 개선되었다.
- 이후 flunitrazepam을 중단했지만 안정 상태는 유지되었다. 음주량도 이전보다는 줄일 수 있어 초진보다 4개월 후에는 HbA1c 9.9%로 혈당 조절도 약간 개선되었다.

1 당뇨병 환자가 안고 있는 스트레스

당뇨병 치료는 장기간의 시간이 필요하고, 환자에게는 식사나 운동 등 생활습관개선과 함께 복약, 매일 혈당 측정, 자가주사법 등의 치료를 생활 속에서 적절히 조합해서 실시할 것이 요구된다. 환자는 많은 노력을 해야 하고 항상 합병증에 대한 불안을 안고 있으며 장기적 · 만성적인 스트레스에 노출되어 있는 사람들이라는 것을 치료자는 배려해야 한다. 치료자에게는 환자가 치료와 자신의 생활과 적절히 타협해서 치료동기를 유지해 가는 것을 지원하는 자세가 요구된다.

2 당뇨병 환자의 수면장애

당뇨병 환자가 수면에 문제를 안고 있는 위험은 건강한 사람에 비해 높다는 보고가 있다. 구루메대학교의 조사에 따르면 당뇨병 158개 증례와 배경을 일치시킨 건강한 사람 205명의 비교에서 당뇨병 환자는 불면을 호소하는 빈도가 약 2배나 높게 나타났고, 전체의 37.3%에서 일부 불면을 보였다[1].

또한 수면장애가 내당능이상과 관계가 있는 것으로 알려졌다. Spiegel은 평소 7~8시간의 수면을 취하는 건강한 사람에게 수면을 4시간으로 제한하는 일시적인 불면 모델에서 인슐린저항성의 악화[2]를 보고했다. 즉 수면장애가 직접적으로 내당능을 악화시킨다는 것, 또한 비만을 조장시킬 가능성[3]을 제시했다. 따라서, 당뇨병 환자의 수면장애를 개선하는 것은 삶의 질을 개선하는 것일 뿐만 아니라 혈당 조절을 위해서도 중요하다. 당뇨병 환자의 불면의 원인은 표 1과 같다[4].

'잘 잘 수 없다'라는 호소가 있는 경우에는 잠자리에 드는 시각, 실제로 잠이 드는 시각, 각성시각, 기상시각, 중도각성 유무와 횟수, 재수면의 여부를 우선 청취한다.

특수한 수면장애인 1) 수면무호흡증후군(sleep apnea syndrome, SAS), 2) 하지불안증후군(restless legs syndrome, RLS)을 우선 감별한다. 갑자기 잠에 빠짐(급격한 졸음이 오면서 잠이 든다), 심하게 하품을 하고 낮의 졸음, 야간에 호흡이 멈추는 등의 증상이 있으면 수면무호흡증후군을 의심한다. 일본인을 대상으로 한 JEDAS 연구에 따르면 당뇨병 환자의 37.3%에 수면무호흡증후군의 합병이 나타났다[5]. 일본호흡기학회가 작성한 일본어판 웹워스 졸음 척도(Epworth Sleepiness Scale, ESS) 질문표는 자기식으로 사용하기 쉽다. 수면무호흡증후군이 의심될 경우, 전문의료기관에서 수면다원검사를 실시할 것을 권장한다. 치료는 구강 내 장치(oral appliance)의 장착 또는 지속기도양압(continuous positive airway pressure, CPAP)으로 전문의료기관에서 치료가 필요하다. 또한 야간이나 수면 시 주로 하지의 불쾌한 이상감각, 움직이고 싶어지는 느낌[간혹 실제로 움직인다(주기성 하지운동(periodic leg movement, PLM)), 작열감 등에 의한 수면곤란이 있으면 RLS를 의심한다. 제2형 당뇨병 환자의 25%에서 RLS를 합병한다는 보고도 있다6]. 하지뿐만 아니라 상지에 나타나는 경우도 있다. 당뇨병에서는 당뇨병성 신경병증과 관련이 있다는 보고가 많고, 만성 신부전, 투석 예에서 합병이 나타난다. 철분이 결핍되면 일어나기 쉬우므로, 특히 여성은 혈청 혈색소 수치, 혈청 철 및 페리틴(ferritin) 수치를 측정하고, 페리틴 50~60 ng/mL 이상을 목표로 철분제로 보충한다. 기타 도파민 작용제인 pramipexole, gabapentin enacarbil, clonazepam 등이 사용된다.

표 1 당뇨병 환자의 불면의 원인

1. 불면증이 생기기 쉬운 생활환경이나 습관, 근무내용, 시간에 의한 것
2. 당뇨병 환자에게 합병하기 쉬운 정신 · 운동 · 호흡장애에 의한 것
   1) 우울 상태나 불안장애
   2) 비만이나 나이, 자율신경병증에 동반된 수면무호흡증후군
   3) 척추관협착증이나 변형성 무릎 골관절염에 의한 하지통증 및 저림증
   4) 신경병증(neuropathy)에 동반된 하지불안증후군
3. 당뇨병에 의한 불면
   1) 고혈당에 따른 것: 갈증 · 야간 빈뇨 · 고혈당에 동반된 생체 내 반응
   2) 야간 저혈당에 대한 불안
   3) 당뇨병성 신경병증, 폐색성 동맥경화증에 의한 안정 시 통증, 저림증, 식은땀, 야간의 뒤척임
   4) 당뇨병 자율신경병증에 동반된 위장 증상(상복부 불편감 또는 복부팽만감), 위식도역류질환이나 발한이상
   5) 뇌경색 후유증에 의한 저림증
   6) 합병증이나 치료내용에 대한 불안 · 불만. "당뇨병 무력상태"
4. 약물성: 인슐린이나 설폰요소제(야간 저혈당), ACE 억제제(마른 기침), 베타차단제, 이뇨제(야간 빈뇨), 항콜린제(갈증), H2 차단제

표 1에도 나타낸 것처럼 위식도역류라도 수면장애가 일어날 수 있다. 중도각성에 야간 · 이른 아침의 기침이나 가슴쓰림을 동반한 경우는 적극적으로 의심한다. Omeprazole 등의 PPI (proton pump inhibitor)의 수면 전 복용이 효과적이다.

위의 증상이 배제되면 일반적인 수면장애의 호소에서는 생활습관을 확인한다. 표 2와 같은 생활기록표에서 수 주일동안 생활시간과 행동을 확인하면 환자의 생활을 파악할 수 있다. 당뇨병 환자의 경우는 식사 내용이나 운동의 정도, 복약시간, 인슐린 주사의 시간과 양을 함께 기록하도록 한다. 생활시간과 행동내용을 스스로 기록하여 되돌아보면 밤늦게까지 자지 않거나 일에 대한 스트레스, 주량 등 불면에 빠지는 경우의 양상이 보이게 된다. 환자가 몸 상태 관리의 중요성을 의식하기 위해서도 효과적이라고 생각한다.

일반적인 수면위생 교육으로서 필자는 다음과 같이 교육하고 있다.

1) 자기 전 4시간의 카페인(커피, 녹차, 홍차 등)의 섭취를 피한다.

2) 식사, 알코올은 자기 3시간 전까지 취침 전 음주는 하지 않는다.: 알코올은 최면작용은 있지만 수면을 얕게 만들기 때문에 오히려 불면의 원인이 된다.

3) 아침 햇빛을 쐰다.: 수면 리듬을 만드는 멜라토닌은 아침 햇빛을 쏘인 후 14~15시간 정도면 분비된다.

4) 자기 1시간 전까지 미지근한 온도로 목욕한다.: 1℃ 오른 체온이 내려갈 때 졸리기 때문에

5) 가벼운 운동을 한다(하루 종일 근무하는 사람은 저녁부터 자기 전까지).

6) 자기 1~2시간 전부터 방의 조명을 낮춘다: 강한 빛은 수면을 억제한다. 게임, 컴퓨터도 자기 전에는 사용을 피한다.

7) 권장되는 수면시간은 나이에 따라 짧아진다(65세의 경우 6시간). 잠이 오지 않으면 일단 일어나서 밖으로 나온 뒤 졸음이 올 때까지 자지 않는다.

위의 생활 교육으로 효과가 없는 경우 처방을 검토하지만 이들을 실시하면 생활습관에 대한 의식이 생겨 수면제의 처방도 최소한으로 할 수 있다.

당뇨병 환자의 수면장애에 대한 약물치료는 일반적인 벤조디아제핀계

의 단기작용형 수면제[brotizolam 등]나 비벤조디아제핀계의 zolpidem이나 eszopiclone이 일차선택약제가 된다. 불면의 지속기간이 비교적 짧을 때에는 ramelteon으로 시작해도 좋다(다만 fluvoxamine과의 병용금기). ramelteon은 멜라토닌 수용체 작용제이며 체내 생체시계(수면-각성 리듬)에 작용한다. 중도각성이나 조기 각성이 강한 경우는 flunitrazepam나 quazepam 등 중등도 또는 장시간 작용형 수면제를 선택할 수 있지만 다음 날 아침 졸리거나 다리가 떨릴 수 있으므로 신중하게 선택해야 한다. 또한 수면무호흡증후군이 존재할 경우 수면제는 무호흡을 악화시키기 때문에 신중하게 감별한다.

표 2 생활기록표

	10월22일(월)	먹은것	10월 23일(화)	먹은 것	10월 24일(수)	먹은것	10월 25일(목)	먹은것	10월 26일(금)	먹은것	10월 27일(토)	먹은것	10월 28일(일)	먹은 것
6:00	↓		↓		잠이 깼다		↓		↓		↓		↓	
7:00	기상, 조식	식빵 1장	기상, 조식	크로와상	기상, 조식	크로와상	기상, 조식	식빵 1장	기상, 조식	롤빵 1개	↓		↓	
8:00	전철	우유	전철	커피	전철	커피	전철	우유		우유	↓		기상, 조식	주먹밥 1개
9:00	출근		출근		출근		출근				기상, 조식	식빵 1장	가족과 외출↓	
10:00											걷기	계란후라이	↓	
11:00													↓	
12:00	점심(외식)	고등어,된장조림	점심(외식)	유부국수	점심(외식)	튀김, 쌀밥	점심(외식)	나물국수	점심	주먹밥			↓	
13:00		쌀밥, 된장국				된장국				2개	점심(외식)	샐러드	점심(외식)↓	햄버거 빵,
14:00													↓	채소
15:00					두통 있음						도서관↓		↓	
16:00											↓		↓	
17:00											가족과 쇼핑		↓	
18:00	외근												↓	
19:00			퇴근		퇴근						석식	맥주 500 mL	귀가	
20:00	석식(외식)	생선회					퇴근		퇴근			채소볶음, 쌀	석식	맥주 350 mL
21:00		맥주 1L	석식	고기감자조림	석식	생선구이						밥, 된장국		샐러드, 두부,
22:00		해조류샐러드		맥주 350 mL		된장국	석식	된장샐러드	석식	치킨버터구이,				쌀밥
23:00		영양밥		쌀밥		맥주 1L		스파게티		쌀밥, 스프	수면		수면	
0:00	수면		취침전 약복용		수면	쌀밥			수면		↓		↓	
1:00	↓		수면		↓		수면		↓		↓		↓	
2:00	↓		↓		↓		↓		↓		↓		↓	
3:00	↓		↓		↓		↓		↓		↓		↓	
4:00	↓		↓				↓		↓		↓		↓	
5:00	↓		↓		↓		↓		↓		↓		↓	
기분(%)	90%		80%		80%		75%		90%		90%		85%	
몸 상태*(%)	75%		70%		65%		70%		80%		90%		85%	
하루 감상	접대로 좀 과식		업무에 지장 있음, 피곤		열량 과다, 낮에 두통있음. 두통약 복용		전날 밤 도중에 잠이 깼기 때문에 오늘은 술을 피함		몸 상태 회복		편히 보내고 재충전		가족과 디즈니랜드에 감. 피곤해서 일찍 잠	

벤조디아제핀계 수면제는 총 한두 종류에 머물러야 한다. 불면증이 강하고 벤조디아제핀계 수면제만으로 충분한 수면의 깊이를 얻을 수 없는 경우, 필자는 벤조디아제핀계 첫번째 수면제에 trazodone, 또는 mianserine을 병용제로서 사용하는 경우가 있다. 둘다 SSRI 등장 이전에 개발된 항우울제지만, 항우울 작용은 약하고 깊은 수면을 증가시켜 수면의 질을 개선하는 작용을 한다. 따라서, 중도각성, 조기각성, 숙면장애가 있는 환자에게 적합하다. Trazodone은 반감기가 6시간으로 비교적 부작용도 적어 병용제로 사용하기 편리하지만, 필자는 최소 용량의 25 mg으로 시작해서 많아도 75 mg을 넘지 않도록 한다. mianserine에는 항히스타민 작용이 있고 반감기도 약 18시간으로 길다. 또한 trazodone보다 졸음이 지속되기 때문에 10~20 mg이라는 비교적 소량으로 한정해서 사용한다.

양질의 수면이 안정적으로 이루어지면 상기 약물은 점차 줄이는 경우가 많다. 막연하게 장기간 투여하는 것은 신체의존 및 정신의존을 만들기 때문에 미리 1~2개월이 목표라는 것을 환자에게 전달하고 안정된 수면이 이루어진 경우에는 점차 줄여가도록 한다.

3 당뇨병과 우울병의 관계

2006년 메타분석에 따르면 제2형 당뇨병 환자군의 우울병 합병 빈도는 17.6%이고, 당뇨병이 없는 군에서는 우울병 빈도는 9.8%였다(오즈비 1.6)7). 당뇨병에서 우울병이 되는지, 우울병에서 당뇨병이 되는지 논의가 이루어지고 있지만 양방향성이라는 견해가 많다.

우울병에서는 정신 증상보다 신체 증상이 선행되는 경우가 많다. 수면에 대해서는 수면장애에 우울한 기분이 동반된 경우가 많기 때문에 수면장애를 배제시킨 후에 우울병을 고려한다. 우울병에서는 이른 아침의 각성을 호소하는 경우가 많지만 중도각성, 입면각성도 보인다. 식욕에 대해서는 식욕저하 여부, 맛있다고 느끼는지 청취한다.

미국정신의학회가 작성한 우울병의 진단기준, DSM-V에서 주요우울장애의 증상은 표 3과 같다.

우울병의 진단에서 특히 중요한 증상으로 처음 두 가지 항목, '우울 기분'과 '흥미 · 기쁨의 감소'의 유무가 중요하다. 이 두 항목 중 최소 1개를 충족하는 것이 DSM-V에 의한 우울병 진단기준에서 요구되며, 둘 중 하나가 '예'라면 우울병을 의심하는 기준이 된다. 하지만 표 3에 있는 것처럼 우울병의 경우에는 각 증상이 거의 매일, 1일 동안, 2주 이상 지속되고 또한 질환 전에 비해서 명백한 생활 · 사회기능의 저하라는 엄격한 조건이 진단기준이 되며, 이들을 모두 충족하는 경우는 그리 많지 않다. 수면장애는 보다 빈도가 많고, 수면무호흡증후군에서도 우울한 기분 또는 의욕저하를 일으키는 경우가 있으므로 이들 증상이 발견되면 자세한 병력청취를 통해 수면장애부터 감별해야 한다.

표 3 DSM-V의 주요우울장애의 증상

1. 우울한 기분
2. 거의 모든 활동에 대한 흥미 · 기쁨의 뚜렷한 감소
3. 뚜렷한 체중감소 또는 증가(예, 1개월에 5% 이상)
4. 불면 또는 수면과다
5. 정신운동성의 초조 또는 제지(주관적 감각이 아닌 것)
6. 쉽게 피로를 느끼거나 기력 감퇴
7. 무가치하게 느끼거나 죄책감
8. 사고력이나 집중력 감퇴 또는 결단 곤란
9. 자살 염려

상기와 같은 증상 중 5개 이상(적어도 하나는 1이나 2)의 증상이 2주일 동안 존재하고 질환 전의 기능에 변화를 일으킨다. 1, 2는 거의 매일, 하루 종일 이어지고, 4, 5, 6, 7, 8은 거의 매일 있다(Ali S, et al. Diabet Med. 2006;23:1165-73.).

4 당뇨병 환자의 우울병 치료

당뇨병 환자에 대한 우울병 약물치료에서는 항우울제의 부작용과 약물상호작용의 영향을 고려해야 한다. 삼환계 항우울제는 항콜린 작용(갈증, 변비), 항히스타민 작용(졸음, 체중증가)이 부작용으로 있기 때문에 SSRI가 효과가 없는 경우는 처방이 필요하지만 당뇨병 환자는 주의해야 한다. 마찬가지로 NaSSA인 mirtazapine이나 sulpiride은 체중을 증가시키기 쉽고 당뇨병 치료에 악영향을 줄 우려가 있다.

선택적 세로토닌 재흡수 억제제(selective serotonin reuptake inhibitor, SSRI) 또는 세로토닌-노르아드레날린 재흡수 억제제(serotonin and norepinephrine reuptake inhibitor, SNRI)가 일차선택약제가 되지만 주의해야 하는 것은 약물상호작용이다. SSRI는 일반적으로 약물대사효소인 시토크롬 P450(CYP)을 억제하는 작용이 있기 때문에 병용약물의 효과를 강화시킬 가능성이 있다.

특히 fluvoxamine은 CYP2C9를 억제한다. 당뇨병 치료제인 설폰요소제나 인슐린분비촉진제인 nateglinide는 CYP2C9로 대사되기 때문에[5], 혈당 강하 작용이 과대해질 우려가 있다. 구역의 부작용도 자주 나타난다. 자주 사용되는 paroxetine은 불안에는 효과적이지만 CYP 억제 작용은 비교적 강하기 때문에 다른 약이 너무 효과적이지 않은지 유의하고, 용량에 주의한다. SSRI 중에서도 sertraline 및 escitalopram은 CYP를 통한 약물상호작용이 비교적 적다. SNRI인 milnacipran은 주요한 배설경로가

신장이기 때문에 간기능장애가 있을 때도 사용하기 쉽고 의욕개선 작용이 있다. 또한 SSRI의 duloxetine은 당뇨병성 신경병증 통증에 효과가 있다.

우울 증상이 강한 경우 또는 수면 욕구가 감소해서 과잉활동이 있는 등 조증 에피소드가 의심될 경우에 정신건강의학과 의사와 연대가 필요하다. 이미 정신과에 내원하고 있는 당뇨병 환자에 대해서는 체중증가와 약물상호작용, 부작용으로 고혈당에 주의한다. 양극성 감정장애에도 사용되는 olanzapine이나 quetiapine은 비정형 항정신병약물이지만, 부작용으로 고혈당이 자주 나타나고 당뇨병을 악화시킨다. 체중증가의 부작용이 있는 항우울제나 항정신병약물도 많기 때문에 정신과에 다니는 환자에게 급격한 체중증가가 보이는 경우는 정신건강의학과 의사에게 연락해서 약물치료의 재검토를 의뢰한다. 또한 우울병의 회복기에는 급격하게 혈당 조절이 효과적이고 오히려 저혈당 경향이 되는 경우가 있으므로 주의한다.

식습관이나 운동 등의 생활습관은 장기간에 걸쳐 형성된 것이며, 합병증의 위험을 지식으로 이해하고 있어도 바꾸기 어려운 환자도 있다. 내과 외래에서는 심리적인 면접은 어렵지만 표 2와 같이 매일의 행동을 기록하고 되돌아봄으로써 식사행동의 습관이나 스트레스를 느끼는 상황에 대해 본인이 인지할 수 있는 경우가 있다. 그런 환자의 배경을 의사-환자가 공유함으로서 치료관계가 좋아질 가능성은 올라간다. 장기적인 관점에서 행동변화에 끈질기게 접근하면 좋다.

이것은 금물!

당뇨병 환자의 수면장애와 우울 증상의 치료에는 향정신제의 부작용과 당뇨병 치료제와 약물상호작용에 주의한다. 혈당강하제의 대사를 억제하거나 체중을 증가시키거나 고혈당을 일으키는 약물도 있다. 향정신제에는 고혈당을 일으키는 것도 있으므로 주의한다.

참고문헌

1) 小路眞護, 他. 糖尿病における睡眠障害. Prog Med. 2004; 24: 987-92.
2) Spiegel K, et al. Impact of sleep debt on metabolic and endocrine function. Lancet. 1999; 354(9188): 1435-9.
3) Spiegel K, et al. Brief communication: Sleep curtailment in healthy young men is associated with decreased leptin levels, elevated ghrelin levels, and increased hunger and appetite. Ann Intern Med. 2004; 141(11): 846-50.
4) 田中春仁, 他. 高齢者の睡眠障害に関連した糖尿病と慢性腎臓病(CKD). Geriatric Medicine. 2010; 48(6): 781-5.
5) 田中俊一, 他. 本邦における 2 型糖尿病患者の睡眠時無呼吸症候群合併率はどのくらいか? JEDAS研究 (第2報). 糖尿病. 2009; 52 (Suppl.1): S-154.

6) Lopes LA, et al. Restless legs syndrome and quality of sleep in type 2 diabetes. Diabetes Care. 2005; 28(11): 2633–6.
7) Ali S, et al. The prevalence of co-morbid depression in adults with Type 2 diabetes: a systematic review and meta-analysis. Diabet Med. 2006; 23: 1165–73.

〈塚原美穂子〉

2. 만성 합병증

9. 치매

이것이 중요!

① 당뇨병은 치매의 위험을 2~3배 높인다.
② 치매가 발생하면 당뇨병의 조절도 악화되기 쉽다.
③ 고혈당뿐만 아니라 저혈당 발작도 치매의 중요한 위험이 되기 때문에 혈당 변동을 적게 하는 치료에 주의한다.
④ 치매의 가능성이 있는 노인에게 인슐린이나 설폰요소제 등 저혈당을 일으킬 가능성이 있는 약물을 사용할 때에는 치료목표를 경도의 치매에서는 HbA1c 7~8%, 중등도 이상의 치매가 있는 경우는 7.5% 이상 8.5% 미만으로 한다.
⑤ 운동요법은 혈장조절 개선뿐만 아니라 치매의 진행을 늦추는 효과가 있다.
⑥ 치매 환자의 치료에는 가족, 의료진 뿐만 아니라 지역 전체가 착수하는 지역의료가 중요하다.

Key Words
알츠하이머병, 혈당 변화, 저혈당, 운동요법, 팀 의료

1 치매와 당뇨병

일본은 세계에서도 손꼽히는 고령화사회이다. 2013년에 65세 이상 노인 인구가 전체의 25%를 넘고, 앞으로도 계속 증가할 것이라고 예상되고 있다. 그에 따라 치매도 증가를 지속하고, 2013년 후생노동성 연구반의 보고에서 노인 인구의 15%를 차지하는 462만 명에 치매가 나타나고, 그 전단계인 경도인지장애도 400만 명으로 추측되고 있다.

당뇨병은 치매의 위험요인인 것이 알려져 있고, 또한 평소의 진찰에서 치매가 당뇨병의 조절을 어렵게 만드는 경우는 종종 경험한다. 당뇨병의 인지기능장애는 기억장애보다 주의력, 집중력 저하가 두드러진다. 인지기능의 저하를 예방하고 치매가 합병된 당뇨병의 예후를 향상시키기 위한 치료에 특별히 주의를 기울여야 한다.

증 례

치매의 발생으로 혈당 조절이 악화된 증례

[증례]

- 79세 여성. 10년 전 남편이 사망하고 아이들도 독립해서 혼자 살고 있음.

[경과]

- 5년 전부터 당뇨병이 발생하여 가까운 병원에서 진료를 받았지만 1년 전부터 비정기적으로 내원하다가 중단했다.
- 큰 딸이 방문해 보니 집 안은 치우지 않은 상태이고 식사도 부적절했기 때문에 본원에서 진료를 받았다.
- 내원 시 HbA1c는 13.2%, 공복혈당은 252 mg/dL로 높은 수치를 보였다. 혈당 조절과 치매 정밀검사를 위해서 입원했다.
- 식사 관리와 강화인슐린요법을 시작했다. 혈당은 조속히 개선되었다. 시설입소를 위해서 인슐린 주사는 중단해야만 했고, sitagliptin (50 mg) 1정으로 변경했다.
- 4개월 후에는 식후 2시간 혈당 205 mg/dL, HbA1c 6.4%가 되었다. 치매는 알츠하이머병으로 진단되어 donepezil을 시작했다.

독거노인 당뇨병 환자의 조절이 급격히 악화된 경우, 치매의 발생도 고려할 필요가 있다. 초기의 치매 환자는 IADL의 저하가 집안일이나 복약 관리를 어렵게 하고 자가관리능력을 떨어뜨리며 당뇨병을 악화시킨다. 주위에서 조기에 인식하고 환경정비나 치료를 재검토할 필요가 있다. 복약 준수 진행률이 저하되고 저혈당에 대한 대응에도 불안해 하기 때문에 DPP-4 억제제는 사용하기 쉬운 경구혈당강하제 중 하나이다.

2 치매의 발생기전과 당뇨병

치매는 알츠하이머병(AD), 혈관성 치매(VD), 루이소체 치매 등의 변성 질환에 의한 것으로 크게 분류된다. 히사야마쵸 연구에서는 내당능이상군의 알츠하이머병, 혈관성 치매의 발생률은 건강한 사람의 2~3배에 이르는 것으로 나타났다[1].

당뇨병에서 치매 발생에는 복수의 요인을 생각할 수 있다. 하나는 동맥경화증을 기반으로 하는 뇌혈관 병변으로 일어나는 뇌의 허혈이다(뇌혈관성 치매). 다음으로 고혈당 상태가 장기간 지속됨에 따라 일어나는 AGEs의 축적이나 산화스트레스에 의해 발생하는 비특이적 신경세포의 장애이다(당독성). 또한 인슐린저항성이나 고인슐린혈증도 인지기능장애와 관련이 있다. 인슐린은 혈액뇌관문(blood brain barrier)을 통과해 뇌 속으로 들어간다. 뇌의 해마나 피질에는 인슐린 수용체가 널리 분포하고, 인슐린은 다양한 인지기능, 기억에 관여한다. 인슐린에는 신경세포에서 β아밀로이드를 세포 밖으로 방출시키는 작용이 있고, 알츠하이머병에서 촉진하고 있는 타우단백질(tau protein)의 인산화를 억제하는 작용이 있다. 또한 인슐린 분해효소는 아밀로이드의 분해도 담당한다. 고인슐린혈증 하에서 인슐린저항증 상태에서는 뇌 내에서 인슐린 작용이 저하되고, 인슐린과 경쟁으로 아밀로이드의 분해가 억제되며, 아밀로이드-베타 축적이나 타우단백질의 인산화가 증가하는 것으로 생각된다[2]. 또한 각종 염증성 시토카인의 증가도 뇌 내에 아밀로이드-베타의 축적을 조장하는 것으로 알려져 있다[3]. 당뇨병 환자의 치매에서는 이들 요인이 다양하게 추가되고 발생이 빨라짐과 동시에 비전형적인 임상적 양상을 보이기 쉽다.

3 저혈당과 치매

당뇨병과 치매의 관련성으로 최근 주목을 받고 있는 것이 저혈당과의 관련이다. 중증 저혈당의 빈도가 증가할수록 치매 발생위험이 증가한다[4]. 고령의 당뇨병 환자에서 치매의 위험비는 평균 혈당 160 mg/dL (HbA1c 7.6%)에서 가장 낮고, 그보다 낮거나 높아도 위험비는 상승했다[5]. 인슐린이나 설폰요소제를 사용하고 있는 환자에게 24시간 연속혈당측정(CGM)을 실시해 보면 야간에 장시간 영향을 주는 저혈당 무감지증을 일으키는 예가 종종 관찰된다. 따라서, 특히 노인에게는 저혈당을 일으키지 않도록 조절에 주의할 필요가 있다. 이 점을 가미하여 2016년 5월 노인 당뇨병의 혈당 조절 목표를 발표했다.

증 례

치매의 발병과 저혈당의 관련성이 의심되는 예

[증례]

- 82세 남성. 70세 때 심근경색증이 발생하였고 PCI를 실시했다. 그 후 순환기내과에 내원했다.
- 당뇨병이 있고, 초속효성 인슐린을 매 식전에 1일 총 37단위를 사용하고 HbA1c 5.8~6.8%가 되었다.

[경과]

- 77세 때부터 건망증이 심해졌고, 79세에 건망증으로 외래진료를 받았다. 알츠하이머병과 열공경색(lacunar infarction)으로 진단되어 donepezil을 시작했다.
- 그 후에도 인슐린은 감량하지 않고 같은 용량으로 처방되었다. 81세 때 겨울에, 의식장애로 응급 진료를 받았다.
- 혈당이 41 mg/dL로 저혈당이고, 포도당 정맥주사, 지속 정맥주사로 회복했다. 아내에 따르면 환자는 SMBG의 수치에 따라 인슐린을 점차 감량했고, 매 식전 10~35단위의 초속효성 인슐린을 사용했다고 한다.
- 저혈당 때문에 기분이 안 좋은 것 같으면 간식을 먹어서 대처했다. 내분비내과에서 혈당 관리를 하고 본인과 가

족에게 교육했다.
- 인슐린을 감량하여 고정하였고 DPP-4 억제제를 추가했다. HbA1c를 너무 떨어뜨리지 않도록 주의하면서 서서히 인슐린을 감량했다. 현재는 알파-글루코시다아제 억제제 + GLP-1 수용체 작용제 아침 1회로 HbA1c 8.0% 전후로 조절 중이다.

4 당뇨병 치료제와 치매

인슐린저항성 개선제인 티아졸리딘디온은 초기의 알츠하이머병의 인지기능을 개선하는 것으로 보고되고 있다. 또한 비강 내 인슐린 투여도 혈중 인슐린 농도를 올리지 않고 경증의 알츠하이머병 환자의 인지기능을 개선한다고 알려져 임상적 응용이 기대되고 있다[6]. 또한 인크레틴 관련 약제는 인슐린저항성을 개선하고 인지기능을 개선하는 것으로 알려져 있다. 또한 GLP-1은 해마(hippocampus)에 수용체가 있고 뇌에 대한 직접 작용도 있는 것으로 추측되고 있다.

증 례

치매가 있어 복약 약물로 조절이 어려워 주 1회의 GLP-1 작용제를 사용한 예

[증례]
- 84세 남성. 생활보호를 받으며 자립지원시설에 입소 중이다. 알츠하이머병이 있다.

[경과]
- 제2형 당뇨병에 대해 glimepiride 1 mg, sitagliptin 100 mg, pioglitazone 30 mg, miglitol 150 mg 사용하고 HbA1c 7.5~8%를 유지했지만 점차 조절이 불량해져 glimepiride를 2 mg으로 증량해도 혈당 418 mg/dL, HbA1c 9.5%까지 악화되었다.
- 인슐린의 자가주사가 불가능하고 식생활관리가 제대로 되지 않아 설폰요소제를 다시 증량하는 데도 불안이 있었다.
- Day care를 병행하는 요양시설에 입소하여 주 1회 방문하여 GLP-1 수용체 작용제(dulaglutide)를 사용했다. miglitol 150 mg 병용으로 HbA1c 7% 대를 유지하고 있다.

5 치매가 있는 당뇨병 환자의 치료

2016년 5월 일본당뇨병학회와 일본노년의학회의 합동위원회에서 노인 당뇨병의 혈당 조절 목표(HbA1c 수치)를 발표했다. 노인은 신체기능의 개인차가 뚜렷하고, 중증 저혈당을 일으키기 쉽다. 중증 저혈당은 인지기능을 방해함과 동시에 심혈관사고를 일으킬 위험도 될 수 있다는 것을 고려하여 보다 개별성과 안전성을 고려하였다(3장 '2. 노인과 당뇨병' 그림 1 참조).

혈당 변동 폭을 적게 하고, 저혈당을 예방하기 위해서 DPP-4 억제제를 기반으로 알파-글루코시다아제 억제제, 티아졸리딘디온 등과 병용투여를 권장한다. 설폰요소제는 가능하면 소량으로 투여하고 글리나이드로 변경하면 좋은 경우도 있다. SGLT2 억제제는 심혈관사고를 크게 감소시켰다는 보고가 있어, 증례를 선택하여 주의 깊게 처방하면 노인에게도 유용한 약물일 가능성이 있다. 인슐린 치료가 필요한 경우도 DPP-4 억제제 등을 병용투여하면 인슐린의 사용량을 줄이고 변동 폭을 적게 할 수 있다. 또한 GLP-1 수용체 작용제는 글루카곤 억제 작용이 있으며, 안전성을 고려해 소량의 설폰요소제와 기저 인슐린과 병용투여할 수 있다.

주 1회의 투여가 가능한 DPP-4 억제제나 GLP-1 수용체 작용제가 발매되고 있고, 치매 관리 또는 간병 관리가 필요한 환자에게 약물치료의 순응도를 개선하는 수단이 되고 있다.

또한 가족의 도움을 받아 복약 관리나 저혈당 대처법, 몸이 아플 때 대처법을 교육하는 것도 중요하다.

6 운동요법의 효과

운동은 혈당 조절을 개선할 뿐만 아니라 혈압 저하 효과나 지질 대사, 비만 개선에 의한 인슐린저항성의 개선, 염증성 시토카인의 억제 등이 혈관성 치매, 알츠하이머병의 위험을 저하시킨다. 또한 노쇠나 근감소증(sarcopenia)은 낙상사고나 ADL 저하의 위험이 높아 간병이 필요한 상태에서 치매가 진행하기 쉽다. 따라서, 노인에서도 적극적인 운동을 권장한다[7]. 체력 저하나 낙상사고의 위험으로 운동이 어려울 것으로 생각되는 경우에도 가능하면 활동적인 생활을 함으로써 치매의 발생, 진행 억제에 효과가 있었다고 보고되고 있다.

7 환경의 정비

사회의 고령화에 따라 독거나 요양시설에 들어가 있는 노인도 증가하고 있다. 치매를 합병한 당뇨병 환자는 본인, 가족, 요양관리요원(care manager)이나 요양보호사(helper), 주치의와 주요 병원, 또한 요양시설 등 지역 전체의 협력이 필요하게 된다. 가족을 포함한 삶의 질을 개선하고 평온한 생활을 보내기 위해 당뇨병 팀이 중심이 되어 환경을 정비해 가는 것이 요구된다.

이것은 금물! 고혈당뿐만 아니라 저혈당도 치매의 위험을 높인다! 노인은 저혈당을 일으킬 가능성이 있는 약물은 가능하면 피한다.

참고문헌

1) Ohara T, et al. Glucose tolerance status and risk of dementia in the community: the Hisayama study. Neurology. 2011; 77: 1126–34.
2) Cholerton B, et al. Insulin. cognition, and dementia. Eur J Pharmacol. 2013; 719: 170–9.
3) Marioni RE, et al. Association between raised inflammatory markers and cognitive decline in elderly people with type 2 diabetes: the Edinburagh type 2 diabetes study. Diabetes. 2010; 59: 710–3.
4) Whitmer RA, et al. Hypoglycemic episodes and risk of dementia in older patients with type 2 diabetes mellitus. JAMA. 2009; 301: 1565–72.
5) Crane PK, et al. Glucose levels and risk of dementia. N Engl J Med. 2013; 369: 540–8.

2. 만성 합병증

10. 치주질환

이것이 중요!

① 치주질환은 대사증후군 및 당뇨병의 합병증과 위험요인 중 하나이다.
② 치주치료(저작력의 회복, 경미한 만성 염증 상태의 개선, 구강청결 습관의 확립)는 혈당 조절의 개선에 효과적이다.
③ 당뇨병 환자는 구강건조나 미각장애로 환자의 자기효능감이나 삶의 질이 저하되는 경우가 많다.
④ 치과 주치의 연계로 당뇨병과 치주질환을 선별검사하여 진료를 권장하고 지속 관리를 도모하는 것은 의학과 치과에서 커뮤니케이션 부족을 보완하여 양쪽에서 환자의 진료 중단률을 억제하는 데도 좋다.

Key Words

치주질환, 의학과 치과 연계, 당뇨병의 위험요인, 선별검사

당뇨병의 합병증 및 위험요인 중 하나인 치주질환의 특성, 당뇨병과의 관련성, 치과 주치의 연계에 의한 두 질환의 선별검사, 치료 그리고 지속 관리의 중요성에 대해 설명하기로 한다.

1 치주질환 및 치주지료의 특성

치주질환은 치주질환원세균인 *P. gingivalis* 등의 그람 음성 혐기성 세균에서 기인하는 만성의 염증성 질환임과 동시에 전신질환과 관련한 혈관질환으로 인식되고 있으며, 45~54세의 대사증후군이나 당뇨병 발생 연령에서 유병률은 약 90%이다. 치주염과 치주염을 총칭해서 치주질환이라고 하며, 전자는 병변이 잇몸에 국한된 것이고, 후자는 잇몸과 치아의 부착이 파괴되어 상피의 심부 증식에 의한 치주낭(치주낭 안의 벽은 비각화, 궤양화되어 있고 광범위 중증 치주염인 경우, 그 총 면적은 수 십 ㎠에 이른다)의 형성과 치조골의 흡수가 발생한 상태이며, 진행되면 치아나 치조골을 상실하게 된다. 그 발생이나 진행, 악화되는 과정에서는 유전적 인자(유전자 다형이상) 또는 환경적 인자(흡

연, 당뇨병, 스트레스, 영양, 식생활습관, 교합력 이상 등)가 관여한다. 유형은 장년기에 발생하는 만성 치주염과 청년기에 발생하는 침습성 치주염으로 분류되고, 전자가 90~95%를 차지하며 중복된 환경위험요인이 질환의 중증화를 일으킨다는 점에서 제2형 당뇨병과 마찬가지로 생활습관병이라고 할 수 있다. 특히 혈당 조절이 불량한 환자에게 치주질환이 합병된 경우는 당뇨병과 관련한 치주염 또는 당뇨병과 관련한 치주염이라고 부른다. 치주질환 치료(치주치료)는 원인(위험요인) 제거기인 치주의 기본치료(당뇨병의 요양지도에 해당)나 치료 후의 유지(계속 관리)가 치주과나 기능 회복 등의 중재치료(당뇨병의 약물치료에 해당)의 예측성을 향상시키고, 치료목표를 병변 초기 증례에서는 '치유'에, 진행 증례에서는 '병상 안정'과 '재발'(당뇨병의 전신 합병증 진행에 해당) 예방에 있고, 치과의사, 치과위생사와 환자를 중심으로 한 팀 의료가 필요한 점에서도 당뇨병 치료와 유사하다. 치료기간은 중증화된 경우 1년부터 수년에 걸친 경우도 많고, 치료 후 지속 관리도 1~3개월 간격으로 내원하도록 하고 30분~1시간 정도의 진료시간이 필요하며, 위험요인 조절의 타당성은 치료 후 5년 이상 경과 시 예후판정으로 평가된다.

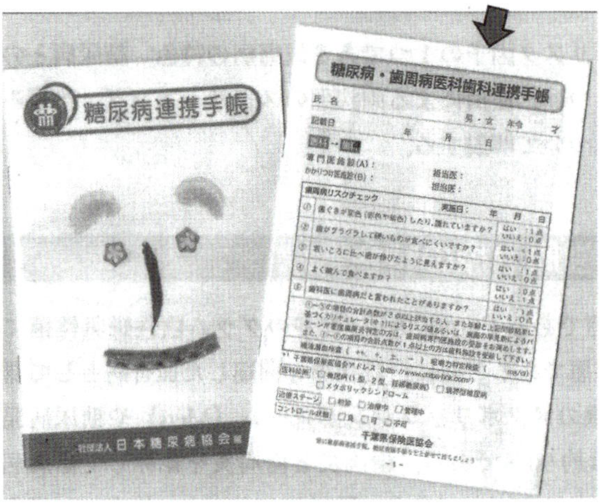

그림 1 당뇨병 · 치주질환 치과 연계 수첩
(화살표의 수첩에 관한 문의처 : 치바현 보험의협회 043-248-1617)

2 당뇨병 및 전신 합병증의 위험요인으로서 치주질환의 이해

의료계 종사자 및 당뇨병 환자가 당뇨병의 위험요인으로서 치주질환을 이해하기 위해 필요한 확인 항목을 표 1에 정리했다. '식감이 있는 것부터 순서대로 천천히 잘 씹고(한 모금에 20~30회) 음미하여 먹을 수 있는 것'이 식사 교육 및 지원의 원칙이다. 치주치료에 따라 저작력이 회복되고 식사행동,

섬유성 식품섭취, 영양균형이 개선되며, 식후 고혈당이나 비만의 예방 효과를 기대할 수 있다. 특히 치수의 감소나 의치의 부적합은 식생활습관뿐만 아니라 건강행동, 자립도, 예후가 안 좋아질 수 있기 때문에 치과에서 기능 회복과 구강의 건강상태를 배려한 식사 교육 및 지원이 중요해진다. 또한 당뇨병 관련 약물 복용으로 침 분비가 억제되어 구강건조 또는 미각장애가 생겨 환자의 자기효능감이나 삶의 질을 저하시키는 경우가 많으므로 장기간 많은 약물을 복용할 경우에는 특히 주의가 필요하다(표 2, 그림 2a). 치주치료에 의해 치주낭의 감소에 따른 '감염을 동반한 경미한 만성 염증 상태'가 개선됨으로써 인슐린저항성에 영향을 미치는 혈중 염증성 시토카인 농도가 감소하고 혈당 조절 개선(HbA1c 약 0.4%의 감소)을 기대할 수 있다. 한편 당뇨병 환자의 구강 건강(양치질 습관 등)에 관한 진행준수율의 개선은 식생활습관의 개선과 함께 대사증후군이나 심혈관질환의 예방에 유용하다는 것이 나타나고 있다(그림 2b). 또한 당뇨병 이환율이 높은 중증 치주염 환자는 내과에서 진료를 받지 않거나 불규칙하게 협진하는 비율이 높기 때문에 치과에서 이런 환자를 선별검사하여 내과에서 진료를 받도록 권장하고, 치과연계로 지속 관리를 도모하는 것이 유용하다.

표 1 치주질환과 당뇨병의 관계에 대한 확인 항목
(당뇨병 및 치주질환 치과 연계수첩(그림 1)의 당뇨병 위험으로서 치주질환 건강도 평가항목의 ①에서 ④에 대응하고 있다. 각 설문은 ①에서 ④에 대해 현재의 견해를 정리한 것이다. 참고 요망)

아래의 설문에 ○(알고 있다, 그렇게 생각한다), ×(모른다, 그렇게 생각하지 않는다)로 답변해 주세요.

① '저작 효용'에 대하여
- (　) 잘 씹고 천천히 먹음으로써 식후혈당이나 비만을 예방할 수 있다.
- (　) 자신의 치아가 20개 이상 있으면 교합력이나 효율이 상승한다.

② '경미한 만성 염증과 인슐린저항성'에 대하여
- (　) 치주질환의 악화는 당뇨병의 초기 합병증으로 당뇨병 또는 그 합병증(동맥경화성 질환이나 당뇨병성 신증 등)의 위험이 된다.
- (　) 치주질환의 치료는 혈당 조절의 개선이나 당뇨병성 합병증의 예방에 효과가 있다.

③ '구강청결 습관과 생활습관개선의 관계'에 대하여
- (　) 혈당 조절 불량인 환자는 구강청결 상태도 불량한 경우가 많다.
- (　) 양치질 습관은 혈당 조절 개선이나 당뇨병성 합병증(심혈관 병변)을 예방하기 위해서 고혈압 개선, 금연, 감량과 함께 효과적이라고 할 수 있다.

④ '치주질환 환자는 병원에서 진료를 받지 않거나 중단한 환자가 많다'에 대해서
- (　) 중증의 치주질환 환자는 치과의 정기 건강검진율이나 수진율이 낮다.
- (　) 치과는 당뇨병을 알지 못해 보고되지 않은 환자나 치료 중단 환자를 발견(선별검사)하고 치과연계에 의한 건강관리(교육, 지원)을 하는 일차 진료의 역할을 담당한다.

표 2 구강건조 및 미각장애의 부작용을 일으키기 쉬운 주요 당뇨병 관련 약물

약효	상품명
수면장애 개선	할시온, 렌돌민, 리스미, 아모반, 유로딘
항불안, 정신, 우울	데파스, 메이락스, 리제, 셀신, 독마틸, 아목산, 루지오밀
항고혈압	아달라트, 암로딘, 프로프레스, 코자, 노바스크, 라식스, 헬벳사
지질이상 개선	리포바스 메바로친

! 약한 신경안정제, 수면제의 정기 처방과 여러 병원에서 중복 처방에 주의한다.
! 강압제 중에서도 칼슘차단제는 구강건조, 미각장애와 함께 약물성 잇몸증식증(gingival hyperplasia)의 원인이 된다.

증 례 01

[증례]

- 72세 여성. 5~6년 전부터 보철치료를 반복했으며, 치과 치료에 대한 불신과 저작장애를 주요 내용으로 내원했다. 치주치료의 경험은 없다.
- 진단: 중등도 광범위 만성 치주염이다. 치경부 충치. 치아 및 치육 주변에 다량의 죽상반의 침착이 보이고, 치육 부종이 명백하며 쉽게 출혈된다(그림 2a, 좌측 위). 구강저(혀 아래)의 건조(그림 2a, 우측 위) 및 혀유두의 위축, 건조(그림 2a, 좌측 아래)와 구각염을 동반한 입술 건조(그림 2a, 우측 아래)가 나타난다.

[경과]

- 5년 전부터 불면과 천식(2~3년 전부터 쉽게 폐렴 발병), 두드러기 및 구내염을 반복하게 되어 brotizolam, olopatadine 및 소청룡탕엑스과립, 비타민제를 복용했다.
- 또한 당뇨병 전단계(HbA1c 6.4%)로 진단되어 식사 교육을 받았지만 식욕부진과 강도의 구강건조로 저작연하가 어려워 식사는 유동식이 중심이며 미각 저하를 호소한다.
- 가까운 내과에서 진료를 받고 olopatadine의 복용을 중지하고 brotizolam을 ramelteon으로 변경했다.
- 치과에서는 저작개선을 위해서 최종 보철물을 고정하기 전의 치료용 장치로서 일시적으로 치관수복을 실시함과 동시에 침샘 마사지나 자일리톨 껌 저작에 의한 침 분비 촉진을 도모한다.

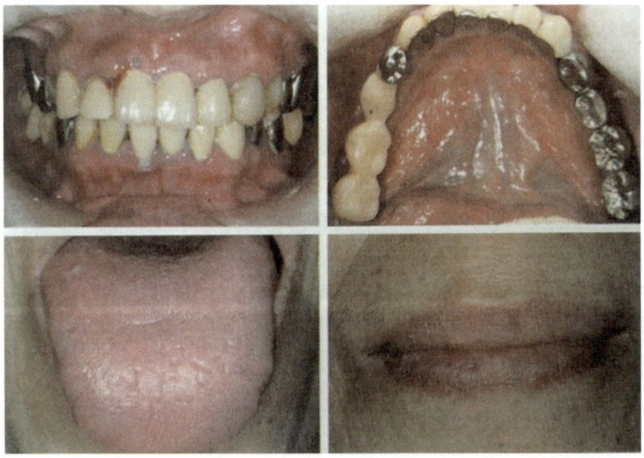

그림 2a 당뇨병 치주질환 합병 환자의 구강건조는 식사행동의 준수율을 저하시킨다.

증 례 02

[증례]

- 76세 여성. 치아의 동요와 저작장애를 호소하며 내원했다.
- 치주치료의 경험은 없다.
- 진단: 중증 광범위 만성 치주염, 잇몸출혈, 배농이 명백하게 나타나고, 치육 근처에는 다량의 죽상반의 침착이 보인다(그림 2b 좌측 사진 위: 정면, 아래: 상악 전치부 구개).

[경과]

- 5년 전부터 고혈압, 제2형 당뇨병, 이상지질혈증(고LDL-콜레스테롤혈증)의 조절 및 골다공증의 예방을 위해서 telmisartan, guanabenz acetate, amlodipine, pioglitazone, acarbose, pravastatin, 비스포스포네이트제제(alendronate)를 복용했다.
- 치주 기본치료를 시작함과 동시에 저작을 개선하기 위해서 최종 보철물을 고정하기 전의 치료용 장치로서 일시적으로 치관수복을 실시했다.
- 또한 가까운 병원의 내과에서 진료를 받고 amlodipine을 trichlormethiazide으로 변경했다.
- 그림 2b의 사진은 초진 시(좌측)와 전체 턱의 치주치료 종료 시(우측)의 상태를 나타낸 것으로, 명백한 치주염증 및 잇몸증식증의 개선이 보였다. 또한 저작장애, 환자의 자기효능감, 구강 개선이 보였다.

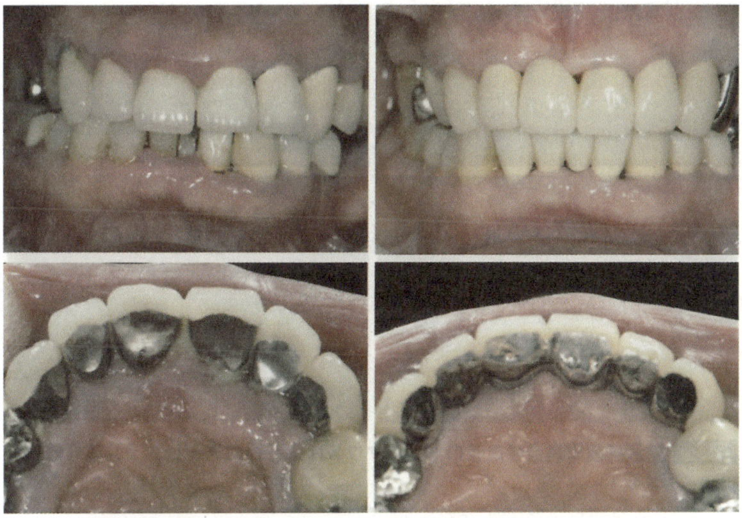

그림 2b 칼슘차단제는 제2형 당뇨병 환자의 치주질환을 악화시킨다.

3 내과에서 치주질환 선별검사의 권장

당뇨병 환자의 치주질환 이환율은 일반인구 집단의 2~3배이며, 특히 중증 치주질환으로 이환한 경우에는 동맥경화성 질환이나 당뇨병성 신증 등의 합병증이 진행될 위험이 높아진다. 따라서, 당뇨병의 위험요인 중 하나인 치주질환을 조절하기 위해 내과에서 당뇨병 환자의 치주질환을 선별검사하여 치과 진료를 유도하는 것이 유용하다. 표 3에 중증 치주염을 선별검사하기 위한 병력청취표를 나타냈다. 당뇨병과 치주질환의 지역의료 연계를 촉진하기 위해서는 당뇨병 수첩과 함께 당뇨병 · 치주질환 내과 연계수첩을 이용하는 것이 효과적이다(그림 1). 기타 당뇨병 환자의 치과 진료를 유도하기 위해 타액잠혈검사(Perioscreen)의 이용이나 구치, 구강건조, 구강호흡, 저작연하에 관한 간단한 병력청취가 유용하다. 앞으로 고감도 CRP 검사, 치주질환의 원인 세균에 대한 손가락 끝 항체가 검사, 저작력 판정검사 등 치과에서 공통된 검사 표지자의 신속한 보급과 특히 '중증(고위험) 치주염'에 관한 의료계 종사자나 환자를 포함한 사회적 인지도 향상이 요망된다.

표 3 중증 치주염을 선별하기 위한 병력청취표

중증 치주염의 체크 항목*

( ) 잇몸이 변색(적색이나 자색)되거나 부어 있나요?
( ) 치아가 흔들거리고 딱딱한 것을 먹기 어렵나요?
( ) 젊은 시절에 비해 치아가 자란 것처럼 보이나요?
( ) 잘 씹어서 먹을 수 있나요?
( ) 치과의사에게 치주질환이라는 말을 들은 적이 있나요?

'예가 3개 이상이면 치주질환 전문병원에서 진료를 받기를 권장
1개 이상이면 가까운 치과에서 진료를 받기를 권장

구강건조의 위험 확인

( ) 음식물을 한 번에 넣지 않으면 삼키기 어렵나요?
( ) 입 안이 끈적거리나요?
( ) 구취를 느끼나요?
( ) 구내염, 구각염이 생기기 쉽거나 혀가 매운 적이 있나요?
( ) 입이 달라붙거나 건조해서 말하기 어렵나요?

'예가 한 개 이상이면 가까운 치과에서 진료를 받도록 권장

*당뇨병 치주질환 치과연계수첩(치바현 보험의협회 작성) 참고.

이것은 금물!

치아는 치과의사에게만 맡겨서는 안 된다. 내과 의사는 치주질환에 대한 선별검사를 실시하여 치료할 치과를 결정하도록 한다!

참고문헌

1) 野村慶雄，編．糖尿病と歯科治療．デンタルダイヤモンド社；2012.
2) 阪井丘芳．ドライマウス．医歯薬出版；2012.
3) 日本糖尿病学会，編．科学的根拠に基づく糖尿病診療ガイドライン 2010．南江堂；2010.
4) 日本歯科医学会，監修．糖尿病患者に対する歯周治療ガイドライン．日本歯周病学会；2008.
5) 三辺正人，他．糖尿病と歯周病の医科歯科連携促進への対応策．プラクティス．2013; 30(6): 777–82.
6) 工藤値英子，三辺正人．合併症 II 歯周病（第 2 回）糖尿病が歯周病に与える影響．プラクティス．2015; 32(2): 136–9.
7) 工藤値英子，三辺正人．超高齢社会を見据えた歯周治療のベーシック＆トレンド　最新の歯周病の診断と早期発見．DENTAL DIAMOND, 2016; 41(4): 66–70.

〈三辺正人，工藤値英子〉

2. 만성 합병증

11. 발기부전(Erectile Dysfunction, ED)

이것이 중요!

① ED란 '충분히 발기되지 않거나 발기 상태를 유지할 수 없어 만족한 성교를 할 수 없는 상태'를 말한다.

② 임포텐츠(impotenz)라는 말은(차별적 단어) 사용해서는 안 된다. ED라고 해야 한다.

③ ED는 어디까지나 삶의 질과 관련한 질환이다. 당뇨병의 치료목표는 '건강한 사람과 똑같은 삶의 질을 유지하고 건강한 사람과 비슷한 수명을 확보하는 것'인 이상, ED에 관심을 기울이는 것은 중요하다.

④ Sildenafil 등 PDE5 억제제를 사용할 수 있게 되었고, ED는 비뇨기 영역의 특수한 질환이 아니라 아주 흔한 당뇨병의 합병증으로도 인지되고 있으며, ED합병 환자에게 치료의 희망을 가져다주었다. 다만 병용제에는 주의한다.

⑤ 당뇨병을 오랫동안 진료해온 주치의와 상담할 수 있게 되면서 ED에 대한 상담이 있으면 피하지 않고 적극적으로 해나가는 것이 중요하다.

⑥ ED환자를 적극적으로 대하는 것은 환자와 신뢰관계를 구축하는 데도 중요하고, 당뇨병의 치료, 당뇨병의 다른 합병증 치료에도 도움이 된다.

⑦ ED라는 말은 Endothelial Dysfunction (혈관내피장애)도 나타낸다. ED를 전신의 혈관내피장애의 일부로서 파악할 필요가 있다. 또한 ED의 합병은 다른 당뇨병성 합병증의 존재를 시사하므로 주의해야 한다.

⑧ ED의 치료에서는 양질의 혈당 조절, 지질 및 혈압 관리뿐만 아니라 금주와 금연, 파트너에 대한 이해가 중요하다.

Key Words

당뇨병의 ED, 삶의 질과 관련된 질환, 발기의 기전(NO/c-GMP계), PDE5 억제제, 혼합성 ED

서론

ED의 정의는 '성교 시 충분히 발기되지 않거나 충분하 발기상태를 유지할 수 없어서 만족스런 성교를 하지 못하는 상태'이며, 이런 상태가 적어도 3개월 이상 지속되는 것이 진단의 조건이다. ED는 스트레스 등의 심리적 요인에 의한 기능성(심인성) ED와 성기, 혈관, 신경, 내분비대사 등의 장애가 원인이 되는 기질성 ED로 분류된다. 당뇨병 ED는 이 둘이 혼재된 혼합성 ED이다. 다음은 당뇨병 ED에 대한 설명이다.

증 례

[증례] 45세 초혼의 제2형 당뇨병 남성

[주요 내용] 발기부전

[과거력] 35세부터 고혈압

[가족력] 부친이 당뇨병

[병력]

- 10년 전 당뇨병을 진단받고 가까운 병원으로 내원하며 진료를 받았지만 4년 전부터 우리 과로 옮겨 진료를 받았다.
- 신장은 165 cm, 체중은 79 kg, 체질량지수 25.7 kg/m^2, 식후혈당은 250 mg/dL, HbA1c는 8.9%였다.
- 단순성 망막병증을 보이고 아킬레스건 반사는 소실되었다. 45세에 결혼했지만 ED 때문에 주치의와 상담했다.

[치료]

- 식사요법 및 경구혈당강하제로 조절하여 개선되었다(식후혈당 140 mg/dL, HbA1c 6.7%).
- 금연을 지시했다. 안정 시 심전도에 이상도 없고 흉부 증상도 없었지만 남성은 45세, 당뇨병, 고혈압, 비만, 흡연 등 위험요인이 많아서 운동부하검사를 시행했다.
- 음성이고 복약 약물도 문제가 없어 복약지도 후 sildenafil 50 mg을 시작했다. ED는 개선되었고 6개월 후에 아내가 임신을 했다.

1 특징

- 당뇨병은 심혈관질환, 고혈압과 함께 ED의 중요한 위험요인이다.
- ED는 어디까지나 삶의 질과 관련한 질환이지만, 그 이면에는 다른 당뇨병성 합병증이 숨어 있을 가능성이 있다. 특히 무증상 심근허혈 등도 포함한 심혈관계 합병증의 확인이 중요하다.
- ED는 당뇨병의 아주 흔한 합병증이며(그림 1), 불완전형 ED를 포함하면 50%를 초과한다. 1999년 이루어진 치바현 내의 당뇨병성 신경병증 조사에서도 남성 당뇨병 환자 2,682명 중 ED는 33%였다.
- 당뇨병은 비당뇨병에 비해 완전 ED의 위험은 3배가 된다. 반대로 ED의 진단 및 감별에서 혈당

검사는 필수적이다.

- 발기의 기전에는(그림 2), NO/c-GMP계가 깊이 관여하고 있고, c-GMP를 분해하는 PDE type 5의 억제(phosphodiesterase type 5 inhibitor)가 핵심 포인트이다.
- PDE5 억제제(그림 2, 그림 3)에 의해 당뇨병 전문의 · 비전문의를 불문하고 내과 의사 자신이 치료에 관여하게 되었다. 많은 환자는 주치의에게 ED를 상담하는 것을 희망하고 있지만 실제로 상담하는 경우는 매우 드물고, 의료자 측의 자세와 대응에 문제가 있다고 생각된다.

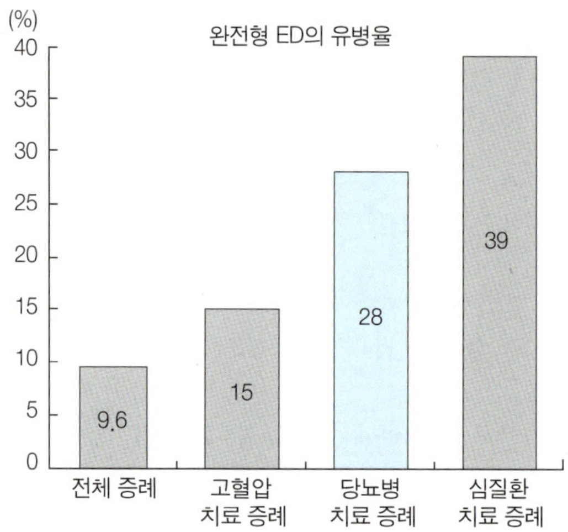

그림 1 당뇨병 치료 증례 중 28%가 완전 ED(MMAS)

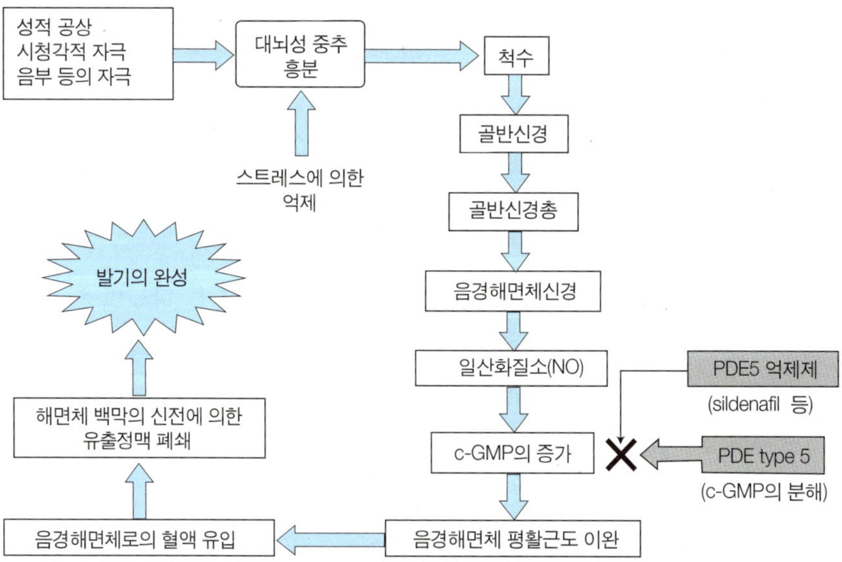

그림 2 발기의 기전과 PDE5 억제제의 약리작용

2 진단

환자의 증상 호소에 대해 실제로 주치의에게 ED를 상담하는(상담할 수 있는) 환자는 매우 적다(표 1).

a) 병력청취

· 성생활의 문제와 함께 흡연, 음주 등의 생활습관, 사회적 환경이나 가족배경도 파악한다.

표 1 외래진료에서는 ED 등 성기능장애를 호소하기 어렵다?

ED는 통증이나 저림증과 같은 고통이 없고, 생명 예후에도 영향을 주지 않는다는 이유로 경시되기 쉬운 문제이기도 하다.
성을 금기시하는 풍조는 아직도 우리 사회, 특히 의료현장의 추세이기 때문에 이 문제는 종종 억압되어 잠재화된다.
환자는 일반 임상현장에서 성의 문제를 호소하는 데 용기가 필요하다.
또한 환자가 성기능장애를 호소하더라도 여기에 적절하게 대응할 수 있는 의사나 간호사가 있는지 의문스럽다.
그리고 사회적으로나 정신적으로도 소극적이며 우울한 경향을 보이며 자신의 삶의 질을 훼손하는 환자가 적지 않다고 생각된다.

표 2 IIEFS 일본어판

최근 6개월 동안,

1. 발기 후 그 상태를 유지할 수 있는 자신은 어느 정도 있었나요?
   1. 매우 낮다 2. 낮다 3. 중간 정도 4. 높다 5. 매우 높다
2. 성적 자극에 의해 발기했을 때 어느 정도의 빈도로 삽입이 가능한 경도를 보였나요?
   1. 거의 또는 전혀 되지 않았다 2. 간혹(절반보다 상당히 낮은 빈도)
   3. 때때로 되었다(거의 절반의 빈도) 4. 자주 되었다(절반보다 매우 높은 빈도)
   5. 거의 늘 또는 언제나
3. 성교를 할 때 삽입 후에 어느 정도의 빈도로 발기를 유지할 수 있었나요?
   1. 거의 또는 전혀 유지할 수 없었다. 2. 간혹 유지할 수 있었다(절반보다 낮은 빈도)
   3. 가끔 유지할 수 있었다(거의 절반의 빈도). 4. 자주 유지할 수 있었다(절반보다 매우 높은 빈도)
   5. 거의 늘, 또는 언제나 유지할 수 있었다.
4. 성교를 할 때 성교를 종료할 때까지 발기를 유지하는 것이 얼마나 어려웠나요?
   1. 매우 어려웠다. 2. 조금 어려웠다. 3. 어려웠다. 4 약간 어려웠다. 5. 어렵지 않았다.
5. 성교를 시도했을 때 어느 정도의 빈도로 성교에 만족할 수 있었나요?
   1. 거의, 도는 전혀 만족할 수 없었다. 2. 간혹 만족할 수 있었다(절반보다 낮은 빈도)
   3. 가끔 만족할 수 있었다(거의 절반의 빈도) 4. 자주 만족할 수 있었다(절반보다 높은 빈도)
   5. 거의 언제나, 또는 늘 만족할 수 있었다.

· ED를 호소하는 당뇨병 환자의 약 10%는 심인성, 약물, 내분비 이상 등의 가능성이 있으며, 이들을 감별하는 것이 필요하다. 우울증이 강하기도 하고 성욕(libido)이 매우 낮은 예에서는 남성 갱년기도 의심하고 테스토스테론의 측정도 고려한다.
· 기질성 ED와 기능성(심인성) ED를 감별하기 위해서 중요하다. 기질성 ED는 외상이나 수술 등을 배제하고 서서히 발생하지만, 기능성 ED는 어떤 스트레스에 의해 갑자기 발생하고 ED를 자각한 시기를 분명히 알 수 있는 경우가 많다. 국제발기점수 5[IIEF5 일본어판(표 2): 21이하에서 ED를 의심한다]를 사용하면 편리하다. 하지만 이것은 외국인 자료에 근거한 것으로, 일본인에 대한 적용은 신중해야 한다. 또한 야간 수면 시 발기현상(nocturnal penile tumescene, NPT)(소위 아침 발기)이 있으면 기질성 ED는 아니라고 할 수 있다.
· 당뇨병의 유병기간이 중요하며, 당뇨병성 합병증, 특히 심혈관계 합병증, 신경병증이 있는 환자에게 적극적으로 병력청취한다.

b) 검사

· 체중, 혈압 확인은 당연히 매우 중요하다.
· 조절 지표: 혈당(공복, 식후), HbA1c, 당화알부민 등, 조절이 나쁘면 당연히 합병의 위험은 늘어난다.
· 합병증 검사: 특히 신경병증(아킬레스건 반사는 절대), 망막병증(안과 진료를 지시), 신증(미세알부민뇨도 확인)과 함께 혈청 지질, 심전도(가능하면 IMT도)(심혈관계 합병증의 위험 확인)는 필수적이다.
· 특수검사: 혈중 테스토스테론, LH, FSH, 프로락틴(PRL) 등의 내분비검사.
· PDE5 억제제 부하(비아그라검사): 병력청취로 확인해서 병용위험약물을 복용하지 않은 경우 sildenafil이라면 50 mg을 처방하고 효과가 있는지를 확인한다. 본인의 희망이 있고 효과가 있으면 그대로 지속한다.
· 우표검사(stamp test): 기질적 ED의 감별에 야간음경발기 유무를 관찰하기 위해서 우표를 사용하고, 간편하게 할 수 있지만 이 이상의 정밀검사(발기측정기, 리지스캔 등)는 비뇨의학과 의사에게 의뢰해야 한다.

3 치료(내과 의사가 할 수 있는 것)

치료 핵심은 다음과 같다.

(1) 우선 ED를 확인한다(환자가 말해주지 않으면 치료 방법도 없다): 최대의 포인트

(2) 당뇨병의 조절, 비만이나 금연, 절주 등의 생활습관개선

(3) 위험(합병증, 위험병용제 등)이 없으면 확인할 수 있는 경우만 PDE5 억제제를 처방(그림 3)한다. 효과가 없으면 빨리 비뇨의학과 ED 전문의에게 의뢰한다.

구체적으로 우선 당연하지만 우선 당뇨병을 조절하고 PDE5 억제제를 병용한다. 현재 일본에서는 세 종류(그림 3)를 사용할 수 있다. 병용약물, 합병증 등 특별히 문제가 없는 환자에게는 sildenafil은 50 mg, vardenafil과 tadalafil은 10 mg으로 시작해도 관련이 없다. 하지만 신기능장애(Ccr 〈 30 mL/min), 간기능장애(Child-Pugh class B), 65세 이상이라면 주의가 필요하며, 사용할 경우에도 반량으로 시작한다. 구체적인 내용에 대해서는 각 제약회사의 인터뷰 포럼을 참고하기 바란다. 병용제로는 NO 공급제인 아초산제는 금기인 것은 말할 것도 없지만 항부정맥제, 알파차단제, PDE3 억제제(cilostazol 등) 등도 유의한다.

당뇨병 ED에 대한 PDE5 억제제의 유효율은 50~60%로 그리 좋지 않다. 하지만 혈당 조절이 양호한 환자는 유효율이 높다는 보고도 있다. 여러 번 포기하지 않도록 교육하고, sildenafil 50 mg으로 효과가 없는 경우 100 mg으로 증량하면 효과적인 경우도 있다. 또한 PDE5 억제제 복용에서는 충분한 교육이 필요하다. 그림 2, 그림 3과 같이 성적 흥분이 없거나 복용 시점의 착각 등의 부적절한 복용이 치료 실패의 대부분을 차지한다.

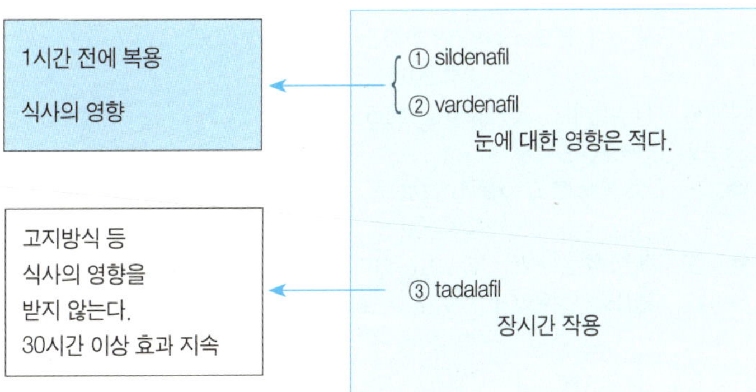

그림 3 ED의 치료제와 특징

표 3 PDE5 억제제 처방 시 주의사항(본 병원의 매뉴얼)

· PDE5 억제제는 본인 부담이지만 의사의 처방전이 필요하다.
· 오용, 사고, 남용을 예방하기 위해서 다음을 확인한다.

① 확인사항(의무기록지 또는 소정의 용지에 누락 없이 기입한다)
· 아내 또는 파트너의 동의(구두로 가능, 다만 의무기록지에는 반드시 기입)
· NO/c-GMP계에 관여하는 약물(nitroglycerin 등), nicorandil 등의 관상동맥 확장제, PDE에 관여하는 약물[cilostazol (PDE3 억제제), dipyridamole 등], 강압제(알파차단제, CCB 등) 등의 복용 확인
· 합병증(특히 협심증 및 진구성 심근경색증 등)의 병력청취 및 확인

② 검사사항
· 심전도(보통 가능)는 필수
심전도뿐만 아니라 병력청취 등에서 허혈이 의심되면 적극적으로 운동부하검사를 시행한다.

결론

당뇨병 ED는 매우 흔한 당뇨병의 만성 합병증이다. 우리가 ED에 관심을 가지고 적극적으로 대응하는 것은 환자의 만족뿐만 아니라 약을 불법으로 구하는 것을 예방하는 것, 환자를 허혈성 심질환 등의 위험에 노출하지 않도록 하는 것과 같다. 또한 당뇨병의 조절, 합병증의 조기 발견 및 치료에도 좋은 영향이 있다. 당연한 일이지만 ED뿐만 아니라 환자가 가볍게 상담할 수 있는 평상시의 신뢰관계가 중요하다.

이것은 금물!

PDE5 억제제와 니트로 병용은 금물이다.
반드시 위험 평가를 실시해서 병용해서는 안 되는 약물을 확인한다.

참고문헌

1) 日本性機能学会 ED 診療ガイドライン作成委員会, 編. ED 診療ガイドライン. ブラックウェルパブリッシング; 2012.
2) 中島耕一. 勃起障害. 日本臨牀. 2012; 70(増刊 5): 520–3.
3) 千葉 ARI フォーラム 1999 資料.
4) 石井延久, 監修. バイアグラ処方の新しい展望. メディカルレビュー社; 2002.
5) 日本糖尿病学会, 編. 糖尿病治療ガイド 2016–2017. 文光堂; 2016.
6) 日本糖尿病学会, 編. 糖尿病診療ガイドライン 2016. 南江堂; 2016.

〈松尾　哲〉

제 5 장
다른 약물과 상호작용

이것이 중요!

① 설폰요소제 등이 과잉이 되면 저혈당이, 스테로이드 사용으로 고혈당이 일어나는 것은 예상할 수 있다. 임상에서 문제가 되는 것은 예기치 않는 약물로 예기치 않는 저혈당이나 고혈당이 일어난 경우이다.

② 하나의 약물에서는 영향이 부족해도 예기치 않게 약물이 여러 개 사용되었을 때 특히 저혈당 발현 위험의 증개 가능성이 커진다.

③ 일상진료에서 사용빈도가 높은 약물은 절대적 확률은 낮아도 가능성을 알아 둘 필요가 있다. 사용빈도는 높지 않지만 부작용이 나타나면 영향이 큰 것도 확인해 둘 필요가 있다. 특히 사용빈도가 높은 스테로이드제는 주의가 필요하다.

④ 어떤 약물로 당대사에 문제(특히 고혈당)가 생긴 경우, 병태생리에 따라 지속할 것인지 중지(또는 변경)할 것인지 판단이 중요해진다. 원질환의 치료를 위해서 중단할 수 없는 약물의 경우 인슐린요법으로 적극적으로 대항하는 것에 주억제서는 안 된다.

⑤ 항TNF-α제, 골다공증 주사치료제, 면역 체크포인트 억제제 등 새로운 약물 중에서도 당대사에 영향을 주는 것도 있으므로 주의한다.

⑥ 다른 진료과 및 병원에서 진료를 받는 경우라도 당뇨병이 있다는 것을 확실히 고지하거나 당뇨병 수첩을 보여주는 등 평소의 교육과 의료연계가 중요하다.

Key Words

경구혈당강하제, 약물상호작용, 예기치 못한 저혈당, 예기치 못한 고혈당, 인슐린자가면역증후군(IAS)

이전부터 경구혈당강하제, 인슐린에 대한 약물상호작용은 임상적으로 문제가 되고 있으며(설폰요소제 복용 중에 진통소염제를 복용하고 저혈당이 생긴 이뇨제를 처방받고 혈당 조절이 불량해진 경우 등), 의학의 각 분야에서 약물치료의 진행으로 사용 약물이 늘어난 현재에는 더욱 주의가 필요하다. 또한 단독으로도 저혈당이나 고혈당이 생길 수 있는 약물은 당연히 경구혈당강하제나 인슐린과의 병용으로 그 효과가 늘어나거나 줄어들거나 한다. 여기에서는 ① 경구혈당강하제(또는 인슐린)에 대한 약물상호작용과 ② 경구혈당강하제 이외의 약물의 당대사에 대한 영향(혈당에 영향을 주는 약물)에 대해 설명한다.

1 경구혈당강하제(또는 인슐린)에 대한 약물상호작용

고전적으로 설폰요소제인 tolbutamide에 digitalis를 병용하면 심독성이 증가하고(digitalis toxicity), glibenclamide를 복용 중인 제2형 당뇨병 환자가 감기에 걸려 해열제로 처방 받은 NSAIDs를 복용하면 저혈당이 일어나며, 인슐린요법 중에 propranolol을 처방받으면 저혈당 증상을 인식하기 어려워진다. 또한 약물은 아니지만 알코올도 만성적으로 고혈당이 되는 경우도 많지만, 설폰요소제나 인슐린을 사용 중인 환자가 많이 마시면 지속성 저혈당을 일으키는 경우도 많다(알코올은 단독이라도 당신생이나 간에서 포도당 방출을 억제하여 저혈당을 일으키는 경우가 있다). 주로 인슐린분비촉진제(임상적으로 저혈당의 문제가 있기 때문에)와 약물상호작용이 있는 대표적인 예는 표 1과 같다. 고전적으로 설폰요소제와 anion drugs [진통소염제, 와파린 등]를 병용하면 알부민과의 결합치환으로 설폰요소제를 유리시킨다. 설폰요소제와 nateglinide는 간 시토크롬(CYP) 2C9로, repaglinide는 CYP3A4로 대사(반면에 스타틴, CCB에서 작용 증강의 가능성 있음)되기 때문에 이들에 의해 대사되는 약물 또는 영향을 주는 약물과 병용으로 작용이 늘어나거나 줄어들기 때문에 병용제에 각별히 주의한다. 단독으로 저혈당을 일으키거나 고혈당이 발생할 가능성이 강한 것도 병용하면 똑같다.

표 1 경구혈당강하제와 약물상호작용의 가능성

약물상호작용	약물
혈당 강하 작용 증가	진통소염제(NSAIDs), 살리실산제제(아스피린), 베타차단제 쿠마딘계 약물(와파린) MAO 억제제, probenecid PPAR-α작용제(피브린산계) (항생제, 항부정맥제, 항진균제) ACE 억제제, ARB 등(에탄올)
혈당 강하 작용 감소	비선택적 베타차단제, 티아지드계 이뇨제, 칼슘차단제(CCB), rifampicin, isoniazid 등 barbiturate, 니코틴산, (스타틴), 스테로이드제
기타	· 저혈당 증상이 가려지게 됨: 비선택적 베타차단제 · 조영제: 비구아나이드(검사 전후 48시간 중단)

증 례

제2형 당뇨병에서 인슐린요법, 혈액투석 중에 PPAR-α 작용제(bezafibrate)를 처방받아 횡문근융해증(rhabdomyolysis)과 저혈당 혼수(hypoglycemic coma)를 일으킨 경우

[병력 · 경과]

- 59세 여성(무직). 1983년 건강검진에서 당뇨병을 진단받았지만 방치했다.
- 1989년 12월부터 제2형 당뇨병, 당뇨병성 신증 · 신부전으로 본원에서 외래진료를 받았다.
- 인슐린요법을 시행했으며 1994년부터 혈액투석(HD)을 시작했다. 1998년 10월 TG 518 mg/dL로 bezafibrate (400 mg)을 투석센터에서 처방했다. 며칠 후부터 근육통, 전신 권태감이 나타났다.
- 10일 후에 저녁식사 후 의식수준 저하, 불러도 반응이 없었다. 당일 심야 전신 권태감, 근육통, 혼수를 주증상으로 응급실(ER)로 이송되었고 혈당(PG)은 29 mg/dL, HbA1c는 9.7%, AST는 414IU/L, CK는 23,966 IU/L로 나타났다.
- 같은 날, 저혈당 혼수 · 횡문근융해증이란 진단을 받으며 입원했다. 50% 포도당 정맥주사와 지속성 혈액여과투석 (continuous hemodiafiltration)에 의해 상태는 개선되었다. 혈중 bezafibrate 농도는 70.6 mg/mL으로 높은 수치를 보였다.

[해설] 이 증례는 극단적인 경우이다. 물론 신기능저하 · 신부전 환자에게 피브린산계 약물의 사용은 금기이며, 투석 환자에게도 금기이다. 신기능이 정상이라도 인슐린 또는 설폰요소제 사용 환자에게 사용하면 인슐린감수성이 증가하고, 간의 당신생을 억제하는 작용으로 혈당 강하, 저혈당을 일으킬 가능성이 있다. 신기능이 저하된 예에서 설폰요소제와 병용하면 저혈당 혼수를 일으키는 경우가 있다.

2 경구혈당강하제 이외의 약물이 당대사에 미치는 영향(혈당에 영향을 주는 약물)

일상의 진료에서 기본요법 등은 확실히 가능하지만 원인을 잘 모르는 상태에서 당뇨병의 조절이 서서히 또는 급격하게 악화되는 경우가 있다. 췌장암 등 악성종양이 발병하지도 않고, 결국 다른 병원이나 다른 진료과에서 처방된 약이 원인인 경우도 적지 않다. 또한 조절 불량뿐만 아니라 그것에 의해 저혈당이 유발되는 경우도 있다. 대표적으로 중요한 것은 표 2, 3과 같지만, 상황에 따라 저혈당이나 고혈당을 일으키는 약물도 있다. 이전에 스테로이드나 인터페론 등을 사용했는지를 알 수 있으면 충분히 대응이 가능하지만 잘못해서 주치의가 고생하는 것이라면 괜찮지만 환자가 불이익을 입을 수 있다. 이런 측면에서 보더라도 다른 과, 다른 병원에서 진료를 받는 경우도 당뇨병이 있다는 것을 확실히 고지하거나 당뇨병 수첩을 보여주는 등 평소의 교육이 중요하다. 일상진료에서 사용 빈도가 높은 것(스테로이드제, 항부정맥제, 티아지드계 이뇨제, 플루오로퀴놀론계 항생제 등), 사용빈도는 높지 않지만 생기면 큰 영향을 미치는 것(cyclosporin, 인터페론, 항정신병약물 등), 당대사에 좋은 것으로 생각되었지만 최근 악화 가능성이 높은 것으로 알려진 스타틴, 고령화에 따라 사용되는 빈도가 늘고 있는 약물(LHRH 작용제, teriparatide 등), 사용에 따라 인슐린의 감량도 필요한 약물(항TNF-α제 등), 당대사이상으로 큰 문제가 발생해서 발매가 중지된 약물(호파텐산 칼슘, gatifloxacin) 등 다양하며, 실제 의사로서도 자신의 전문분야 이외의 약물이라도 충분히 알아둘 필요가 있다.

다음은 혈당을 저하시키는 약물로는 항부정맥제, 플루오로퀴놀론계 항생제, 혈당을 상승시키는 약물로는 스테로이드제, 항정신병약물을 중심으로 설명하기로 한다.

표 2 혈당 강하를 일으킬 가능성이 있는 약물(경구혈당강하제를 배제한 주요한 것)

혈당저하의 기전	약물
인슐린 분비촉진 (설폰요소제와 병용으로 설폰요소제의 작용을 증강하는 약물 포함)	항부정맥제(disopyramide, cibenzoline) 퀴닌 및 관련 약물(말라리아) ACE 억제제, 아스피린 β_2 아드레날린 수용체 작용제(ritodrine) 쿠마딘계 약물(와파린) MAO 억제제, probenecid Trimethoprim/sulfamethoxazole (TMP/SMX), pentamidine 플루오로퀴놀론제(gatifloxacin*, ciprofloxacin, levofloxacin 등) 등
인슐린 작용 증강 (감수성 개선)	아스피린, 베타차단제 살리실산(저혈당은 성인에서 드묾) PPAR-α 작용제(피브린산계 약물) 항TNF-α제(류마티스관절염 치료제 등)
간에서 당대사에 영향 (포도당 생산의 저하)	에탄올 tetracycline miconazole 등

표 3 혈당 상승을 일으킬 가능성이 있는 약물

혈당 상승의 기전	약물
인슐린 분비 저하	cyclosporine, tacrolimus, cisplatin phenytoin, 이뇨제(티아지드계 · 루프계) 비선택적 베타차단제 gatifloxacin* pentamidine(초기 저혈당, 이어서 고혈당)
인슐린 작용 감소 (인슐린저항성 악화)	스테로이드제, 티아지드계 이뇨제, 이뇨제 interferon, ribavirin 항정신병약물 안드로겐 억제제(LHRH 작용제) AIDS 치료제(단백분해효소 억제제) theophylline 비선택적 베타차단제 teriparatide
기타	스타틴(특히 atorvastatin) ritodrine(저혈당에도)

a) 혈당을 저하시키거나 저혈당이 생길 수 있는 약물

똑같은 약물을 복용하더라도 반드시 저혈당을 일으키는 것은 아니다. 일어나기 쉬운 환자 또는 연령 등 환자의 상황(표 4)이 중요하다.

표 4 저혈당을 유발하기 쉬운 상황

① 노인
② 신기능저하 예, 신부전, 투석 환자
③ 탈수(이뇨제 복용에 의한 것도 포함)
④ 식욕저하, 저영양 상태의 환자
⑤ 음주, 과음
⑥ 다수 약물 사용(복수 질환의 합병)
⑦ 당뇨병으로 설폰요소제, 인슐린요법 중

1) 항부정맥제(disopyramide, cibenzoline 등)

일상적인 임상에서 널리 사용되고 있는 일부 항부정맥제의 부작용 중 하나로 저혈당에 대한 보고가 있다. 특히 Ia군으로 분류되는 disopyramide와 cibenzoline(시베놀)에 의한 저혈당의 발생이 많다. 이들 약물이 실제로 췌장 베타세포의 K_{ATP} (SUR1/Kir 6.2) 통로와 결합하여 설폰요소제와 같은 기전으로 인슐린 분비를 야기하는 것을 알 수 있다(Kir 6.2에 결합)(그림 1). 또한 각 조직에서 조직특이적 K_{ATP} 통로가 형성되고 그것과의 결합이 골격근에서 당흡수 항진, 글루카곤 분비 저하 등을 통해 저혈당을 유발하거나 오랫동안 지속시킬 가능성도 있다. 절대적 확률은 낮지만 disopyramide는 비당뇨병 환자에게 나타나는 약물 유발 저혈당의 가장 많은 원인 중 하나이다.

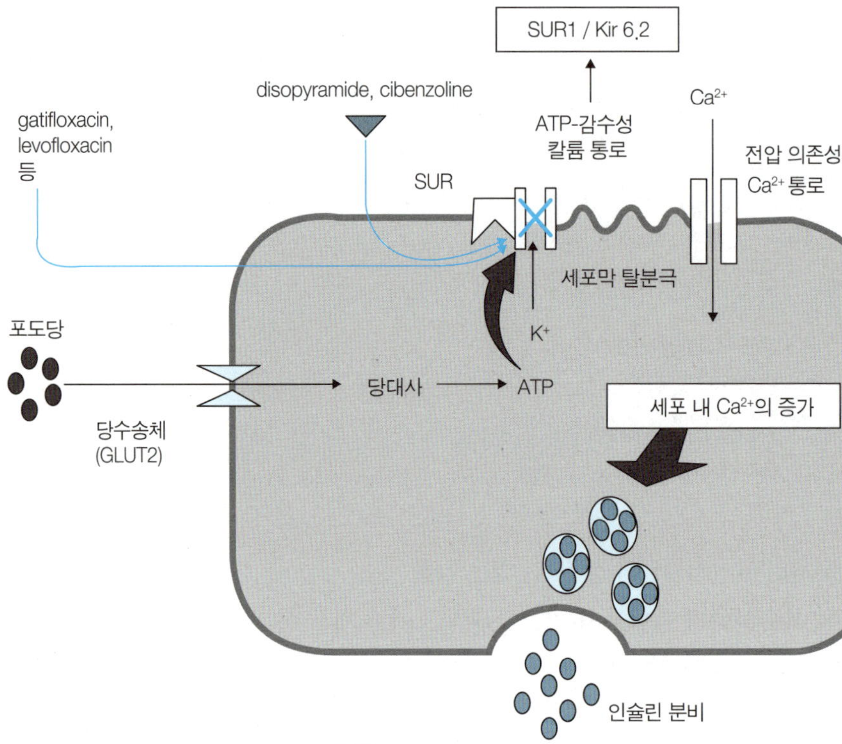

그림 1 항부정맥제 등의 작용

2) 플루오로퀴놀론(levofloxacin, garenoxacin 등)

증 례

제2형 당뇨병에서 요로감염이 합병되고 sitafloxacin을 처방받아 저혈당 혼수를 일으킨 경우

[병력 · 경과]

- 76세 여성(무직). 1995년 건강검진에서 고혈당을 진단받았지만 방치했다.
- 1998년 심근경색증으로 입원했을 때 제2형 당뇨병으로 진단되었다.
- 식사요법, 경구혈당강하제를 시작했고 이후 근처 병원에서 입원치료를 받았다.
- 2011년 10월 요추 추간판탈출증으로 정형외과에서 수술 후 metformin 250 mg 3정 #3, acarbose 100 mg 3정 #3로 다시 시작했다.
- 수술 후부터 스스로 배뇨하는 것이 어려워 풍선을 넣은 상태로 퇴원했다.
- 11월 28일 비뇨의학과에서 진료를 받고 자가도뇨법에 대한 교육을 받았다. 그 때 방광염이란 진단을 받고

sitafloxacin 1일 50 mg 2정 #2로 시작했다. 복용 5일 후부터 손떨림이 나타났고, 7일째에 혼수 상태가 되어 본원 응급실로 이송되었다.
- 식후혈당은 38 mg/dL, HbA1c는 7.5%, Cr은 0.64 mg/dL이었고, 같은 날 저혈당 혼수로 진단 받고 입원했다.
- 혈중 sitafloxacin 농도는 0.51 mg/mL이었다.

[해설] 경구 플루오로퀴놀론계 항생제는 1일 1회 투여나 그 광범위한 항균 범위로 볼 때 최근 다양한 감염에 자주 사용되고 있다. 하지만 대사계에 미치는 영향에 대한 인식은 낮고, 중증 저혈당이나 고혈당을 일으킬 수 있다는 사실은 별로 알려져 있지 않다. 이 증례는 표 4의 ①, ③, ④, ⑥을 충족하고, ⑦이 아니라 단독으로 저혈당을 일으키지 않는 경구혈당강하제이기는 하지만 그 복용도 영향을 미쳤을 가능성은 있다.

플루오로퀴놀론계 항생제는 그림 1과 같이 췌장 베타세포의 K_{ATP} (SUR1/Kir 6.2) 통로와 결합하여 인슐린 분비를 일으키고 저혈당을 일으킬 가능성이 있다. gatifloxacin(고혈당도 생겨 2008년 발매 중지)이나 lomefloxacin은 효과는 강하지만, levofloxacin이나 ciprofloxacin은 비교적 약한 것으로 알려져 있다. 플루오로퀴놀론계 항생제는 넓은 항균 범위 또는 강한 항균력으로 널리 이용되고 있다. 또한 감염에 걸린 노인은 식욕저하, 탈수 등의 악조건 속(표 4)에 있고, 특히 당뇨병에서 경구혈당강하제를 병용한 경우 고위험 상태가 된다. 환자의 연령, 기저 질환 등 충분히 주의해서 처방해야 한다.

3) 기타

· PPAR-α 작용제: 고중성지방혈증에 자주 이용되는 피브린산계 약물은 인슐린저항성을 개선하는 것으로 보고되고 있다. 증례 1처럼 단독으로 사용했을 때가 아니라 인슐린이나 설폰요소제와 병용했을 때 문제가 된다.

· Trimethoprim/sulfamethoxazole: 최근에는 플루오로퀴놀론계 항생제가 대두되면서 사용 빈도도 줄고 있지만 폐포자충 폐렴(pulmonary pneumocystosis)의 치료처럼 중증 상태에서 사용하는 경우가 많고, 문제가 생기면 환자에게 불이익을 준다.

· 항TNF-α제: 류마티스관절염 환자에게 사용되는 경우가 증가하고 있지만 질환의 개선(만성 염증의 개선)은 물론이고 TNF-α를 억제함으로써 인슐린저항성의 개선으로 이어지며, 설폰요소제나 인슐린 사용자는 이들의 감량이 필요한 경우가 많다.

㈜ 인슐린자가면역증후군(insulin autoimmune syndrome, IAS): 약물 유발 저혈당은 아니지만 발생에 약물이 관여한 경우가 있으므로 알아둘 필요가 있다. 전에 인슐린 주사 경험이 없는데도 인슐린에 대한 자가항체가 형성되어 저혈당을 일으키는 특정 HLA와 관련된 질환이다. 인슐린 항체와 결합

한 인슐린 유리에 의해 발생하지만 SH-기가 있는 약물[티아마(메카졸) 등]이 유명하다. 최근 영양 보조제 등으로 시판되는 알파리포산에 의해 일어나는 경우가 많으므로 주의해야 한다.

b) 혈당을 상승시키거나 고혈당을 일으킬 수 있는 약물

저혈당과 마찬가지로 사용된 모든 환자에게 고혈당이 일어나는 것은 아니지만, 기저 질환에 당뇨병이 있는 경우, 스테로이드의 경우는 틀림없이 혈당 조절이 악화된다. 인터페론의 경우도 기저에 만성 간염이 있으므로 혈당 조절에 항상 주의해야 한다.

1) 스테로이드제

증 례

제2형 당뇨병으로 외래진료 중 매년 봄이 되면 혈당 조절이 악화되고 HbA1c 결과 양상으로 원인이 판명된 경우

[병력 · 경과]

- 56세 여성(주부). 2003년 건강검진에서 당뇨병으로 진단되었다.
- 고혈당으로 우리 과에 의뢰되어 basal-bolus therapy로 조절이 개선된 후 인슐린은 중지할 수 있었고, metformin (750 mg)과 mitiglinide의 복용으로 조절은 안정되었다(HbA1c 6.4% 전후).
- 2007년 봄부터 조절이 약간 불량해졌지만 체중증가도 없고 원인이 분명하지 않은 상태에서 초여름이 되자 개선되었다. 그 후에도 조절은 양호했지만 다음해 다시 초봄부터 불량해졌다.
- 주치의와 환자 모두 HbA1c 결과지(그림 2)에 기재되어 있는 것처럼 2년 동안 동일한 양상을 보이는 것을 인식하고 공유했다.
- 결국 2007년 꽃가루 알레르기로 진단받아 가까운 병원에서 d-chlorpheniramine · betamethasone 복합제(Celestamin)를 처방한 적이 있다는 것을 알게 되었고, 2009년부터 다른 H1 차단제로 변경하여 조절이 불량해지는 일은 없었다.

[해설] Celestamin 복합제는 d-chlorpheniramine에 betamethasone이 복합된 스테로이드제제이다. 증상이 개선되기 쉽기 때문에 여전히 장기적으로 사용되는 경우가 있다. 꽃가루 알레르기의 일차선택약제로 사용해서는 안 되고, 당뇨병 환자에게는 말할 것도 없다. 자주 볼 수 있는 양상이긴 하지만 주의하지 않으면 그대로 지나쳐버릴 가능성도 있다. 그런 의미에서 2년간의 HbA1c의 양상을 알 수 있는 이 결과지가 도움이 된다. 환자에게는 반드시 다른 과와 다른 병원에서 진료를 받을 때에는 당뇨병이 있다고 알리는 것, 당뇨병 수첩(+ HbA1c 결과지)을 보여주는 것을 재확인했다.

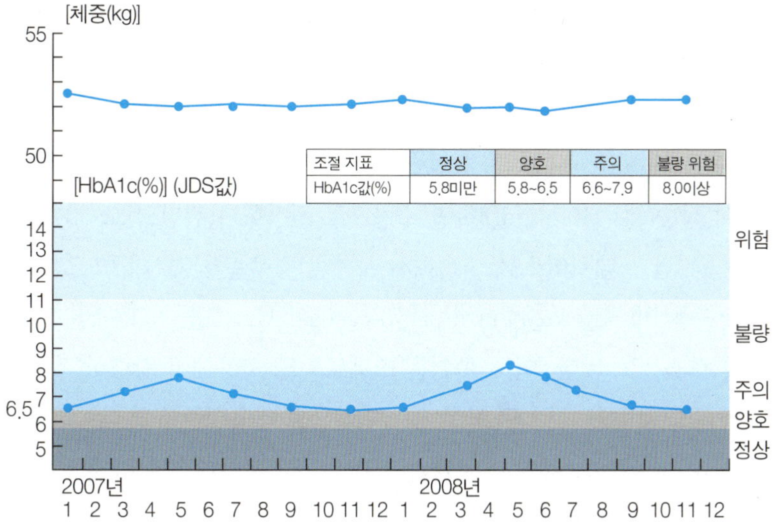

그림 3 당뇨병 조절 결과지[HbA1c 결과지(구판)]
(치바현 당뇨병 교육지도자 연구회 편)

스테로이드 유발 당뇨병의 대부분의 예는 제2형 당뇨병 요인에 스테로이드가 당뇨병을 일으키는 작용이 더해져 고혈당을 일으킨 것인데 스테로이드에 의한 내당능 감소의 기전은 간에서 포도당 생성을 촉진(최대 원인: 말초조직에서 단백질의 이화를 증가시켜 아미노산 방출을 촉진함. 이 아미노산은 간에서 당신생의 기질이 되어 간의 당신생이 촉진함. 또한 글루코코르티코이드는 간에 직접 작용하여 당신생, 포도당 방출을 증가시킴)시키고, 골격근에서 포도당 흡수를 감소시키며, 고글루카곤혈증에 의해 일어난다.

스테로이드를 통상적으로 사용한 경우의 혈당 상승의 양상은 스테로이드에 따라 약간 달라지지만, 프레드니솔론으로 투여한지 2~3시간 후에 상승하기 시작해서 5~8시간 후에 최고치가 된다. 사용하는 경우는 ① 당뇨병 환자에게 스테로이드를 사용하는 경우, ② 비당뇨병 환자에게 스테로이드를 사용하여 당뇨병이 발생하거나 혈당이 상승한 경우(복용 시작과 함께 혈당, 그것도 식후혈당을 모니터링, 식후에 200 mg/dL을 초과하면 인슐린요법 고려), ③ 흡입스테로이드를 사용한 경우(fluticasone만 주의한다), ④ 펄스요법 시(상황에 따르지만 상당한 고혈당이 되는 경우가 있으므로 각 식사 전후의 혈당을 검토해서 언제든지 인슐린을 시작할 수 있도록 준비) 등이 있다. 표 5처럼 각종 스테로이드제의 역가를 참고하고, 일반적으로 prednisolone 5 mg에 대해 1일 4~5단위(0.05~0.1단위/kg)의 인슐린이 필요한 경우가 많다. 또한 dexamethasone은 강력하고 작용시간이 길어 다음 날까지 영향을 준다. 역시 ①의 당뇨병 환자에게 사용하는 경우가 가장 많고 조절이 어렵다. 스테로이드를 사용한 경우는 제2형 당뇨병의 평소 혈당의 일중변동 양상과는 달리 점심 식전부터 상승하기 시작해 저녁부터 저녁식사 후 2시간 동안이 최고치가 되고 그 후 급속하게 감소된다. 장기적으로 스테로이드를 사용하면 내인성의 글루코코르티코이드의 분비는 저하되고 스테로이드의 효과가 떨어지는 야간부터 이른 아침에 저혈당을 일으키기 쉽다. 초속효성 인슐린을 보통과 달리 점심 식전 ≥ 저녁 식전 〉 아침 식전의 배분으로 사용하고, 보통 기저 인슐린은 필요 없는 경우가 많지만 지속적인 사용으로 아침 식전에 혈당이 상승(≥ 140 mg/dL)하면 소량으로 시작한다(취침 전보다 아침 식전의 주사 추천). 또한 즉효성은 없지만 스테로이드를 지속해서 사용할 경우는 금기사항이 없으면 PPARγ 작용제인 pioglitazone을 사용(11β–hydroxysteroid dehydrogenase type 1을 억제)하면 인슐린 요구량도 줄고 조절이 안정화되는 경우도 많다. 어느 쪽이든 스테로이드 사용에서 강력한 것을 사용하고(예: dexamethasone을 안면신경마비에), 펄스도 포함해서 대량으로 사용할(예: 경수손상, 뇌종양, 골수이식, 암의 항암화학요법 시) 경우에는 해당 진료과와 협력하고 연계하여 확실히 혈당을 모니터링하고 주저하지 말고 인슐린으로 조절한다.

표 5 각 스테로이드제의 특징

일반명	항염증 작용	전해질 작용	혈중 반감기(시간)	작용시간(시간)
hydrocortisone	1	1	1.5	8~12
prednisolone	4	0.8	3	12~36
methylprednisolone	5	0	3	12~36
dexamethasone	25	0	5	36~72
betamethasone	25	0	5	36~72

(*hydrocortisone을 1로 한 경우의 역가)

2) 항정신병약물(특히 2세대)

증 례

통합실조증으로 olanzapine으로 치료 중에 고혈당, 산증을 일으킨 경우

[병력 · 경과] 39세 남성. 신장 161.8 cm, 체중 55.8 kg, 체질량지수 21.3 kg/m²

[주요 증상] 갈증, 체중감소

[병력]

- 18세 발생한 통합실조증으로 본 병원 정신과에 외래진료 치료 중이다.
- 5년 전부터 olanzapine 20 mg 복용을 시작했고, 40 mg으로 증량했다.
- 2년 전부터 20 mg으로 감량하여 지속했다. 이때부터 이상지질혈증을 진단받고 복용을 시작했다.
- 서서히 체중은 증가했다(최대 65 kg). 초진 1개월 전부터 갈증의 자각과 급격한 체중감소(-10 kg)를 보였고, 서서히 동작이 느려졌기 때문에 모친의 우려로 진료를 받게 되었다.
- 식후혈당 531 mg/dL, HbA1c 14.5%, 3-hydroxybutyric acid (3-OHBA) 952.0 mM, 총 케톤체 1441.0 mM. 고혈당, 케톤증(ketosis)으로 입원하고 즉시 인슐린요법을 시작했다.

[해설] 해외에서도 olanzapine 복용에 의한 DKA의 사망 예도 있고 일본에서도 자료가 축적되어 있다(표 6). 처방하는 정신건강의학과 의사에 따라 달라지지만 이 증례는 1년 전 검사에서는 혈당치 등 정상이고, 정신과에서도 6개월에 한 번 식후혈당과 HbA1c를 확인했다. 정신과에서도 진료를 받는 경우 제1세대도 포함해서 복용 내용에도 주의해야 한다.

2세대 항정신병약물에 의한 내당능장애의 기전은 ① 당대사에 대한 직접 작용(당 수송체의 직접 억제), ② 체중증가에 의한 이차적인 내당능이상으로 알려져 있지만 명확하지 않다. 통합실조증을 비롯한 정신병 상태의 치료에 2세대 항정신병약물은 확실히 유용하지만, 그 사용에 대해서는 내당능장애나 당뇨병에 유의해야 한다. 내당능장애가 나타날 위험은 2세대뿐만 아니라 1세대 항정신병약물에도 존재하는 유해현상으로 생각해야 한다. 또한 통합실조증 자체가 이미 내당능이상을 나타낼 위험을 안고 있다는 것을 고려해서 사용할 때에는 체중측정은 물론 정기적으로 혈당, HbA1c를 확인하는 등 충분한 주의를 기울여서 사용하는 것이 중요하다.

표 6 일본에서 사용 중인 2세대 항정신병약물

일반명	상품명	당뇨병 환자 등에 대한 투여 방법		제형
		금기	신중투여	
risperidone	리스페달		당뇨병 또는 과거력이 있는 환자, 또는 당뇨병의 가족력, 고혈당, 비만 등의 당뇨병의 위험요인을 가진 환자	정제 복용액
olanzapine	자이프렉사	당뇨병 또는 과거력이 있는 환자	당뇨병의 가족력, 고혈당, 비만 등의 당뇨병의 위험요인을 가진 환자	정제 OD정
quetiapine	세로켈	당뇨병 또는 과거력이 있는 환자	당뇨병의 가족력, 고혈당, 비만 등의 당뇨병의 위험요인을 가진 환자	정제
perospirone	루란		당뇨병 또는 과거력이 있는 환자, 또는 당뇨병의 가족력, 고혈당, 비만 등의 당뇨병의 위험요인을 가진 환자	정제
aripiprazole	아빌리파이		당뇨병 또는 과거력이 있는 환자, 또는 당뇨병의 가족력, 고혈당, 비만 등의 당뇨병의 위험요인을 가진 환자	정제

3) 기타

① 인터페론(IFN), ribavirin

인슐린저항성에 의해 고혈당을 일으키는 빈도가 높지만 인터페론 사용 중에 췌장 베타세포에 대한 자가항체가 생기고 제1형 당뇨병을 발생하는 경우도 있다. 기저에 C형 만성 간염이 있으므로 내당능장애를 일으키기 쉽다.

제2형 당뇨병이 있으면서 혈당 조절이 불량한 경우는 인슐린 투여로 혈당 조절을 개선한 후 IFN요법을 시행하거나 IFN 미포함 요법(sofosbuvir 등)의 선택도 고려한다.

또한 IFN 망막병증은 치료가 끝나면 회복되지만 당뇨병성 망막병증이 IFN에 의해 악화되는 경우도 있으므로 안과와 연계도 중요하다.

② 면역억제제: cyclosporin, tacrolimus

인슐린 분비장애와 인슐린저항성을 매개로 내당능을 악화시키는 것이 알려져 있다. 또한 임상적으로 스테로이드제와 병용의 기회도 많아 주의해야 한다.

③ teriparatide

Teriparatide 자체 또는 고칼슘혈증이 인슐린감수성을 감소시키는 것으로 보인다. 필자도 한 사례를 경험한 바 있지만 골다공증에 사용이 정형외과에서 늘고 있는 중이며 향후 주의가 필요하다.

④ 스타틴(statin)

2012년 2월 FDA는 지질강하제 스타틴의 안전성 표시를 변경하고 새롭게 유해현상 중 하나로 '혈당이나 HbA1c의 상승'을 기재했다. 최근 대규모 임상연구 결과에 따르면, 스타틴이 새로운 당뇨병 발생(위험이 9% 증가)과 HbA1c를 크게 증가시킨다는 자료가 축적되면서 주의를 환기시키고 있다.

2015년 ADA의 진료 가이드라인에서는 제2형 당뇨병 환자에게 이상지질혈증의 유무와 상관없이 심혈관계 합병증 예방을 위해 스타틴 병용을 권장하고 있다.

스타틴에 의한 당뇨병 발생위험은 용량에 의존하는 경향이 있어 스타틴의 종류에 따라 달라지기도 하지만, 고위험으로 스타틴이 필요한 환자에게는 당뇨병 · 비당뇨병을 불문하고 혈당 조절 또는 내당능에 주의하면서 사용해야 한다.

또한 각종 스타틴과 당뇨병 발생위험의 비교에 대해서는 문헌을 참고한다.

⑤ 면역 체크포인트 억제제(nivolumab)

면역 체크포인트 억제제는 종양세포에 대한 면역반응을 활성화시킴으로써 항종양효과를 나타내는 새로운 유형의 항암제이며, 항PD-1(programmed cell death-1) 항체나 항CTLA-4(cytotoxic T-cell-associated antigen-4) 항체 등이 개발되고 있다. 작용기전에 의한 부작용으로 갑상선염(갑상선기능저하증), 뇌하수체염(뇌하수체기능저하증), 중증 근무력증, 대장염 등의 자가면역질환이 발생하는 것으로 알려져 있다. 빈도는 낮지만 제1형 당뇨병, 그 중에서도 전격성 제1형 당뇨병을 발생하는 것으로 나타났다. 2014년 7월 4일~2016년 3월 31일에 항PD-1 항체인 nivolumab를 사용한 것으로 추정되는 4,888명 중 12명(0.25%)에서 제1형 당뇨병(전격성 제1형 당뇨병 포함)이 발생했다.

전격성 제1형 당뇨병은 매우 급격한 발생 경과를 보이며 고혈당 증상의 출현부터 빠르면 수 일 이내에 인슐린 분비가 완전히 고갈되어 중증의 케톤산증에 빠지는 병태생리이다('당뇨병성 케톤산증'의 전격성 제1형 당뇨병 참고).

신속하고 적절한 진단을 해서 즉시 인슐린 치료를 시작하지 않으면 사망할 가능성이 매우 높다. 전격성 제1형 당뇨병의 가능성을 고려하지 않으면 우발적인 고혈당으로 경과 관찰하게 되거나 일반적인 제2형 당뇨병으로 오인하여 대처하다가 불행한 결과를 낳게 된다.

Nivolumab은 2014년 7월부터 악성 흑색종에 사용했지만 2015년 12월부터 비소세포폐암에, 2016년 9월부터 신세포암에도 적응증이 확대되었다. 현재 사용빈도가 뚜렷하게 증가하고 있어 전격성 제1형 당뇨병에 의한 사망 사례가 생기지 않도록 이 약물을 사용하는 모든 암 전문의 · 종양내과 전문의 · 호흡기내과 전문의 · 피부과 전문의 · 비뇨의학과 전문의는 전격성 제1형 당뇨병에 대해서도 충분한 이해와 주의가 필요하며 당뇨병 전문의와 긴밀한 진료연계를 취하는 것이 중요하다.

⑥ 분자표적제에 의한 고혈당

인슐린 · 신호전달경로와 종양세포의 증식경로에는 많은 세포 내 정보 전달 분자가 공통적으로 관여하고 있다.

최근 개발이 진행된 분자표적제 중에는 이들을 표적으로 하는 것이 있어 고혈당이 야기되는 경우가 있다.

이들 중에서 mTOR (mammalian target of rapamycin) 억제제는 이미 시판되고 있고, everolimus는 신세포암 · 췌장의 신경내분비종양 · 유방암에, temsirolimus는 신세포암에 사용된다. 이들 약물에 의한 고혈당에서는 인슐린저항성도 항진되어 있고, 비교적 대량의 인슐린 투여가 필요한 경우도 있다. 기존의 당뇨병의 악화뿐만 아니라 새로운 당뇨병 발생에도 주의해야 한다.

현재 새로운 분자표적제의 개발도 진행되고 있어 암 전문의는 물론 당뇨병 전문의도 항상 주의가 필요하다.

또한 만성 골수성 백혈병에 사용하는 BCR-ABL 티로신키나아제 억제제의 nilotinib에서도 고혈당을 일으키는 경우가 있다.

이것은 금물! 예기치 못한 고혈당 · 혈당의 개선(저혈당)이 보이면 다른 과 및 병원을 불문하고 반드시 처방제와 영양보조제, 건강식품을 확인해야 한다.

참고문헌

1) 日本糖尿病学会，編．糖尿病治療ガイド 2015-2016．文光堂；2016.
2) 本間ふみか，他．初期糖尿病の経口血糖降下薬の適応と治療戦略. Pharma Medica. 2009; 27: 31-5.
3) 宗　友厚．低血糖症 -鑑別診断-．日本臨牀．2008; 66(7): 589-93.
4) 特集：臨床薬剤の糖代謝への影響．Diabetes Frontier. 2007; 18(4).
5) Kahn CR, editors. Joslin's Diabetes Mellitus. 14th ed. Lippincott Williams & Wilkins; 2004.
6) 厚生労働省．重篤副作用疾患別対応マニュアル「高血糖」（案）．2009.
7) 厚生労働省．重篤副作用疾患別対応マニュアル「低血糖」（案）．2011.
8) 千葉糖尿病教育スタッフ研究会．第 61〜70 回定例会「糖代謝とくすりシリーズ 1〜10 回」講義集.
9) Sattar N, et al. Statins and risk of incident diabetes: a collaborative meta-analysis of randomised statin trials. Lancet. 2010; 375: 735-42.
10) Gonzalez-Gay MA, et al. Anti-tumor necrosis factor-alpha blockade improves insulin resistance in patients with rheumatoid arthritis. Clin Exp Rheumatol. 2006; 24: 83-6.
11) 青島周一．スタチンと糖尿病発症リスクの比較．In：岩田健太郎，編．薬のデギュスタシオン．金芳堂；2015. p.213-22.
12) 日本臨床腫瘍学会・日本糖尿病学会．免疫チェックポイント阻害薬に関連した劇症１型糖尿病の発症について．http://www.fa.kyorin.co.jp/jds/uploads/jds_imp_nivolumab_201601.pdf
13) 日本糖尿病学会．免疫チェックポイント阻害薬使用患者における１型糖尿病の発症に関する Recommendation（2016 年 5 月 18 日）．http://www.fa.kyorin.co.jp/jds/uploads/recommendation_nivolumab.pdf

〈松尾　哲〉

제 6 장
주치의와 전문의의 연계 및 팀 의료

1. 주치의와 전문의의 역할: 지역의료 연계

이것이 중요!

① 당뇨병이라는 질병의 특수성을 이해하자.
② 지역에서 당뇨병 대책이나 의료연계의 필요성을 인식하자.
③ 질병의 진료를 연계하는 경로는 지역의 실정에 맞추어 실시한다.
④ 당뇨병의 합병증은 다양하기 때문에 여러 진료과와 연계는 필수적이다.

Key Words
자주 가는 병원 의사, 전문의, 당뇨병 대책 추진회의, 지역의료 연계, 연계이동

1 당뇨병 환자 수의 증가와 저출산 · 초고령화 사회

2012년 국민건강영양조사(후생노동성)에 따르면, 당뇨병이 강하게 의심되는 사람은 약 950만 명, 당뇨병으로 발전할 가능성이 있는 사람은 약 1,100명으로 추정되었다. 당뇨병이 계속 늘어나고 있는 것은 일본 국민의 비만화와 고령화 때문이다. 당뇨병은 만병을 일으키는 질환으로, 망막병증, 신증, 신경병증, 뇌혈관장애, 신혈관장애, 족부병변, 감염 외에 최근에는 치매나 암도 유발하는 것으로 나

타났다. 합병증은 본인의 삶의 질을 훼손하기도 하지만, 저출산 · 초고령화 사회에서는 의료비와 간병비의 증가는 가정이나 국가에 막대한 부담을 주고 있다.

대책으로 국가적인 전략이 필요하다. 특정 건강검진 및 보건지도로 제2형 당뇨병의 예비군이기도 한 대사증후군에 대한 대책을 추진하고 있고, 당뇨병 대책 추진회의를 전국적으로 전개하여 의료의 질을 높이는 활동을 추진하고 있다. 또한 지역의료의 연계에 따른 의료자원의 활용을 추진하고 있다.

2 일본 당뇨병 대책 추진회의

일본의사회, 일본당뇨병학회, 일본당뇨병협회는 보다 적극적으로 당뇨병 대책에 착수해야 한다는 필요성을 인식하여 2005년 2월에 설립되었다. 그 후 현재 조직이 개편되어 일본의사회, 일본당뇨병학회, 일본당뇨병협회, 일본치과의사회를 '간사단체'로 하고, 건강보험조직연합회, 국민건강보험중앙회, 일본신장학회, 일반안과의회, 일본간호협회, 일본병태생리영양학회, 건강 · 체력조성사업재단, 일본건강운동지도사회, 일본당뇨병교육 · 간호학회, 일본종합검진의학회, 일본영양사회, 일본입원검진학회, 일본약제사회, 일본물리치료사협회를 '구성단체'로 다양한 단체가 유연하게 참가하고 협력할 수 있는 새로운 체제로 폭넓게 활동하게 되었다. 목표로 ① 자주 가는 병원 의사와 정기적인 병원 검진 추진, ② 진료 권장과 충실한 사후지도, ③ 당뇨병 치료성적의 향상을 들고 있으며, 자주 가는 병원 의사가 실시하는 치료의 표준화, 환자 · 의료계 종사자에 대한 교육, 당뇨병 진료에서 의료연계 및 조사활동 등을 실시하고 있다. 현재는 각 지방자치에 당뇨병 대책 추진회의가 설치되어 지역의 실정에 맞는 당뇨병 대책이 추진되고 있고 중요한 역할을 담당하고 있다.

3 지역의료와 연계: 그 목적과 과제

2007년 시행된 개정의료법에 따라 의료계획 제도 하에서 소위 4개 질병, 5개 사업마다 의료연계체제를 구축하게 되었고, 또한 2013년도부터 정신질환과 재택의료를 추가한 '5개 질병(암, 뇌졸중, 급성 심근경색증, 당뇨병, 정신질환)', '5개 사업(응급의료, 재난의료, 벽지의 의료, 주산기 의료, 소아응급의료를 포함한 소아의료 외)'및 '재택의료'의 의료연계체제의 구축이 이루어졌다. 이 중에서 각 질환마다 지역연계이동이 계획되어 있거나 이미 시작되어 있는 것도 있다(그림 1). 당뇨병도 그 중 하나지만 그와 관련한 금전적인 인센티브는 현재 없다.

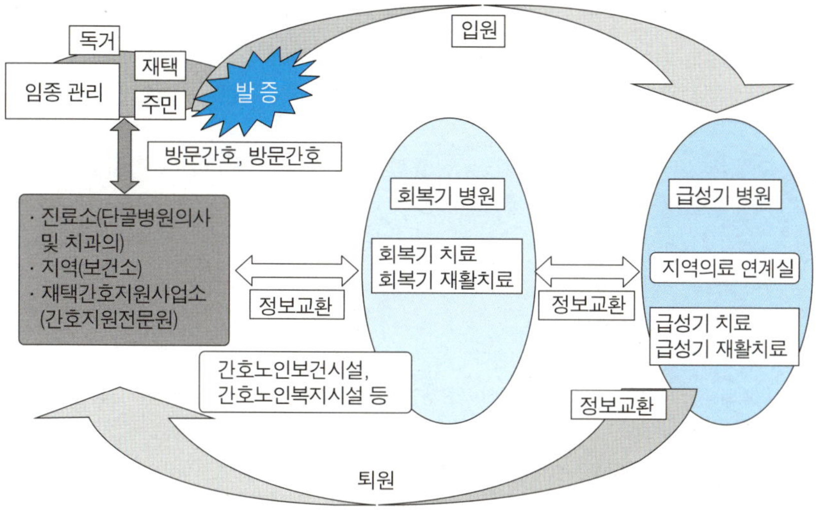

그림 1 순환형 지역의료 연계시스템(개념도)

※ 순환형 지역의료 연계시스템: 급성기부터 만성기에 이르는 의료기관의 의료(진료) 계획을 지역까지 연장하여 보건 및 복지 서비스를 연동시키는 것

지역의료와 연계하는 주요 목적은 전문병원으로 환자의 집중을 예방하고 의사에 대한 부담 경감과 의료자원의 효과적인 활용을 도모하는 데 있다. 병원과 단골의사가 진료함으로써 혈당 조절을 보다 개선시켜 합병증의 진행을 예방하고, 치료 중단을 예방하여 의료비의 팽창을 억제하는 의도도 있다. 하지만 지역의료의 연계에는 문제점도 있다. 병원에서는 실제로 의사의 부담 경감으로 이어지는지, 병원 경영에 플러스가 되는지, 일어날 수 있는 합병증이나 치료 상황에 병원 측이 충분히 대응할 수 있는지, 처음부터 병원이 전문기관으로서 기능하고 있는지도 문제이다. 반면에 자주 가는 단골의사의 측면에서는 당뇨병에 대한 진료의식을 높일 수 있는지, 납득할 수 있는 장점이 있는지, 기타 환자에게 신체 · 사회 · 경제적 부담이 늘지 않았는지, 납득할 수 있는 장점이 있는지, 장기적인 관점에서 의료경제적으로 유익한지 등이 있다.

4 연계하기 위한 조건

당뇨병 대책이나 만성 콩팥병의 대책에서 단골의사의 역할은 매우 크다. 그 조건은 표 1과 같다.

표 4 질병진료 · 진찰진료 연계에 필요한 단골의사의 조건

1. 생활교육을 권장하면서 필요한 경우에 적절한 약물요법을 실시한다.
   ① 혈당 관리뿐만 아니라 체중, 혈압, 혈청 지질의 양호한 관리를 목적으로 함과 동시에 합병증 · 연령 · 개별성에 따른 조절 목표를 환자와 공유한다.
   ② 환자의 생활상황이나 심리상태에 대한 파악이나 요양상담은 중요하고, 당뇨병 교육자(CDEJ, CDEL) 등 의료진을 많이 활용한다.
   ③ 영양상담은 병원에서 하지 않는 경우에 다른 시설로 의뢰한다.
2. 정기적으로 다음의 항목을 확인한다.
   ① 1~3개월마다 요당 · 혈당 · HbA1c를 측정한다.
   ② 1~3개월마다 체중(체성분), 혈압, 지질을 평가한다.
   ③ 3개월~1년에 한번은 소변 알부민을 측정하고 평가한다.
   ④ 1~3개월마다 요단백의 정성 · 정량, eGFR을 평가하여 치료제의 내용 및 양을 조절하고 필요에 따라 신장 전문의에게 의뢰한다.
   ⑤ 당뇨병 수첩의 배포하고 기록한다.
   ⑥ 6개월~1년마다 안과 진료를 권장하고 당뇨병 안과수첩도 활용한다.
3. 필요 시 전문의, 전문 의료시설로 의뢰한다.
4. 공부모임에 적극적으로 참가하고 의료진의 참가도 권장한다.

반면에 연계할 때에는 전문병원에도 조건이 있다. ① 당뇨병 전문의가 있을 것, ② 입원교육 또는 외래교육지도 시스템이 있어 팀 의료가 충실히 갖추어져 있을 것(영양상담, 운동지도, 인슐린시작, 발 관리 등), ③ 의뢰환자는 특별한 경우를 배제하고 단골의원으로 돌려보낼 것, ④ 원칙적으로 당뇨병 환자의 응급 입원이 가능할 것, ⑤ 6개월~1년마다 추적 검사할 경우, 내원 시 특수한 검사 또는 정확한 교육을 할 수 있을 것, ⑥ 언제나 단골의사와 가볍게 상담할 수 있을 것 등이다.

5 지역의료 연계에 대한 병원 측의 실정과 입장

이미 지역의료와 협력이 된 병원은 양방향 경로가 작동할 수 있다. 하지만 병원의 실정 때문에 어려운 문제를 안고 있는 경우도 많다. 예를 들어 환자가 넘쳐 나지만 의사나 직원이 부족하여 전문시스템을 편성할 수 없는 병원에서는 단골의사에게만 보내는 일방향이 되고, 당뇨병 진료가 세팅된 병원에서는 환자를 받기만 하는 일방향이 되는 경우도 있다. 또한 내원 환자를 관리하는 데에 특별히 어렵지 않은 병원은 연계에 관심이 없는 경우도 있어 각 병원의 사정에 따라 다양하다.

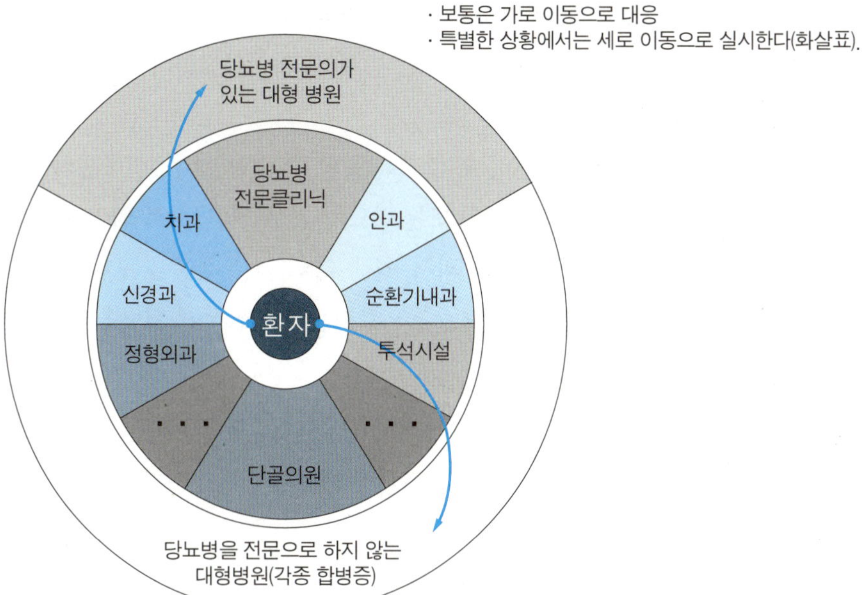

그림 2 병원과의 연계(세로 이동)와 다른 과와 연계(가로 이동)

6 당뇨병에 대한 지역의료 연계의 새로운 입장

당뇨병 전문의의 수가 한정되어 있는데다 병원에서 근무하는 전문의의 수가 매우 적은 것도 연계를 어렵게 만드는 원인이다. 또한 당뇨병의 특정상, 관리만 잘 하면 대형병원간의 세로 연계(세로 이동)가 꼭 필요한 것은 아니고, 반대로 합병증이 다양하게 나타나는 질환이기 때문에 다른 진료과와 가로 연계(가로 이동)가 필요하다(그림 2). 따라서, 병원과 개업 당뇨병 전문의, 단골의원이 지역마다 소통하고 가장 바람직한 형태로 역할분담을 확인하는 것, 합병증에 대한 조기 대응의 필요성으로 다른 과와 연계도 긴밀하게 하는 것, 또한 당뇨병 환자도 포함해서 지역전체로서 연계해 간다는 인식을 공유할 필요가 있다.

7 당뇨병 전문의에 의뢰하는 경우

1) 혈당 조절 목적: 식사요법을 재검토한 후 약물을 사용해도 혈당이 충분히 조절되지 않고 3개월 이상 조절이 불량하여 개별적으로 계획한 목표에 도달하지 않은 경우, 또는 조절악화의 원인이

불명확한 경우, 제1형 당뇨병이 의심되면 입원이 필요한 환자는 전문병원으로, 그렇지 않은 환자는 당뇨병 전문클리닉에서 치료가 가능하다. 소아, 임신부, 정신과질환이 있는 환자는 수용이 가능한 전문시설로 의뢰한다.

2) 교육 조절 목적: 본인의 외래에서 충분히 초기 교육을 할 수 없는 경우, 병태생리를 파악하거나 치료방침을 결정할 수 없는 경우는 전문병원 또는 당뇨병 전문클리닉으로 의뢰한다.

3) 급성 합병증 · 동반질환의 치료 목적: 족부 괴저, 중증 감염, 케톤산증을 포함한 급성 대사장애 등은 전문병원, 경우에 따라 입원 대응이 가능한 의료기관과 긴급하게 연락을 취해 지시에 따르면서 조기에 이송한다.

4) 대기수술의 수술 전 관리로 혈당 조절이 불충분한 경우에는 수술까지 시간적 여유가 있으면 당뇨병 전문클리닉도 가능하며, 시간이 없는 경우는 전문병원에서 실시한다. 응급수술인 경우에는 입원한 시설에서 혈당을 조절한다.

8 다른 과에 의뢰하는 경우(그림 3)

1) 안과: 초진 시부터 안과진찰을 권장한다. 그 후에도 1년에 1~2회는 정기적으로 진료를 받도록 한다. 또한 진행 중인 망막병증이 있는 경우는 안과 의사와 긴밀하게 연계하여 혈당을 서서히, 적절하게 관리한다.

2) 신장내과: 정기적으로 소변 알부민(또는 요단백 정량) 및 eGFR을 평가한다. 지역의 실정에 맞추어 어떤 상태일 때 신장내과 전문의에게 상담해야 하는지, 평소에 서로 이야기하며 정해둘 필요가 있다.

3) 피부과: 발 관리는 일반적으로 단골의원에서 실시한다. 족부병변의 유무를 항상 확인하고 의심되면 처치 가능한 피부과 또는 대응할 수 있는 병원으로 의뢰한다.

4) 순환기내과: 심전도에서 허혈성 변화가 보이는 경우나 흉부 증상, 부정맥 등이 보이는 경우, 맥파 측정에서 ABI가 저하되거나 경동맥초음파에서 불안정한 죽상반이 보이는 경우에는 정밀검사가 가능한 순환기내과로 의뢰한다.

5) 신경과: 당뇨병은 뇌경색이 많다. 위험성이 있는 환자에게 갑자기 발음이 정확하지 않고 물건을 잡기 어려우며 발을 잘 움직이지 못하는 등의 자각 증상이 나타나는 경우에는 응급실로 연락하도록 전달한다. 경동맥초음파에서 고도의 협착을 보이는 경우에는 정밀검사를 권장한다. 또한 치매 증상이 의심될 경우에는 본인 또는 가족의 동의하에 의뢰한다.

6) 비뇨의학과/부인과: 만성 세균뇨나 복부 초음파로 잔뇨 등이 보이는 경우는 비뇨의학과로 의뢰

한다. 여성에게 생식기감염이 의심되는 경우에는 부인과로 의뢰한다.

7) 정신과: 당뇨병에는 우울증이나 정신기능장애를 동반한 경우가 많다. 필요에 따라 상담한다.

8) 치과: 치주질환과 당뇨병은 상호 악화시키는 관계가 있다. 또한 저작기능의 악화는 당뇨병에서 가장 중요한 식사요법을 시행하는 데 악영향을 미친다. 치주질환이 의심되는 경우나 교합장애가 있는 경우에는 치과로 의뢰한다.

9) 기타 진료과: 당뇨병인 경우는 척추장애 또는 운동기능저하증후군(locomotive syndrome)도 동반하기 쉽기 때문에 이런 때에는 정형외과로 의뢰하고, 암도 동반하기 쉽기 때문에 적당한 시기에 소화기내과, 부인과 등으로 의뢰한다.

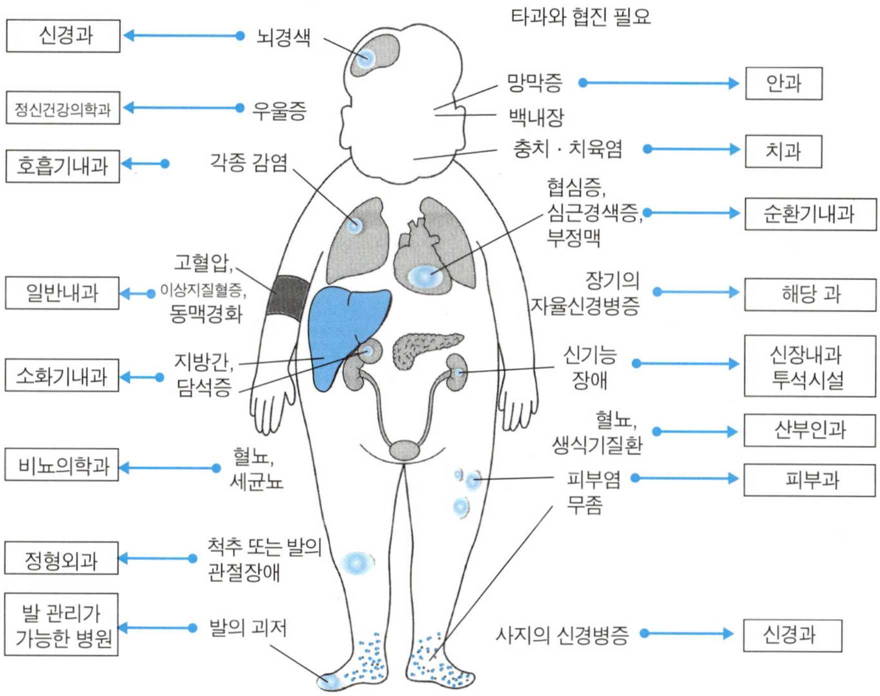

그림 3 당뇨병은 합병증이 다양: 다른 과에서 진료를 받는 것은 필수!

이것은 금물! 자기 병원에서만 환자를 데리고 있으려고 하지 말 것(소송의 원인). 필요한 경우에는 망설이지 말고 다른 병원(다른 과)으로 의뢰를!

2. 팀 의료와 당뇨병 교육자 제도

이것이 중요!

① 생활관리에 전권을 가지고 있는 것은 환자이며, 요양의 주체는 환자 본인이다. 따라서, 환자 자신의 '자가관리'는 당뇨병의 요양 상 필수적이다.

② 환자의 요양지원 및 지도에 '팀 의료'는 없어서는 안 된다.

③ 환자에 대한 총체적인 접근에서 '요양지도(요양상담)'은 중요하다.

④ '팀 의료'의 담당자로서 요양지도사(CDEJ나 CDEL)는 시설 안팎에서 많은 역할이 기대된다.

Key Words

요양의 주체, 자가관리, 팀 의료, 요양지도 및 요양상담, 당뇨병 요양지도사

1 당뇨병 관리의 어려움

고혈압, 이상지질혈증 등은 일반적으로 투약치료만으로도 안정된 효과를 얻을 수 있지만, 혈당 관리는 그렇게 간단하지 않다. 그 이유는 다음과 같다. 첫째, 당독성(포도당독성)이라는 병태생리에 항상 노출되어 있기 때문이다. 식후 고혈당상태에서도 췌장 베타세포는 방해를 받는다. 췌장 베타세포의 장애는 고혈당을 조장하고, 더욱 상승한 혈당은 췌장 베타세포를 방해하여 악순환에 빠지게 된다. 자각 증상이 전혀 없는 정도의 혈당이라도 이런 당독성은 발생하며, 췌장 베타세포 기능은 인식하지 못하는 사이에 저하된다. 두 번째는 합병증이 서서히 진행하고 자각 증상이 나타나지 않는다는 것이다. 자각 증상이 없다는 것은 당뇨병 이환을 인식하지 못해 수진율의 비율을 떨어뜨리고 치료 중단 비율을 높이는 것으로 이어진다. 세 번째는 혈당이 매일 음식물의 양 · 내용 · 섭취방법, 신체활동의 양과 질, 스트레스의 정도, 몸 상태나 호르몬의 작용 등에 따라 변동한다. 즉 심신의 상황이나 일상생활과 관계가 있기 때문이다. 네 번째는 주위에 의료정보가 넘쳐나고 있는 것이다. 요양으로 악전고투하고 있을 때 미디어나 가족 및 지인을 통해 민간요법에 대한 여러 정보가 달콤한 유혹이 되고 만다. 결국 그쪽으로 눈을 돌리다보면 요양의 본질을 망각하고 약의 복용을 중지하거나 치료 자

체를 중단하는 계기가 된다. 즉 세심한 주의가 필요한 질병임에도 불구하고 '요양의 주체'가 생활관리에 전권을 가지고 있는 환자 본인이라는 점에서 당뇨병 치료의 어려움과 안타까움이 있다(그림 1).

치료 및 요양의 주요 질환의 성질

경과 / 장소	급성	만성
의료기관 내	· 급성 질환 · 급성 악화 · 심근경색증 · 뇌혈관장애 · 수술 등	· 만성간염 · 심근경색증 (만성기) · 뇌혈관장애 (만성기) · 암(치료 후) 등
일상생활 내		· 대사증후군 · 당뇨병 · 생활습관병 (외 일반) · 우울증 등

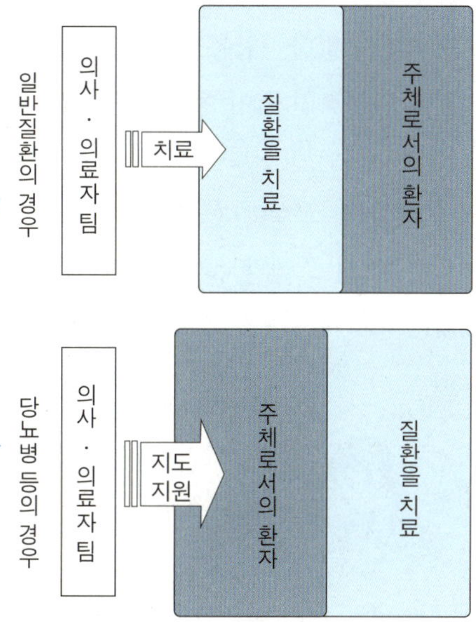

그림 1 질환의 성질과 의료형태

최근 의학은 질환을 인간과 분리하여 그 병인의 탐구와 치료법에 전력을 기울이는 사이에, 질환을 가진 인간을 치료한다는 자세를 상실해 가고 있다.

2 팀 의료의 필요성

당뇨병 치료의 성공 여부는 '요양의 주체'인 환자 자신이 치료나 요양의 내용을 충분히 이해하고 일상생활 속에서 실천할 수 있는 것, 즉 '자가관리'를 할 수 있는지의 여부에 달려 있다. 환자는 식사나 운동을 포함한 생활전반에 관한 관리와 함께 정확한 복약 관리나 주사관리를 장기간 지속할 필요가 있다. 환자에게 혼란을 주지 않고 요양의욕을 저하시키지 않는 지원이 필요하고, 거기에 세밀한 요양지도 및 지원이 필요하게 된다. 그것을 실현하기 위해서는 최종 책임자인 의사와 전문직원이 팀을 형성하여 임하는 것이 가장 효과적이다(그림 1).

팀 의료란 의사 중심이 아니라 의료계 종사자가 상호 대등하게 연계됨으로써 환자 중심의 의료를 실현하려는 의료 환경 모델 중 하나이다. 의료계 종사자가 각 입장에서 주체적으로 제언하고, 팀으로서 피드백을 하면서 종합적인 힘을 결집하여 최선의 의료를 실시한다. 팀은 보통 그 조직에서 당뇨병 진료에 종사하는 복수의 의료직종으로 구성된다. 우선 팀의 이념이나 목표를 명확하게 하고 지식, 기술을 공유하며 직종에 의한 역할분담도 확인해 두는 것이 필요하다. 한 명 한 명은 당뇨병에 관한 심도 있는 지식과 교양을 가지고, 팀 간에 연계가 쉽게 이루어지는 인간성이 풍부한 사람이 구성원으로 바람직하다(그림 2). 또한 정보의 공유화, 의견교환 공간의 확보가 필수이다. 팀으로서 기능하지 않으면 의미가 없다. 즉 통일된 지식이나 기술, 생각이 없으면 교육받는 환자에게 혼란을 주게 된다. 세련되고 기능적인 팀이 형성되면 환자에게 안정감을 주고, 최선의 의료를 효율적으로 실현할 수 있어서 의사는 세련된 진료를 할 수 있다. 팀 의료에 기대되는 업무에는 입원이나 외래에서 환자에 대한 교육, 당뇨병 교실이나 입원교육의 기획 및 운영, 환자모임의 지원, 스태프 간의 교육 등을 생각할 수 있다. 또한 조제약국과의 관계, 당뇨병 전문의와 단골의사의 관계, 질환진료 및 진찰진료의 연계도 넓은 의미에서는 팀 의료이다(그림 3).

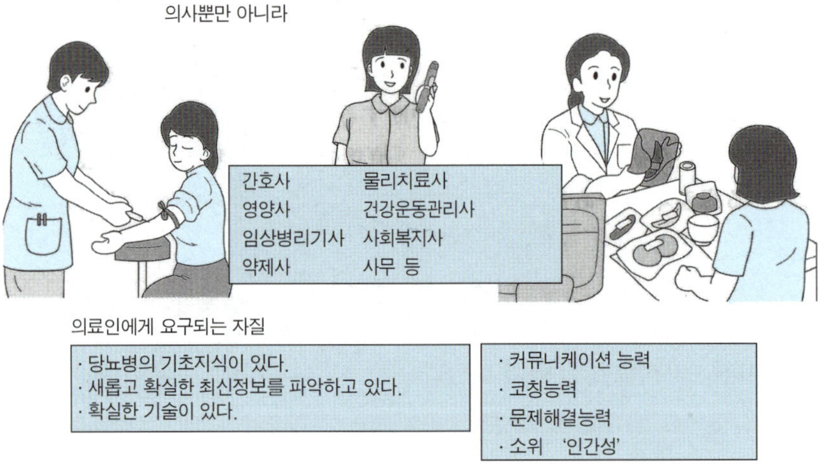

그림 2 '팀 의료'와 '요양상담'

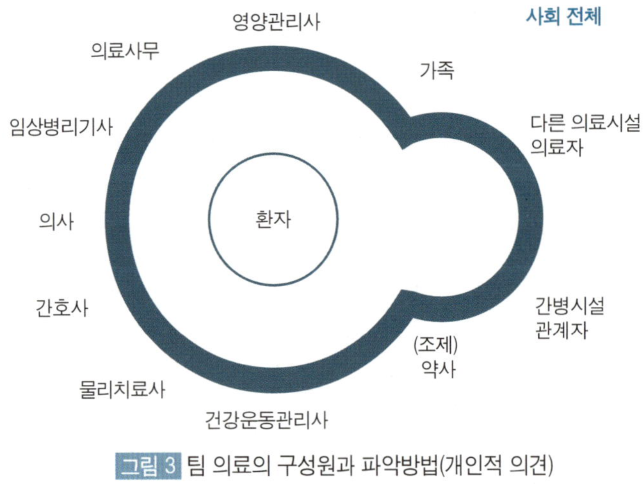

그림 3 팀 의료의 구성원과 파악방법(개인적 의견)

3 일본 당뇨병 요양지도사의 역할

당뇨병 교육자(Certified Diabetes Educator, CDE) 제도는 1986년에 미국에서 설립되었고, 서구에서 실시되어 커다란 성과를 올렸다. 그 영향을 받아 일본에서도 2000년에 일본당뇨병학회와 일본병태생리영양학회, 일본당뇨병교육 및 간호학회가 합동으로 '일본 당뇨병 요양지도사 인정기구'를 설립했고, 같은 해에 '일본 당뇨병 요양지도사 제도(Certified Diabetes Educator of Japan, CDEJ)'가 발족되었다. 2015년까지 16회의 요양지도사 인정시험이 실시되었고, 이미 19,000명 이상의 CDEJ가 탄생하고 있다. 시험 자격은 간호사, 영양사, 약사, 임상병리기사, 물리치료사 중 어느 한 개의 국가 자격을 갖고 있고, 일본당뇨병학회의 전문의가 있거나 일본당뇨병학회 회원의 상근의사가 있어서 외래에서 당뇨병 진료 및 당뇨병 환자 교육과 식사 교육을 항상적으로 시행할 수 있는 시설에 현재 또는 과거 10년 이내에 1년 이상 지속적으로 근무한 실적이 있으며, 통산 1,000시간 이상의 요양지도 업무에 종사하고 있는 것이 조건이 된다. 이를 위해 기구 주최의 강습회에서 강의를 듣고 경험했던 요양지도 증례 10개를 제출하고 시험에 합격하면 자격을 얻을 수 있다. 갱신은 5년마다 실시한다.

교육에는 당뇨병의 최신 의학적 지식, 필요한 기기에 정통한 기술, 요양방법에 숙련되고 의료법을 준수한 환자 지도력이 필요하다. 그런 의미에서 자격의 취득은 목적이 아니라 출발점이자 하나의 과정이다. 교과서적인 지식만으로 충분하지 않으며 자격을 취득한 후에도 많은 교육자는 연구회와 강연회에 자발적으로 참석하고 있다. 그 중에는 임파워먼트(empowerment)의 이론을 체감하기 위해서 역할연기(role playing) 등의 실기도 이루어지고 있다. 역할연기(role playing)은 커뮤니케이션 기술을 학습하고 환자역할을 연기하며 환자의 기분을 실감하는 좋은 기회가 된다.

교육은 장기요양을 어쩔 수 없이 하게 되는 환자의 치료에 대한 자립성을 지원하는 데 있다. 환자는 각각 다른 연령, 직업, 사회적 입장, 가족배경을 가지고 있고, 지식, 이해력, 심리적인 측면에서도 개인차가 있다. 이들 부분도 다루면서도 환자에 대한 총체적인 접근이 필요하게 된다. 당뇨병 교육자의 무기는 말이고, 분위기이며, 태도이다. 우선 대화가 출발점이 된다. 환자가 호감을 가지고 말하기 편한 분위기를 유지하는 것이 필요하다. 환자에게 말을 걸고 반응이 있으면 의료자는 경청한다. 간혹 맞장구를 치면서 환자의 말 속에 숨어있는 진심을 충분히 이해하고 공감하는 자세가 필요하다. 문제해결의 실마리는 환자와 같은 시각으로 생각하고 고민하며 함께 배우는 자세 속에서 생겨난다. 자신의 생각을 고집하지 않고 말하는 상대에게 귀를 울이는 것이 중요하다. 이들을 통해서 신뢰관계가 구축된다(그림 4). 대화야말로 만족할 수 있는 적절한 방법을 발견하는 수단이 되며, 환자가 일상생활 속에서 '이 정도라면 무리 없이 할 수 있겠어'라는 인식을 갖게 할 수 있다. 환자 자신이 할 수 있는 것부터 시작하고 잘하면 칭찬한다. 잘하지 못하면 달리 할 수 있는 것을 환자 자신이 제시하도록 하고 효과를 올릴 때까지 지원한다(그림 5).

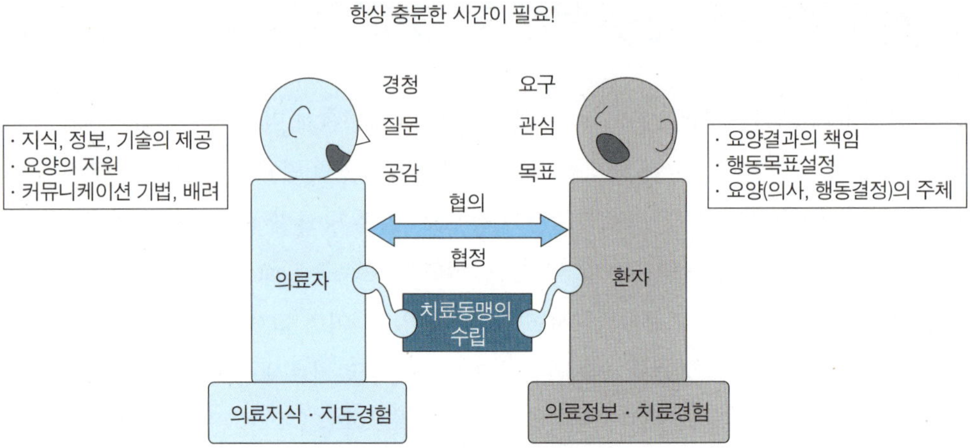

그림 4 환자와의 커뮤니케이션과 치료동맹

지도는 '언어에 의한 치료'이기도 하다. 의욕을 꺾거나 오해를 일으키는 부작용도 일어날 수 있다. 또한 당뇨병 요양에서 생활관리는 특별한 것이 아니라 모든 사람의 건강관리에 필요하다는 인식이 필요하지만 당연히 의료자도 거기에 동참하지 않으면 신뢰감을 줄 수가 없다. 교육자 자신이 식사관리나 운동 등의 건강관리를 실천해야 한다. 이런 입장에서 연구해 가면 CDEJ는 일본 의료법 하에서 질적으로 우수한 팀 의료의 일원이라고 할 수 있을 것이다.

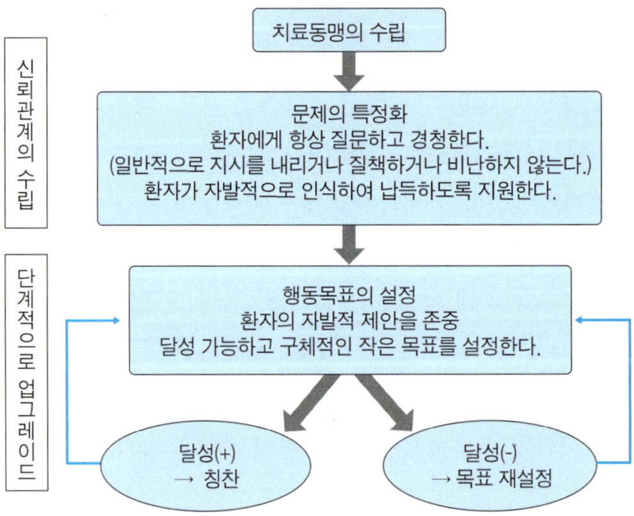

그림 5 커뮤니케이션의 기본자세와 행동학적 수법

4 지역 당뇨병 교육자(CDE Local; CDEL)

한편 CDEL 제도는 CDEJ보다 오랜 역사를 가지고 있다. 당뇨병 진료를 해 온 당뇨병 전문의가 CDE의 중요성을 일찍부터 인식했기 때문이다. CDEJ 제도가 확립된 오늘날에도 지역의 당뇨병 진료에 활용하기 위해 CDEL 제도를 가동하려는 움직임은 전국 각지에서 일어나고 있다. CDEL 제도의 구조나 자격 취득 방법, 역할은 각 지역의 실정에 맞춘 규정을 따르고 있다.

1) 지역의료에서 역할: 환자는 항상 질적으로 높은 진료를 요구한다. 따라서, 의사 각자가 당뇨병 진료에 대한 수준을 올리는 것은 중요하지만, 그것과 동등하게 직원이나 약사의 수준을 올리는 것도 중요한 일이다. CDEL은 시설 내에서 교육 및 지원, 진료 수준의 향상 외에 지역의료 연계가 강한 주체로서도 기대를 모으고 있다.
2) 간병 시설에서 역할: 초고령 사회에서 당뇨병 환자도 간병 시설에 입소하지 않을 수 없는 경우가 늘고 있다. 안심하고 환자가 입소할 수 있기 위해서는 간병 관계자도 당뇨병의 정확한 지식과 기술은 필요하다. 특히 인슐린 치료자의 주사에는 재택에서 간병을 담당하는 간호사나 보건사의 역할이 기대된다.
3) 보건 현장이나 교육현장에서 역할: 당뇨병 예비군에 대한 생활 교육이나 보건 교육에서 지역의 보건사나 영양사는 중요한 역할을 하는 존재이며, 치료하지 않은 사람 또는 치료 중단자에 대한 동기부여도 기대할 수 있다. 또한 CDEL을 취득한 보건교사나 학교영양사가 있으면 소아의 생활 습관병의 발생을 예방하는 데 크게 기여하게 될 것이다.

CDEL 제도는 각 지역에서 실정에 맞춘 규정으로 결정할 수 있는 장점이 크다.

한 예로 저자가 살고 있는 치바현에서는 이 제도를 의료뿐만 아니라 예방 · 보건 · 간병까지 범위를 넓혀서 유기적으로 서로 연계한 강력한 지원제도로 자리 잡으며 충실하게 확대를 지속하고 있다(그림 6).

CDEJ, CDEL은 그 활동이 크게 기대되고 있다. 하지만 책임이 발생하는 교육이나 지시는 각 전문직에 위임할 필요가 있다. 전문직의 업무 범위는 직종 별로 정해져 있으며, 또한 의사의 지시 하에 실시하도록 규정하고 있기 때문에 의료법 등으로 정하고 있는 범위를 벗어나서는 안 된다.

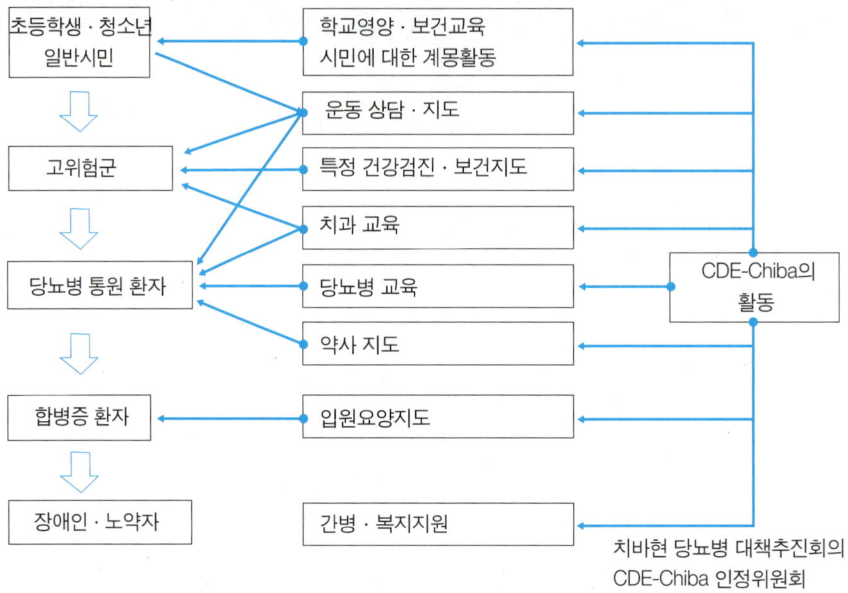

그림 6 기대되는 CDE-Chiba의 활동범위

이것은 금물! 요양 때문이라고 해도 직종 별로 정해진 업무 범위를 결코 초과해서는 안 된다!

찾아보기

/ㅂ/

/ㅅ/

/ㅇ/

/ㅈ/

/ㅊ/

/ㅋ, ㅌ/

/ㅍ/

/ㅎ/

/H, I/

/L/

/M/

/N/

/O, P/

/R/

/S/

/T/

/V/